細胞分子矯正
醫學聖經

Orthomolecular Medicine For Everyone

亞 伯罕 · 賀弗 (Abram Hoffer, MD, PhD)
安德魯 · 索爾 (Andrew W. Saul, PhD) ◎合著

謝嚴谷 講師◎編審
謝柏曜◎譯

晨星出版

目錄

致謝　6

引言　7

第一部份

何謂細胞分子矯正醫學　11

第1章　**何謂細胞分子矯正醫學？**　12

獨特性的原則／管弦樂團原則／細胞分子矯正精神病學／局部性與系統疾病:錯誤的區辨／營養與身體防禦／我們需要何種食物？／一直以來，我們吃的食物是什麼？／我們該吃些什麼？／幾個簡單原則／現代飲食之害／碳水化合物的種類／糖類代謝異常症候群／焦慮症（精神官能症）及糖類代謝症候群／糖分代謝症候群的生理病徵／有用V.S.有害的食品加工技術／結論

第2章　**維生素的使用**　51

補充品能挽救不良的飲食習慣嗎？／何謂維生素？／維生素的種類／天然物與合成物／維生素補充品之詳述／缺乏症與依賴症／亞臨床型維生素缺乏症之症狀／需要多少維生素？／維生素補充品的安全性與毒性／細胞分子矯正醫學反對者／批評論點

第3章　**維生素B_3（菸鹼酸）**　81

使用維生素B_3可以改善的疾病／服用維生素B_3／潛在副作用／臨床案例療癒分析

第4章　**維生素C（抗壞血酸）**　106

人體內的抗壞血酸／受益於維生素C的症狀／服用維生素C／潛在副作用

第5章　**維生素E**　137

尋求認同的療方／維生素E如何協助你？／服用維生素E／潛在副作用

第6章　**維生素A**　154

硫胺素（維生素B_1）／核黃素（維生素B_2）／比哆醇（維生素B_6）／泛酸（B_5）／葉酸（B_9）和維生素B_{12}／膽鹼

第7章　**維生素D**　169

因維生素D受益的症狀／服用維生素D／潛在副作用

第8章　**其他重要營養素**　182

肌醇／硫辛酸／必需脂肪酸

第9章　**礦物質**　192

鋅／銅／硒／鈣／鎂／硼／錳／鐵／有毒金屬：鋁、鉛、汞和鎘

第二部份

治療特定疾病　211

第 10 章　消化道功能失調　212
糖份代謝症候群／其他療法／臨床案例療癒分析

第 11 章　心血管疾病　237
高血脂（膽固醇）／動脈粥狀硬化／心臟／腦部血液循環／高血壓／治療心血管疾病／臨床案例療癒分析

第 12 章　關節炎　253
關節炎與營養的關係／治療關節炎／臨床案例療癒分析

第 13 章　癌症　265
如何治癒83歲腎臟癌病患？／癌症的細胞分子矯正療法／細胞分子矯正療法的安全性／臨床案例療癒分析／結語

第 14 章　老化的大腦　289
衰老／中風及腦部創傷後的大腦損害／阿茲海默症／重金屬毒性與阿茲海默症／臨床案例痊癒分析／遲發性運動障礙

第 15 章　精神及行為障礙　317
症狀／症狀成因／細胞分子矯正治療應用於精神問題／營養素／精神分裂症／情緒障礙／成癮／學習及行為障礙的孩童／茹絲‧哈瑞爾博士冠軍孩童／犯罪行為也存在營養因素嗎？

第 16 章　癲癇以及亨丁頓舞蹈症　355
癲癇／亨丁頓氏舞蹈症

第 17 章　過敏、感染（Infections）、毒性反應、創傷（Trauma）、紅斑性狼瘡（Lupus）及多發性硬化症（Multiple Sclerosis）　371
一般抗壓療方／燒傷與創傷／感染／過敏／食物過敏／毒性反應／自體免疫疾病／紅斑性狼瘡

第 18 章　皮膚問題　394
青春痘/粉刺／牛皮癬Psoriasis／保養您的皮膚

結論　399

References（註）　401

This book is respectfully dedicated To the memories of
Drs. Humphry Osmond and Hugh Riordon

此著作謹獻給令人尊敬的亨利・奧
斯蒙博士及休・李奧丹博士。

致謝

　　書中出現的男女老少、醫生與科學家們，以及我的病人們，在此未能一一列出他們的大名，但他們卻是完成本書最大的功臣。由於他們支持著我，我才能發現與分子矯正營養學有關的療法，特別是那些准許我用營養素治療他們的數千位病人們，因為他們的支持，我才能夠在醫治她們的同時，遵守醫學界的黃金守則「首要之務－勿讓病人受到傷害」。在此，我必須感謝曾兩度獲得諾貝爾獎的萊納斯‧鮑林博士，他創造了「細胞分子矯正（orthomolecular）」這個名詞，並提出科學方法，來解釋為什麼有些營養素需要被大劑量使用在疾病的治療上。同時，我也要感謝加拿大薩斯喀徹溫省省長湯米‧道格拉斯，如果沒有他的支持，書中的分子矯正營養學將會毫無研究進展。

── 亞伯罕‧賀弗

　　我想在此感謝珂琳‧唐諾森、海倫‧索爾、約翰‧墨索爾、理查‧班奈特和南西‧華森‧狄恩。我還要感謝一直以來都很健康的自助醫生網站（Doctor Yourself.com）讀者。更要感謝羅伯‧薩佛、史蒂芬‧布朗，還有羅伯‧麥菲對於分子矯正醫學新聞服務（Orthomolecular Medicine News Service）貢獻具教育性的新聞報導，他們的部份作品也被收錄在本書中。

── 安德魯‧索爾

引言

　　讓醫療產生效果的基礎為臨床營養學，也稱為細胞分子矯正營養學或是細胞分子矯正醫學。本書的原始標題為《細胞分子矯正醫學醫師手冊（Orthomolecular Medicine for Physicians）》，於1989年首次出版，而後又曾絕版過一段時日。在過去的20年來，關於細胞分子矯正醫學的相關技術，也有長足進步。因此，我們更新原有資料並加入新的資訊，將書名改為《細胞分子矯正醫學聖經 （Orthomolecular Medicine for Everyone）》，因為越來越多人想了解營養醫學，並希望能在日常生活中，妥善應用營養學的知識。經過調查得知，至少有一半以上的北美洲居民，每天補充大量維生素，量已超過所謂的「官方標準劑量」。

　　十幾年前，媒體上對細胞分子矯正醫學報導以負面居多。但是，這一切正在改變。雖然電視、報章雜誌，甚至是醫學期刊，仍受藥廠廣告利誘而有所偏頗，不過目前許多媒體已較常用正面態度來報導新的細胞分子矯正營養學。我們認為，一般人想了解或需要這些訊息，當無法直接諮詢醫生時更需要參考本書。

　　這種情況確實存在，許多人在讀了本書的內容後，便問：「既然維生素療法（vitamin therapy）如此有效，為什麼我的醫生不採用呢？」同樣地，醫生也想問：「既然維生素療法（vitamin therapy）如此有效，為什麼醫學院教科書中沒有教呢？」唯有深入了解這門學問，才能獲得解答。我們認為，長期忽略營養治療造成選擇性的編入課程和選擇性的資金來源來支援具商業利益的研究，造成教育上的偏頗以及主觀的教材審查制度。基於這樣的推測論點，我們希望能夠找出從1930年代～1950年代與早期細胞分子矯正醫學研究先鋒有關的訊息：像是費德烈・科蘭納醫生（Frederick R. Klenner）、麥斯・葛森醫生（Max

Gerson）、威廉‧麥可米醫生（William J. McCormick）以及伊凡‧舒特（Evan Shute）與威弗列德‧舒特（Wilfrid Shute）醫生都有非常多成功的臨床案例，而直至今日，這些經驗在醫學教科書中，卻隻字未提。美國國家醫學圖書館（The U.S. National Library of Medicine）甚至沒有《細胞分子矯正醫學期刊（Journal of Orthomolecular Medicine）》的索引，而這本期刊是同業分享訊息的刊物，且已發行40年之久。

　　1938年，當維生素B₃被認定爲菸鹼酸（niacin）和菸鹼醯胺（niacinamide）之後，細胞分子矯正精神病學（Orthomolecular psychiatry）便開始發展。在得知菸鹼酸有助於防範糙皮病（pellagra）之前，它算不上是有機化學的重要成員。因此，臨床營養學家開始使用較高的劑量進行治療，一天最多可達到1克。1950年以前，有少數報導指出，患憂鬱症、衰老症或早年衰老症，以及中毒性精神病的病人，能夠藉由維生素改善病情。威廉‧考夫曼（William Kaufman）醫生則於1949年整理他的研究，並出版兩本關於關節炎（arthritis）的書，分別是《菸鹼酸缺乏症的一般型態（Common Forms of Niacinamide Deficiency Disease: Aniacinamidosis）》以及《關節功能失調的一般型態，及其影響範圍和治療方法（Common Forms of Joint Dysfunction, Its Incidence and Treatment）》。他透過數百位關節炎病患，進行仔細的醫療實驗，結果顯示，多數病人在使用維生素之後康復，或是病情好轉，不再像以前一樣，飽受行動不便之苦。但是這些研究都被忽視了，或許因爲在這個神丹妙藥充斥的新時代醫學院都忘了營養學的重要，造成課程中缺少相關知識。因此，醫學上對營養學的關注越來越低落。

　　過去數十年來，比起醫生，民眾對臨床營養學（clinical nutrition）越來越有興趣，許多領域的資訊激增，並提供更多利用菸鹼酸（維生素B₃）的綜合維生素來治療精神分裂症的資訊，我們也將此編入這個新版本當中。菸鹼酸對於提高高密度蛋白脂膽固醇（HDL）、降低低密度（不好的，LDL）膽固醇以及三酸甘油酯的患者也有益處。這些都是菸鹼酸才有的重要功能，而在過去20多年來，許多營養學家也在深入挖掘相似的營養知識。雖然一般主張沒有指出高劑量營養療法（highdose nutrition）有一定見效，但是仍有為數眾多的臨床研究結果顯示，高劑量營養療法的確有效。在書中，我們摘錄一個指標性數據，而讀者受到鼓勵後，能夠在網站（Doctor Yourself.com）上，或是透過附錄所列出關於細胞分子矯正醫學的網站，找到線上的參考書目。

在尋找相關資料時，我們發現關於營養學的許多醫學文獻大多四處分散，且不易找到。因此，我們興起撰寫此書，改變現況的想法。書名是**《細胞分子矯正醫學聖經》，讓醫生與一般大眾在應用細胞分子矯正醫學時，只要查一本書，就能找到他們最迫切需要的訊息。**本書介紹了細胞分子矯正醫學如何用來治療許多器官系統疾病，像是精神疾病、消化系統疾病、關節炎、自體免疫疾病，甚至是癌症。本書並不能取代其他醫學書籍，像是心理學、病理學和生物化學。最理想的情況是，此書也能與已經建立醫學知識的標準核心書籍同時搭配利用。細胞分子矯正醫學也不能替代現有的任何標準治療法。有些病人適合正統療法，有些則適合細胞分子矯正療法，而部分病人則需要同時使用這兩種療法。

想了解細胞分子矯正營養學的人，不妨先從所有食物、無糖飲食（低碳水化合物）及一些維生素開始。有許多人僅僅透過這些簡單的方法，健康已獲得改善。醫生們利用此療法後，皆因極佳的效果，而成為了細胞分子矯正醫學的醫師。這本書不只是為執業醫生而寫，更是為了更多想了解細胞分子矯正營養學的民眾而寫。第一部份會說明細胞分子矯正營養學的原則，並提供不同營養素的使用指引。第二部份則檢驗細胞分子矯正營養學對多種特殊疾病的治療方法。你將會發現營養療法的效果佳，沒有副作用，而且價格便宜。首先你要克服的是「便宜沒好貨」的舊觀念。只要接受新觀念，就能擁有健康。

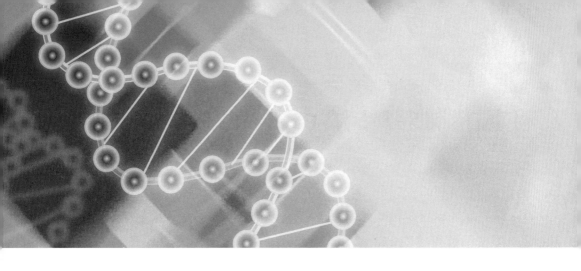

第一部份
何謂細胞分子矯正醫學

何謂細胞分子矯正醫學？

　　充足的營養是健康的基礎。若是身體有營養不足或飢餓的狀況，任何療法都難有成效。（註1）「細胞分子矯正」是萊納斯‧鮑林（Linus Pauling諾貝爾化學獎及和平獎）於1968年提出的詞彙，指的是利用適量身體所需的營養物及一般（「矯正」成分）來治療疾病的方法。細胞分子矯正醫師會利用各種現代療法進行治療，舉凡藥物、手術、物理性與心理療法，只要是適當的都可以。舉例而言，若是病人需要抗憂鬱藥或是鎮靜劑，醫生也會搭配營養品和營養學。藥物用來立即控制惱人或無法行動的病症，但當病人因接受細胞分子矯正療法，病情逐漸改善，藥量就能慢慢減少。使用營養物治療的外科醫生發現，若是病人配合使用營養物，術後恢復較快，且較少不良反應。既然只要吃一般食物，就會比較健康（請避免垃圾食物和加工食物），人們便能透過攝取適當的營養素來保持健康，更有效對抗疾病和避免受傷。

　　細胞分子矯正營養學（Orthomolecular nutrition）與「攝取各類食物」（eat the food groups）不同。細胞分子矯正營養學強調的是補充維生素、礦物質、還有其他營養素，份量比政府推行的膳食營養素所建議的攝取量都更多。此外，細胞分子矯正醫學用來治療那些不被認為是一般營養缺乏症（deficiency disease）的疾病。醫生會利用靜脈注射好幾萬毫克的維生素C來治療癌症，或是用數千毫克的菸鹼酸來治療精神疾病。

　　細胞分子矯正醫師強調營養學和營養品的態度，與一般醫生不同，那些醫生甚至持反對態度，或對使用維生素及礦物質治病產生敵對的想法。這些醫師幾乎完全仰賴藥物、手術和輻射物來醫治病患。像心理學

家和營養學家這種非醫學的專業人士，才能提供病患關於營養品的知
識。雖然這些專家無法診斷病情（像是開藥），但他們能夠幫助病患重
拾健康。不過，大部分使用細胞分子矯正療法的都是醫生。

　　少數的醫學院會教導學生在治療病患時，對於患病和改善飲食方
面，要對營養的重要性有充分的認識。醫生早已捨棄他們支持營養學者
（通常是生物化學家）及營養師的責任。只有極少數的臨床營養學家在
醫院執業，因此，醫院對於營養品毫無經驗，使得大多數病人在出院時
營養不良的狀況比入院時還要糟。醫學院學生也鮮少注意非臨床的營養
學家。對他們許多人而言，很清楚的一點是，在醫學專業領域的階級當
中，營養學根本不重要，執業時，也無須在意。但是，細胞分子矯正醫
生已將營養學當作任何內科、外科、或精神疾病的主要部分。

獨特性的原則

　　每個醫學領域裡，在面對病患時，皆有一套用理論及實務所架構
出的準則，細胞分子矯正醫學的其中一項準則，便是個人獨特性（indi-
viduality）——每個人皆為獨立且獨特之個體，而所需營養和療法也不
同。個人獨特性的知識普遍存在於小嬰兒在出生後，首次辨認出母親與
其他女性是不同的時刻。生理特徵與解剖學特徵不同的事實，也無須爭
論。每個人的身形、膚色、個性和生活歷史都不同。姓名更是點明了這
個事實，以及個人獨特性的重要性。

　　醫生們都了解每個人的身體結構都不同，卻鮮少注意到每個人對藥
物，甚至是適量維生素需求的多樣性。一般的外科醫師希望需要被切除
的闌尾（appendix）就在假定的那個位置，但是一位出色的外科醫師，
則不會對所在位置不同感到訝異。醫生知道，少數病人只需25毫克的抗
憂鬱劑便能改善情緒，有些則需要多10倍的劑量才夠。營養學家知道，

每個人應當攝取的營養素皆不一致，因爲個人需要的蛋白質、脂肪、碳水化合物還有微量營養物也都不同，但是大部分的非細胞分子矯正專家都嚴重低估了個體之間的變化。羅傑・威廉斯便是該領域的研究先鋒，（編審註：Dr. Roger Williams是名化學家，與其兄長Dr. Albert Williams兩人定義了維生素B1、B2、B5 及葉酸，對營養學有極大的貢獻；此外他還與諾貝爾化學獎與和平獎得主──萊納斯・鮑林（Linus Carl Pauling）及亞伯罕・賀弗（本書作者之一），共列爲細胞分子矯正醫學三巨頭，且爲維生素大劑量療法的長壽實證者，享年95歲。）他在1956年提出一份濃縮許多人類生化獨特性的資料概要，十分具說服力。（註2）

人們測量身高、體重、身形或是膚色時，一定有一個測量範圍。光是身高的測量範圍，就能涵蓋兩呎以下的小嬰兒，到超過七呎的成人。大部分的成人男性身高範圍，是從四呎半～六呎高左右。根據身高數字及該身高範圍的人數數據，可以畫出身高頻率分布曲線圖。身高爲五呎半的男性比身高爲五或六呎的男性還多。爲了提供某身高人口數的簡單預測值，我們會預估平均身高，以及根據標準偏差值（standard deviation），找出偏差度（degree of deviation）。因爲這項統計規劃仔細，所以平均值的正負兩個標準偏差值，便包含了所有人口的95%。

其中，只有5%的人，他們身高會超過此生物變數（biological variables）的範圍。通常，這張曲線圖看起來就像個鐘。**鐘型分佈曲**線圖也應用於其它的測量，如每日所需蛋白質、維生素、或礦物質，但是每種營養素繪製的曲線會有不同形狀。有可能會是比較短而寬的鐘型、或是窄小的鐘型，又或者根本不像鐘型。就每一種營養素來說，至少有2.5%的人每日所需攝取量會多於其他人（97.5%的人口）。 我們僅能猜想這項數據背後的意義，因爲此現象所帶來的效益實在很小。從營養學的角度來看，那可能是腸道在吸收營養時有困難。**惡性貧血**患者用來吸收**維生素B$_{12}$**的腸道中，有特定範圍缺少了，或是維生素被吸收之後，卻無法有效地與腸道中的**輔酵素（coenzyme）**作用，也有可能是其他器官系統浪費或緊握這些維生素，使得身體其他部分無法接收它們。

　　細胞分子矯正醫師會用一般處理方式以外的療法來治療這些需要營養素的病患。 他們需要的特定營養素，比一般人的攝取量，多上幾千倍。因為這樣的行醫原則，細胞分子矯正醫師總會受到醫生們的批評，這些醫生不會注意到這些細節部分，他們也不想相信有些病患是因為缺乏大量營養素，才會罹患慢性病。

　　正因為個人生物化學面的獨特性對細胞分子矯正醫學如此重要，我們更需要深入了解個人獨特性對全人類的關鍵角色。每個人的外表原本就不同，像是身高、體重、膚色、外貌、指印還有其他特徵。我想人人都同意這項事實。每個人的體能、力氣、靈敏度、協調度、技能還有興趣，也都有差異。探索家總想成為獨一無二的第一名，而科學家則為了大眾而奮鬥，而研究有所成果的第一人，則能被大眾緬懷，榮譽加身。藝術家想要與眾不同，想要透過獨特的創意和天賦而成名。具有獨特性的結果，通常會獲得獎賞及榮譽，但是那些獨特性，必須要被社會大眾所認同。有些獨特性的結果是入獄，或者非自願讓人送進精神病院。少數人認為，生理、生理學上，甚至是心理是因為每個人新陳代謝的過程不同而顯得獨特，也表示我們的身體是獨特的。

　　比起肉眼可見的身體外觀，這些隱藏的生物化學要素，更能建構出我們的個人獨特性。即使是雙胞胎，在基因上的相似度近乎相同，但是從生物化學及營養學的角度看來，兩者還是有許多不同的地方。當授精卵因為出現差錯而分成兩半時，便各自長成兩個新個體，基因和掌控生命的其他細胞顆粒（cellular particle）卻無法完美無誤的平均分配。

個人生物化學上的差異

　　細胞分子矯正醫學首重生物化學及營養學上的差異。它們是影響人們的健康和疾病之生化反應的基礎，正如正常的生物化學反應是為了成就最終的正常人類。某些人需要較多的營養素這個事實之所以讓人難以接受，是因為大家都被舊有的營養素觀念框限住，許多人深信不疑。認為人體只需少量維生素的早期研究成了一種牢不可破的觀念，然而，這樣的觀念在數十年前開始受到質疑，因為有人發現當時的幾位病童因缺乏大量的維生素B$_6$（比哆醇）（pyridoxine）而生病。據聞他們是重度維生素B$_6$依賴者。早期觀念只知道是缺乏維生素，但幾種典型的**維生素缺乏病症**在工業國家十分少見，像是**糙皮病**（pellagra）、**腳氣病**（beriberi）、**壞血病**（scurvy）和**軟骨症**（rickets），如果有人罹患這些疾病，大部分是因為飲食嚴重營養缺乏以及不正常飲食所造成。對於一般人來說，飲食中的維生素B$_6$已經足夠，但對患有維生素B$_6$依賴症的孩子而言，這樣的飲食仍會讓他們持續生病。因為這些早期發現，其他的維生素依賴症也陸續被發現。

在60多年前，研究人員就已經發現這個現象。他們驚訝地報導，有些人患有慢性糙皮病（一種菸鹼酸缺乏症，症狀包括皮膚炎（dermatitis）、腸胃系統疾病，以及心理疾病的病症。），每天要能攝取至少**六百毫克**的**維生素B$_3$**，他們才能免於病痛之苦。在當時，人們認為只要每天攝取5毫克的維生素B$_3$就足以對抗糙皮病，600毫克簡直是超乎想像的高劑量。慢性糙皮病造成不可逆轉的生物化學改變，**因此少量維生素不足以維持健康**。如果我們一直缺少少量的維生素B$_3$，我們將會從維生素**缺乏症**被轉換成為一種維生素B$_3$的**依賴症**。如果我們罹患此症，為此每天都需要大量的維生素B$_3$，終生如此。

我（亞伯罕・賀弗）見過許多病患遲遲無法康復，直到他們每天開始攝取**3克**的維生素B$_3$之後，病情才見起色。在過去，他們承受長期的壓力以及營養不良。那些長久被關在歐洲的集中營以及亞洲戰俘營的人們，便是最好的例子。許多以前曾為戰俘的人，因為這些可怕的經歷，而飽受快速老化的摧殘。我曾推估過，若是在這種戰俘營待上一年，會使人老化五年。唯有每天攝取一千毫克的菸鹼酸三次，才能回復健康。

在我看來，維生素B3依賴症就是精神分裂症的一種。但是，即使可能需要攝取大量的色胺酸（L-tryptophan），有少數人卻要每晚攝取高達1,000～2,000毫克的色胺酸才能睡得更安穩。某些精神分裂的症狀，則需要高劑量的異白胺酸（Isoleucine）。

於是有人便提出下列問題：為什麼有些人需要這麼高的攝取量呢？為什麼人口中會有這些少數族群存在呢？是什麼生物優勢超過這些嚴重的劣勢？為何生物演化沒有淘汰這樣的遺傳缺陷，或者自然界是否會慢慢地演化出各種不用仰賴特定營養素的人？壞血病是不是一種自然機制，淘汰那些需要依賴大量維生素C生存的人呢？關於這些問題，我們沒有確切答案，但我們知道每個人都有可能要仰賴大量的某種營養素。

萊納斯・鮑林博士（Linus Pauling）（編審註：萊納斯・鮑林博士（Dr. Linus Pauling）為諾貝爾化學獎與和平獎得主，於1968年將大劑量維生素療法定義為「細胞分子矯正」（Orthomolecular），鮑林終身致力於細胞分子矯正，尤其是維生素C 於疾病治療運用上的推廣。）告訴我們，細胞的能量需求如何創造出無法自行製造維生素C的物種（註3）。到底這些無法自行製造維生素C的物種如何演化而來？ 數千年以前，我們的動物祖先採集充滿維生素C的食物。他們每天從綠色蔬果之中，攝取數克的維生素C。因為這樣的飲食習慣，我們的身體漸漸演化成不需要製造維生素C的機制，就像現今大部分的動物。在某次的基因變化將從葡萄糖（glucose）中製造維生素C的功能移除了，這並無任何壞處，因為從食物中就能吸收到維生素C。那些原本用來製造維生素C的能量則被儲存下來或者用來進行其他作用。這種能量儲存足夠賦予基因改變生物學優勢，並擴及到所有人口。一旦基因改變確立之後，便不能回頭了。所以，我們永遠都無法製造維生素C，只能透過食物和補充品來吸收。既然抗壞血酸缺乏症（hypoascorbemia）的基因改變已成定局，可能罹患壞血病這種如瘟疫一般的疾病，便是人類要面對的命運。（註4）

鮑林博士（Linus Pauling）所歸納的抗壞血酸缺乏症（hypoascorbemia）演化過程，也解釋了所有我們必須從食物中獲得的營養素。這些營養素可分為兩大類：可透過其他營養素在體內製造的營養素，以及必須於食物中吸收的營養素。第一大類範圍極廣，且包含體內的每一種化學元素，皆十分攸關健康，數量可能達幾千種。通常我們不需太過在意這些營養素，但若是其中一種營養素無法在體內被製造出來，那就值得注意了（這代表需從飲食補充）。如果任何飲食都無法補足這項營養素，就會導致缺乏症。第二類的營養素數量很少，大約40～45種左右。其中包括維生素，八或九種胺基酸（如果將酪氨酸（tyrosine）也算在內（有些人需要這種營養素），少數的脂肪酸，還有一些礦物質或微量元素（trace elements）。**在20種胺基酸之中，人體不能製造的有8種，因此被稱作必需胺基酸。**剩下的12種可以在體內透過必需胺基酸製造。然而，我們必須記住人體需要所有的胺基酸。12種非必需胺基酸是新陳代謝的要素，當體內有足夠的胺基酸時，身體便不需要再製造。生物化學家才剛開始進行研究營養素缺乏和疾病之間的關聯。

曾有一段時間，單細胞生物既非動物，也非植物，或者可能它們根本就是植物（像是只靠無機鹽（inorganic salts）、水、氧氣和陽光生存的生物）。當單細胞吞蝕另一個細胞，進而繼續發展時，動物便開始演化了，因為這個簡單步驟，單細胞製造大量有機化學物質所需的所有能量用來進行其他的新陳代謝。第一個吞下隔壁細胞的細胞，變成了地球上所有動物的始祖，其節省的能量就能用來行動和組成細胞群落，進而創造多細胞動物。如果身體需要自己製造每樣東西，可能就會變成植物了。

最早期的動物細胞，要能像植物一樣，單靠鹽分而活，或是吃掉其他細胞。接著，靠自體存活的需求會逐漸消失，這些細胞越來越依賴吃掉其他細胞來存活，體內製造有機分子的機制也會轉換成其他功能。**當維生素C之類的營養素不再由體內自製時，額外補充維生素C就會變得極為重要**。因此，這些我們所稱維生素的分子，就會變成像那八種必需胺基酸一樣重要。這個過程將會持續進行。

舉例來說，**身體自行製造菸鹼酸（B$_3$）的基因演化正處於過度期**——B$_3$將成為不能從體內自行製造的營養素。目前人類身體仍然能夠將1%～2%的**色胺酸**也許少數人的身體能將更多色胺酸轉換成維生素。那麼，是否也有少數人不能將色胺酸轉換成維生素B$_3$呢？關於這個問題，唯有深入研究，才能獲得解答。根據我的經驗，我相信對精神分裂患者來說，這項研究結果會更有獲益，特別是那些**兒童精神分裂症**以及**自閉症患者**，因為他們對於食物中的**維生素B$_3$**含量十分敏感，也需要更多維生素B$_3$。那些能夠在體內將更多色胺酸轉換成維生素B$_3$的人，即使飲食中的維生素B$_3$含量很低，也能存活下去，但是對於其他人來說，這樣的飲食可能會引起**糙皮病**。這些不用仰賴色胺酸來製造維生素B$_3$的人有潛在優勢，一般飲食便能提供他們足夠的色胺酸，而多出來的**色胺酸**，還能轉換成**血清素**（serotonin），成為其他作用的中介化學要素。對於**中樞神經系統**來說，**血清素很重要**（編審註：血清素是目前抗憂鬱劑治療的主角，但訴諸藥物的是快速改變大腦代謝血清素的機制，而不是從增加血清素分泌的源頭來思考，例如是否因維生素B$_3$不足，而導致血清素的製造材料色胺酸被迫拿來合成維生素B$_3$，此時該補充維生素B$_3$，而不是吃抗憂鬱劑（即選擇性血清素回收抑制劑，SSRI）。），它還可能會影響**消化功能**。也許精神分裂症逐漸蔓延正是我們的社會現在所要付出的演化代價，因為我們不重視大劑量的補充B$_3$。

管弦樂團原則（the orchestra principle）

羅傑・威廉斯（Roger Williams）強調的另一個觀念，叫做交響樂團原則。（註5）就像無法說樂團的某種樂器勝過另一種的道理一樣，所有營養素在身體扮演的角色相同重要。所有樂器必須分工合作，其中一樣表現突出，並無法彌補另一樣的缺失。實際來說，如果吃了太多糖份過高、添加物過多的食物，即使吃最有效的營養補充物，也無法彌補身體已造成的損害。（編審註：羅傑・威廉斯（Roger J. Williams）為知名化學家、教授，和其兄Albert Williams兩人定義了B群維生素中B_1、B_5和葉酸的化學分子結構，對營養學貢獻極大，其著作《個人生物化學差異性》（Biochemical Individuality）闡述了他對營養補充劑量，每個人的需求皆不相同的見解，是細胞分子矯正早期的靈魂人物及長壽實證者（享年95歲）。）

假設，一位偉大的指揮家帶領著世界知名的管絃樂團進行盛大演出，而首席小提琴手卻昏倒了。此時表演必須暫停！該怎麼辦才好呢？指揮家認為表演應該繼續，所以讓首席鼓手取代首席小提琴手的位置。最後把交響樂演奏成雞犬吠。唯有首席小提琴手甦醒過來，且能再度演出，表演方能繼續。任何一種營養素，都像是樂團裡的首席小提琴手一樣，不能被錯誤的營養素，或是藥物取代。

細胞分子矯正精神病學

細胞分子矯正精神病學（Orthomolecular psychiatry）之於細胞分子矯正醫學，就像正統精神病學之於正統醫學一樣。任何病患都會有一種或多種心理反應，可能沒嚴重到需要精神疾病療法，也可能嚴重到極需精神疾病療法。但對於許多患者來說，精神病學療法和醫學療法必須雙管齊下。

正統醫學傾向從器官和心理學的角度來治療。如果進行徹底地身體檢查之後，仍找不到足夠的病因，病患便會馬上被丟到心理疾病部門去。即使是心身醫學（psychosomatic medicine）也不能改善病況，因為大部分的醫生都以為是心理因素，才造成這些生理症狀。簡單來說，這些醫生把心理學和心身醫學混在一起了。

細胞分子矯正醫師知道，**許多心理疾病患者是因為生理因素致病，而非器官功能失調**。普通的測試並不能揭露這項病理學真相。這些生理因素的改變，會發生於代謝作用，或是營養攝取上。它們會被當成是體液因素，或是第三類的疾病（a third category of illness）。當治療成功時，精神疾病則得以康復。因此，即使大部分的醫生都能進行精神療法，但這種療法仍鮮少使用。

在我執業的過程中，我曾評估過，如果每個內科醫生一開始都用細胞分子矯正原理來治療病患，不出三個月，我的病患便會流失一半。會找上細胞分子矯正精神病醫師的病患，長久以來，都承受著焦慮或憂鬱，或有精神分裂症，或是一般醫生無法處理的失調症，因為他們缺乏時間、經驗或是技術。**相當多數的細胞分子矯正醫師能成功的治療許多精神分裂症患者，而其中大部分的病患都是接受正統精神病療法（只用藥物治療）但都無效者**。（註6）

相同的原理也適用於細胞分子矯正精神病學上——個人獨特性原理和樂團原理。更重要的是，它與精神病學診斷的併發症是一致的。所有的精神疾病都有多種原因，而非單一病因。以精神分裂症來談就有許多分類，像是緊張症、妄想症……等。這些分類的不同之處在於臨床的敘述不同，但這些敘述也不太重要，因為它們不會一直持續，也不能幫助醫生決定採用何種療法。而細胞分子矯正精神病醫師使用的綜合症是根據成因，這的確就有助於選擇治療的方法。

細胞分子矯正醫師和一般醫生不同，他們對預期復原程度的理解有所差異。對於復原的期待，端靠一個醫生對於病人復原品質的經驗。一般使用鎮靜劑的精神病醫師幾乎只期望所有病人都會因此減輕症狀，因為他們已提供最有效的藥物。不過他們只期待少數人會康復，因為經年累月的經驗告訴他們，病人已為減輕症狀付出不少代價——他們已逐漸失去在社會生存的能力，還有神經方面的副作用。所以，**鎮靜劑只能快速的控制症狀，但不能幫助多數病患康復。**

　　細胞分子矯正精神科醫師則結合能快速減輕病情的鎮靜劑以及能逐漸幫助病患康復的營養學療法。他們見證到許多精神分裂病患在減少使用鎮靜劑的醫師治療之後，已能逐漸康復。但鎮靜劑醫師則認為細胞分子矯正只會誇大事實。而那些對營養素抱有偏見的鎮靜劑醫師，在看到病患接受細胞分子矯正療法後的康復程度，總是感到十分震驚。當病人康復時，根本就不用問卷或是量表來檢測。相反地，那些使用鎮靜劑的病人看起來很像好多了，但事實上他們的精神疾病一點也沒有好轉。

局部性與系統疾病（SYSTEMIC DISEASE）：錯誤的區辨

　　醫學起源於數千年前，當時人類史上出現第一個明顯的身體不適症狀，如長瘡、紅腫的腳踝或是骨折。局部的身體出狀況，便會有相對應的不適症狀產生。直到現在，仍然使用這種簡單的因果治療法，只是用的科技更複雜，讓數十年前看不到的病徵，變得容易用肉眼辨認。我們現在使用X光、電腦斷層掃描攝影（computerized axial tomography（CAT）scans），還有其他高科技，讓身體內部結構異常顯現出來。

　　不論是局部醫學、外部治療醫學（topical medicine），還是器官醫學，都能治療小部分的疾病，或僅極少數的疾病。其他的醫學療法則能治療與代謝作用相關的疾病，這類疾病會影響全身，雖然許多主要疾病都因單一器官引起，像是甲狀腺、腦垂體或是腎上腺。而代謝異常也許是因為基因造成，它們有時會像唐氏症（Down syndrome），在年幼發病，也可能像亨丁頓舞蹈症（Huntington's disease），在年長後發病。病因也許是因為**營養缺乏**，像是壞血病、腳氣病、糙皮病和鋅缺乏症；也可能是因為重金屬引起的**毒物反應**（toxic reaction），像是汞、銅、鎳和鎘；或是因鹵素導致發病，像是氟化物，或是氯。或是藉由**病毒**、**細菌**、**真菌**以及較大型的**寄生蟲侵入**體內。免疫防禦系統的失調也導致一般性代謝壓力的反應。

受到驚嚇，無論是心理或生理上的，**只要驚嚇因素仍在，會一直擾亂體內的代謝作用**。一般及系統性疾病，和局部疾病不同，因為不同於看到顯而易見的腫脹，或是身體結構上的變化。這些疾病必須從疾病本身和症狀來推斷，或是透過實驗室來測試體液或以身體組織的方式來了解其成因。

局部性疾病和系統疾病還有另一個主要不同之處；局部性疾病，會引發一連串特殊的徵兆及症狀（綜合症）。若是有綜合症出現，則代表某個部位出了問題。因此，心絞痛（胸腔附近有疼痛感）就代表問題出在心臟。系統疾病則鮮少有特殊的症狀——若是針對特定系統疾病，列出一張症狀清單，篇幅肯定長達好幾頁。像是汞中毒會造成許多症狀，涵蓋範圍從神經病學、一般醫學到精神病學。氟化物中毒也有許多症狀，但糙皮病則是因為許多相似的問題所引發。每一種代謝功能失調都有許多種病因，但是總會有一個最特別的症狀。因此，**汞中毒的患者牙齦或牙齒會變色**，而壞血病則會造成結締組織明顯退化。不過，大多數的症狀並不明顯，而且症狀出現的時間太晚，**所有的代謝疾病**（metabolic disease）**都一樣，症狀出現得越晚，則越難治癒。**

有局部性疾病的人會問：「到底是哪個部位出問題？」，而系統疾病患者，則會問：「為什麼我全身上下都是病？」局部性疾病通常只有少數且特定的症狀，而且原本就很嚴重，也會造成劇痛，或極度不適。系統疾病則會造成許多不同的症狀，有可能會感到疲累，沒來由的疼痛、腸道不適和皮膚過敏……等種種問題。診斷病人時，可以先從局部性疾病的角度著手，再看看是否為系統疾病。如果根據系統疾病的每個症狀來評估病情，就會浪費許多成本和時間。首先，應該先從可能性最高的病因開始看起，病人的病史便有紀錄。所以，應該要從最普通的因素檢查起，像是營養攝取和環境因素。

從我的行醫經驗看來，**高達75%的系統疾病，是因為身體缺乏或耗損所需營養素導致**。我們目前的飲食，和百萬年來演化過程中的飲食習慣，有極大的差異。若是能改善飲食，病人便能回復健康。如果沒有改善，那麼就要找尋其他原因，像**慢性念珠菌感染**（chronic candidiasis），或**重金屬中毒**。所以每個人都像是一個研究計畫，病人和醫生並肩合作，探索病因，進行醫療測試，漸漸地找出可能的病因，如果必要的話，應該要測試每個可能的病因。幸運的是，通常只有少數病人會有兩個以上的主要症狀。

將疾病分為局部與系統疾病也許是錯的，因為每種病因都會影響全身，引起全面和特定的反應。許多病理都會牽連全身。有些疾病不像瘡、贅疣、眼睛酸痛或是手腕腫脹這樣輕微，而是會引發身體整個防衛機制的反應。如果治療失敗，便會失去生命。現代最好的例子，就是後天免疫缺乏症候群（愛滋病（AIDS））。

造成代謝壓力（之後會稱之為壓力（stress））的原因如下：

- 營養不良與飢餓
- 外物侵入（藉由活的有機體（living organisms））
- 創傷、骨折和燒傷
- 過敏與敏感體質
- 毒物反應：金屬、有機分子（organic molecules）、鹵素（氯和氟化物）、毒液和植物毒。

• 社會心理因素

營養與身體防禦

　　健康的身體一定比不健康的身體更能抵抗疾病，這是眾所皆知的事。身體產生自然的抵抗能力，一定是因為身體健康狀態良好。如果身體健康，便不容易罹患許多疾病——像是能防止罹患關節炎（arthritidies），得到糖尿病（diabetes）的機率也比較低，細菌和病毒也不容易入侵身體，演變成疾病。

　　其主要的關鍵有兩點。第一，營養不良是否會降低正常的身體免疫力？這個問題的答案十分確定：不管缺乏任何一種營養素，像是蛋白質、或是熱量不夠，還是維生素或礦物質缺乏症，都會提高生病的可能性，而在受到心理創傷、手術或是燒燙傷後，也不容易痊癒。這些營養不良的情形應該被積極地治療。

　　第二，如果聽從細胞分子矯正營養師的建議，改善營養攝取就能增強身體抵抗力嗎？針對這個議題，有兩種分歧的意見。我們相信藉由攝取營養增強健康，會增強抵抗力，降低患病機率，如果已經患病，也會較快康復。然而，大多數的醫生並不相信營養對身體的重要，他們認為大多數人的營養已經很足夠了。許多醫生因為觀察病患，才會較為支持營養增強健康的說法。本書的許多內容，也對細胞分子矯正療法做出回應。藉由營養改善健康，證明身體免疫力可以再度活化。如果攝取維生素B$_3$能改善關節炎，那麼增加攝取維生素B$_3$應該會防止關節炎。如果在營養狀態很糟的狀況下，增加營養攝取，便能改善身體免疫力。

　　1986年3月4日醫學郵報（The Medical Post）的頭條新聞報導：「許多整形外科病患都有嚴重營養不良，而且人數越來愈多，嚴重程度讓這些病患都十分痛苦。」關於整形外科病患的營養不良比例，大學研究為42%，私人醫院則為68%。其中一項研究指出，**85％的截肢手術**（Symes amputations）**實施在營養不良的病人身上時會失敗，而實施在營養充足的病人身上時，成功率則高達86％。**【醫療郵報】的那篇報導也做出了以下結論：「一直以來，醫界普遍了解營養不良的病人在術後的發病率和死亡率顯著提高……」。不過在整形外科文獻中，鮮少提出營養的重要。這項研究更顯示出，營養不良的狀態，比起外科醫生和一般人所想像的更加普遍。許多實施在動物和人身上的營養補充物實驗也提出其他證據，證明營養不良的確會影響免疫系統。

我們需要何種食物？

我們必須仰賴我們的身體能夠消化的食物，才能獲得所需的營養。人體不能製造這些營養素，也就是說，因為演化過程，我們變成一定要靠飲食才能獲取這些營養。

動物因攝取的食物不同，而被分成三類：

- 草食動物靠食用植物而存活。
- 肉食動物靠食用肉類而存活。
- 雜食動物則需要仰賴各式各樣肉類與植物存活。這類動物也包含人類、人猿和熊等。

草食動物則演化出特殊的消化系統，用來分解並消化高纖食物。肉食動物的消化系統則不同。雜食性動物的消化系統能夠處理某些植物和大量肉類，但譬如說牧草，牠們卻不能分解牧草來吸收葡萄醣（elementary glucose）。因此，我們不難理解，為何強迫乳牛吃肉，或是只餵獅子牧草，都會讓牠們生病。換言之，我們維持健康所仰賴的食物，

就是超過十萬年演化過程後的那些東西。不幸的是，我們吃的許多食物經過加工後已經變質，和人類祖先所吃的食物已相去甚遠。演化過程中，我們吃的食物，和動物及魚類所吃的並無不同，而這些動物仍存活在大自然中。最專業的動物園，總會根據園內動物所需進行餵食。

但身為雜食動物的人類則不然。我們彼此的個性、血型和指紋都不同，所以個人吸收的營養也不同。這其中的差別很大，有的人只愛吃肉，有人卻吃全素，而大部分的人則介於其間。沒有一種飲食是所謂「適合眾人的飲食」。

如果有人推薦「某種」適合眾人的飲食法，那無非是謊言 —— 當然，或許能適用於許多人，但絕不適用於所有人。到目前為止，沒有大家都接受的飲食法，唯有透過不斷試驗，從錯誤中學習，才能找到適合個人的最佳飲食法。

為配合不同的年齡、活動力、性別、壓力還有當下罹患的疾病，會有不同的飲食需求。嬰兒時期能消化母乳的人，長大後卻也有可能會有乳糖不適症（lactoseintolerant）。孕婦的飲食也與沒有懷孕時的飲食不同，許多人都了解這點。攝取量也因人而異，有人所需的營養素是其他人的千倍，不過，大部分的人攝取量的差異沒這麼大。當你越注重食物中的營養時，需要的補充品就越少。

一直以來，我們吃的食物是什麼？

雖然我們無法肯定的說，但有很多證據顯示，以前的食物品質比現代高科技食物好多了。無論是人類學的研究，或研究人類依然仰賴不受食物科技破壞的食物，甚至研究動物園的動物，都能找到證據。早期的食物可以用六個詞彙來描述：**完整、新鮮、無毒、多樣性、原生性**（indigenous）以及**稀有性**。不管是素食或是肉食，只要能用這六個詞形容的飲食，便適合人類。遺憾的是，在醫院還有照護之家、餐廳、咖啡廳和大部分的家庭裡，吃的並不是這樣的食物。

完整——依照動物的本性要吃完整食物。鹿吃的是嫩葉和野莓，狼吃其他動物，熊吃魚、動物、昆蟲和植物。我們的祖先很少食用過多食物。食物難以取得，讓人不得不珍惜食物。他們什麼動物都吃，連骨頭裡的骨髓都不浪費。如果能找到全麥穀物，他們也會食用。完整的食物富含維持生命的所有營養素。不管這是不是主要的優點，但我們的身體機制已經演化成要求我們去吃我們已經適應的食物。因此，我們已經適應要吃完整的食物。

新鮮——在自然的狀態下，特別是肉食動物，都吃活的動物，或是剛死不久的動物。因此，這些食物能確保營養素尚未因氧化、滋生細菌還有真菌而品質惡化。當食物不需要被儲存時，就不會有儲存問題的產生。

無毒——許多植物對人體有害。因此，祖先們用兩種標準來判斷：這株植物嚐起來的味道如何？是甜還是苦？會不會讓人生病或死亡呢？經過許多測試與錯誤，我們知道哪些植物有毒，哪些安全。理論上來說，無毒食物並不存在，因為食物本身就是人體以外之物，多少會傷害人體。不過，如果遵照那六個詞彙來選擇食物，植物性的食物相對來說，較為無毒，也較不會傷害人體。

多樣性——祖先們的飲食，會根據時間和季節做變化。他們隨著食物供給而遷徙，就像是非洲南部喀拉哈里沙漠（Kalahari Desert）的布希曼人部落（Kung tribes），到現在還是這樣。如果食用的食物種類夠多，則不容易對特定食物過敏。多種食物還能增加飲食的營養品質，若是某種食物含有較多的營養素，則能補充其他食物不足的營養素。美國的印地安人原來吃的食物，比起今日的我們，甚至是他們後代現在所吃的食物，種類多得多。

原生性——動物和植物會調整體內的omega-3和omega-6必需脂肪酸（essential fatty acids，EFAs）比率，以適應冬季。omega-3必需脂肪酸較具流動性，於相當低溫狀態下才會凝固，因此能夠保護人體，就像汽車防凍劑一樣。如果食用的食物產於當地，我們已經開始讓體內的omega-3和omega-6脂肪酸能夠適應氣候，毋須再透過生物化學法增加體內正確的脂肪酸比率。若不要透過食物來維持正確比率是很難的。如果能仰賴原生食物（當地生產）來生活，我們會變得更健康，也更容易適應當地天氣。

稀有性——一萬年前農業才開始發展時，要有多餘的食物是不太可能的。要證明這一點，可以從世界人口發展來看，因為人口爆炸是在開始有農業之後。無論是過去或未來，人口數與食物供給之間關係十分密切——非洲的饑荒問題就證明了這一點。人類並沒有適應食物過剩的問題。相反地，我們只是暫時填飽了肚子，接著就得等著挨餓。我懷疑在洞穴時代的男男女女會有機會得糖尿病。

我們該吃些什麼？

完全相反的是，多數人吃的大量科技食物：加工化、缺乏新鮮度、具毒性、單一性、外地化、而且吃過量。我們的祖先吃得健康，是因為他們都別無選擇。同樣地，動物之所以吃得聰明，也是一樣別無選擇。當人類開始使用**火**及烹調等食品處理技術，均未料想到這最終會摧毀我們的食物品質。但其實我們早知道會是如此。而且，有許多受到社會大眾託付，為食物品質把關的專業人士，像是醫生和營養師，並沒有好好負起責任，他們只會倡導無用的飲食法，即使知道這些飲食法是錯誤的。我們的社會需要新的專家，他們了解好的食物帶來健康，壞食物則招致疾病的道理。

加工化——食物被精緻化了，最好或是較營養的部份反而被丟棄，或是拿去餵養動物了。蛋白質、脂肪和碳水化合物被分離出來，然後重新組合成新的樣子、新的氣味、和口味。這些食物看起來像是食物，但實質上卻不是自然存在的。要將澱粉、黑色染料和鹽做成魚子醬的樣子並非不可能。天然的食物經過破壞後，就不再安全。魚類經過處理後，看起來像是另一種更加可口的海鮮。加工的食物不包含原有的食物養份，且經常加入額外的化學成分。

缺乏新鮮度——現代食物經常需要儲存起來，因為從農場到廚房的距離太過遙遠。店鋪裡買到的食物經常要預防細菌和真菌，還要去除或抑制食物中的酶。若是完整的食物，就無法達到這樣的要求。所以，要保存白麵粉，比全麥麵粉容易得多。為了使食物更容易保存，食物必須經過加熱、消毒（pasteurized）、罐裝、冷卻或冰凍等方式處理。越差的食物，便能保存越久，而保存越久，則營養越容易流失。

具毒性——現代食物，特別是處理過的食物，都含有用來讓品質增加好感的化學物質，如嘗起來的風味、氣味、色澤和穩定性。最普遍的就是改善外觀的添加物。加工過的食物也含有少量或無法察覺的添加物和化學物質，那些東西用來做為要為最後一道加工手續準備的人工添加物。食品加工的最後一道添加物通常不會受到注意，而且也不會列在最後的營養標示上。現代食物不會立即發揮毒性，即使我們都見過正常孩子吃了糖果之後，馬上變成過動兒的恐怖狀況，很難不認定糖果就像其他毒藥般具有毒性。現代食物的毒性總是潛伏在體內，在數年後才發作。這就是為什麼飲食與特定疾病之間要確認明確的因果關係是如此困難重重。

　　單一性——高科技食品業將數量眾多的少數植物定位成我們的主要食物，其中包括糖、小麥、燕麥、玉米、牛奶和乳酪。這些少數食物經過加工，並重新組合成各式各樣令人驚嘆的加工食物。在一般的超市裡，販售了將近兩萬種這一類的加工食物。光是早餐穀片，就有一百種之多，不過成分都一樣——糖、小麥、燕麥或是玉米，還有添加物。就是這樣的食品單一性，讓相同的加工食品不斷攻擊人體，進而提升各種過敏現象的比率。

　　外地化——食物在某種氣候下生長，然後被送往另一個區域，通常是往北或往南送。在加拿大，香蕉就是外地化食物，而在撒哈拉沙漠，亞麻仁子（flaxseed）或小麥也是外地化食物。有個原因讓我們相信將熱帶食物往寒帶地區送是很危險的，因為熱帶植物內的omega-3必需脂肪酸的含量在寒帶地區並不夠。

　　食物過剩——不只是食物品質差，這和我們吃得太多也有關。在高科技社會裡，一半的人口有肥胖問題。因為過度飲食所造成的肥胖和疾病問題非常多，特別是吸收過多糖份。「糖份代謝症候群」（sugar metabolic syndrome）這個詞，就是在形容這類疾病。

幾個簡單原則

　　許多人並不稀罕得知他們應該吃的食物要具有完整性、新鮮、無毒、多樣性、原生性及稀有性等特質。但是，一旦得知營養不良與身體不適有關，他們會想用最簡單的原則來辨別哪些是該吃的食物，又該避免哪些食物。幸運的是，他們只要知道以下幾個簡單原則：

　　1. 別吃垃圾食物。只要有額外加糖和添加物的食物就是垃圾食物。

　　2. 如果你知道那種食物會讓你生病，就不要吃它。

　　「無垃圾」飲食法簡單明瞭，又容易辦到。

現代飲食之害

食品工業、大多數醫師及多數的營養專家都建議我們，如果我們的飲食維持「均衡」，攝取現代食物就不致於產生傷害。「均衡飲食」這個名詞被營養師所偏好使用已行之有年，這個名詞也暗喻已提供各種必須食物分子的最佳比例（均衡）。但現今這個名詞已經變質了：大多數營養專家認為，即使吃進了大量的糖分也可成為「均衡飲食」，只要有相對平衡比例的蛋白質、脂肪和基礎維生素及礦物質。這導致一個完全不合理的概念，那就是垃圾早餐麥片（糖分特多的麥片）加上牛奶是營養的，然而實際上那糖分特多的麥片已經沖淡牛奶的營養價值了。基於以上論點，部分營養專家認為甜甜圈是由白麵粉、油、糖及一小部份維生素所製成的好食物，因為它是「均衡」的。

「均衡」這個概念原先是有用途的，但卻已經被我們的食品工業所濫用，因而不再有任何用處。然而現今尚無更好的用字，所以我們還是沿用它原始的字義——用來表達使用各式基礎營養素之最佳劑量的重要性。藉由食物多樣化最可以達成以上的「均衡」概念，這也最有可能滿足我們的需求，而不是單單依賴某一種食物。

食物本身就應該在每餐之內形成平衡，並延伸至每日三餐。**確保食物平衡的最佳方法就是使用全食物，也就是大自然已取得平衡的食物。**每餐的平衡可藉由食用多種源自不同群組的食物，例如肉類、新鮮蔬菜、水果、乳製品及堅果和種子。全天的食物平衡是藉由每餐的平衡來達成。點心可以不需由多種食物所構成，因為它們僅僅佔我們飲食的一小部份，但是它們必須是全食物，而不是甜甜圈、巧克力條及其他垃圾食物。

臨床營養專家、細胞分子矯正醫師及部分臨床病理師已經看到，經由修正病人的飲食就可導致療癒這個事實。這並不需要在邏輯上做一個大改變就可以總結：如果病人遵循最佳飲食規則，疾病便不可能產生。

現代飲食與我們適應的飲食在以下幾方面不同，如蛋白質量、油與脂肪量，以及碳水化合物的量可能太高或太低。這在維生素及礦物質方面的表現也一樣，但只談論到食物組成的多少似乎太簡化問題的所在，每一個人僅能攝取至多某個量的卡路里，如果增加某一類營養素的量，就必須減少其他類別。如果某人增加蛋白質的量，就必須減少脂肪及碳水化合物。基於這個理由，研究如果僅考慮脂肪與冠狀動脈疾病的關連，而忽略碳水化合物，即使它們（脂肪與冠狀動脈疾病）之間有很高的因果關係，也將導致非常低的關連性。

在這裡，我們將討論現代食物最普遍的謬誤及這些謬誤帶給人們什麼問題。這就是低蛋白質、高糖分（澱粉）、低纖維飲食造成的糖類代謝症候群。

碳水化合物的種類

大家一般認為所有碳水化合物和糖是同樣的物質，營養專家也陷入同樣嚴重的錯誤。他們的理由是，因為碳水化合物終究將分解成單醣，如葡萄糖及果糖，所以它們都是相似的。他們並不認同食物群組的重要性，不認為有存在於富含碳水化合物等食物中的基礎營養素，也不認為糖分釋放至消化道並被吸收到血液中的速度有什麼重要性。他們也不認為人造產物如蔗糖（桌上擺放的白糖）與複雜的碳水化合物在人體吸收與代謝上有什麼不同。

因而，瞭解一點有關碳水化合物的化學性質是必備的基礎功課。碳水化合物被分解成複雜的長鏈碳水化合物及短鏈碳水化合物或糖類。每一種碳水化合物都由一大群分子所構成，有的是五個或更常見的是六個碳原子在同一個分子鏈上。葡萄糖是單一分子靠著化學鍵彼此連結。葡萄糖為單醣，單醣類有葡萄醣、果醣及半乳醣。存在於血液及體內的主要單醣類是葡萄糖，所有身體細胞均依賴葡萄糖，尤其是腦部依賴更慎於身體其他部位。在我們身體內，葡萄糖是一種基礎的醣類，然而在食物內卻不是基礎醣類。葡萄糖是在體內經由切割複雜的醣類或碳水化合物而形成的最小的單位，大部分**碳水化合物**都是被切割成**單醣**。這個程序從**嘴**開始，由含有消化酶的**唾液**開始分解（水解）這些碳水化合物形成單醣類。水解作用持續在胃中執行直到**胃酸**加入之後停止，但是當食物抵達小腸後又被重新啟動，尤其是在**胰液**混入食糜之後更顯著。

葡萄糖屬於能量之糖。然而在聲稱糖類是能量的良好來源時，食物工業讓人覺得蔗糖，也就是由甜菜根或甘蔗製造而成的餐桌用糖，是種良好的能量來源。事實剛好相反，它是導致一大堆生理疾病的源頭，是所有糖類代謝症狀的表現，而且許多病例是憂鬱症、焦慮、酗酒及其他成癮症狀。葡萄糖就其純粹的形式補足也可能是危險的，但明顯的差別是：由血液中緩慢釋出的葡萄糖的食物再加上其他營養素的參與都將使得葡萄糖的補充更安全。缺乏其他營養素參與的葡萄糖與蔗糖一樣有害。在喝下100克葡萄糖之後，病人所經歷到的劇烈反應是非常具有說服力的。

另外一種單醣類的果糖，它存在於水果中，而且可能比葡萄糖或蔗糖較不具毒性，這有兩個原因。其一是它較甜，因此要達成相同甜度，使用較少的劑量即可。**其二是它不會刺激胰臟分泌胰島素**。然而，大量食用並不健康，因為它還是一樣缺少其他正常營養素。就像葡萄糖，當果糖從食物被釋放到身體中時，它是無害而且是一種有用的能源。但是**生理上不需要額外補充果糖**。不論是以錠狀或粉劑呈現，**果糖都與蔗糖一樣有害**，即使健康食品店裡販售著果糖。它並不是一種可以取代純蔗糖、葡萄糖或其他純糖的安全替代品。

第三種普遍的單醣類是半乳糖，主要是以乳糖結構的部份組成存在，這種糖存在於乳品中。與葡萄糖或果糖相比，它比較沒那麼甜。

雙醣類是種在化學式有兩個單醣互相連結的糖類。最常見的兩種是蔗糖（由一個葡萄糖分子及一個果糖分子所形成）及乳糖（由一個葡萄糖分子及一個半乳糖分子所形成）。**這些較複雜的糖類必須被水解成簡單的單醣才能被吸收到血液中，如果它們沒有被水解，它們只能待在腸道中而變成細菌的食物來源，並且它們會引發嚴重的腸胃不適**；身體含有消化酶會將那些雙醣類分解成水解蔗糖（sucrase）及水解乳糖（lactase）

蔗糖至今仍是居家最普遍使用的糖，**在美國每年的平均消費量是每人120磅**。當然，平均值的意義也反映出半數人口其實是消耗更多的糖。這個數據是由糖的消費量除以總人口數而定，這些糖的消費量出自糕餅、糖果、碳酸飲料、早餐食物、罐頭湯等等。（編審註：如今這些加工食品所用的蔗糖已被高果糖玉米糖漿（HFCS, high frutos corn syrup）這種更劣質的科學怪糖所取代，有著更高的升糖指數（GI）值與腸黏膜破壞性。）

蔗糖是如此普遍受到使用，因而遵循無糖飲食課程相當困難，因為即使在你最不會懷疑的食物裡，也發現得到它的存在。當蔗糖被食用時，它迅速被水解及吸收，**之後分流至肝臟並被轉換成三酸甘油脂**，這些脂肪被釋放至血液，然後囤積在脂肪沉積處。在所有**常見糖類中，蔗糖是最快被轉化成三酸甘油脂的**。

蔗糖非常具有毒性，因為它過度精緻並不具足其他必須具備的營養素，同時它被釋放至血液中的速度也太快。當食用甜菜或甘蔗時，它們（蔗糖）並不如此具有毒性，因為它們的存在是一種**稀釋型式**，存在於量大的纖維載體之中，因而不會被快速食用下肚。然而商業化或餐桌上的蔗糖則不然，宣傳或廣告蔗糖是一種可以產生能量的食物是一種騙人的行為。蔗糖應該被禁止提供給人類使用。

這些單醣類及雙醣類均被處理成高純度的糖，因為它們的基本型態均不普遍存在於自然界中。其中的一種例外是蜂蜜，它含有大量的葡萄糖、果糖及蔗糖。春天時，當覓食的蜜蜂無法找到足夠花粉時，**有些養蜂人會餵食他的蜜蜂蔗糖糖漿。這些蔗糖之後就會被儲藏到蜂蜜裏**，直到季節花粉供應充足時，餵食蔗糖的情形就會愈來愈少。**如果有人對甜菜或甘蔗過敏，那他對蜂蜜也會有同樣反應**，因為它們具有類似的基礎醣類。基於這個原因，晚夏及晚秋的蜂蜜較被推薦使用，但這推薦僅止於從養蜂人手中直接購買，而不是從超市中購得（因採蜜時間無從確認）。在某些區域養蜂人從不餵食蔗糖，就無所謂季節的區別了，**蜂蜜是比蔗糖安全的**，因為它比較甜（果糖含量），因而**所需要添加的量較少**，並且它比蔗糖較不純粹或精製過，所以含有非常少量的維生素及礦物質，**如果用來取代蔗糖的話（加入同等份量），它的毒性也不遑多讓！**

多醣類是由許多**長鏈**的葡萄糖分子彼此連結所構成，它在長度上的變化，從非常短鏈的碳水化合物（如肝醣），到很長又富有纖維性的食物（也就是纖維）都有。這些碳水化合物都稱為多醣類，它們有諸多不同性質：不甜，傾向平淡，例如**馬鈴薯**；不容易溶解於水中（單醣易溶於水）；有單醣中所發現不到的結構特質。它們也因而不像單糖一樣具毒性。因為它們的量體較大，身體需要更多時間去咀嚼消化，而且在消化系統中被水解的速度較慢，糖分（葡萄糖）釋放進入血液中的速度也沒有那麼快，這也產生比較平均的糖分流動（與水溶性糖相較）。舉例來說，吃五顆蘋果（或馬鈴薯、紅蘿蔔）會一顆接著一顆，並花掉一些時間，咀嚼和吞嚥的機械動作會降低消耗的速度，並且自然會逐漸飽足，進而停止進食。另一方面，同等量的葡萄糖或蔗糖，卻很容易溶解在幾盎斯的水裡，並在十秒內被吞下肚。更進一步說，因為這些複雜的多醣類並不甜，也不會像甜味糖一樣勾引口腹之欲。

純粹而複雜的碳水化合物亦是人工合成物，因為它也不在天然食物的精煉狀態中存在，因此週遭也未與蛋白質、脂肪、維生素及礦物質結合。基於這個原因，天然富含碳水化合物的食物是好的食物，也不會產生危險，這些也稱為天然、未精練或未加工的碳水化合物。加工過的碳水化合物，**像澱粉（太白粉）就是其一，它們具有毒性，但卻不如單醣及雙醣的毒性那麼糟**。未加工過的碳水化合物也含有非常複雜的多醣類，這些物質在身體無法被水解，甚至也沒有酵素可以來分解它們。這些就是纖維素類物質，如：木頭、種子的殼或米糠等，因為它們不會被水解，它們會在經過消化道時吸收水份，並扮演著一個非常有效的**排毒**角色。

　　一般來說，未加工過的（未精煉的）碳水化合物比較安全，而加工過的（精煉的）食物則否，其具毒性的程度與其精煉的程度成正比。全麥是沒有毒性的，除非個人對其過敏，在麵粉加工程序中，全麥被壓扁、弄碎，最後，中央部份，也就是內胚乳，被篩出來成為白麵粉。外皮、麩皮、胚芽及連接麩皮與胚芽的鄰近層也被移作他用，當整個小麥核心都被使用時，這種麵粉稱為100%全麥萃取麵粉，如果中間或內胚乳的內側被使用到，則稱為60～70%的萃取麵粉。因此，萃取的比例愈高，代表愈多胚芽及麩皮被保留，也表示這麵粉愈營養。小麥核仁的主要功能是生長出新的植株，生長起始於胚芽，因此邏輯上就可以推理出：如果要攝取得到這些發芽植物的基礎維生素，愈接近胚芽的部位應該是愈理想的！

糖類代謝異常症候群

　　外科主治醫師克利夫陳述說：太多的疾病是來自於過量食用精煉或加工過的食物，特別是**糖**及**澱粉**。天然的碳水化合物，如全穀類的早餐麥片是較為無害且基礎的營養來源。克利夫醫師很認真考慮是否要使用「**精煉碳水化合物症候群**」這個名詞，又稱「糖精症」（Saccharine Disease），不管使用任何名稱，都是定義來自單一源頭的疾病，而這類疾病傷害包括腦部與許多不同的器官。

　　白麵包雖然已經使用了有幾千年之久，但是，直到18世紀末之前，它並沒有便宜到可以被普遍使用，在這非常漫長的進化歷史中，我們花費一段短暫時間嘗試著發展出生物適應性。**1815年（約200年以前），在英國，每人每年約消耗掉15磅的糖，今天這個數字已經接近125磅。然而，總消耗量還在持續增加，**在這中間曾經有過兩次趨勢的中斷。在第一次世界大戰（1914～1918年），糖的消耗量降至約65磅，之後在第二次世界大戰（1939～1945年）也有同樣情形發生，這是由於從海外進口糖的運輸被戰爭阻擋的緣故。在英國的這兩次戰爭中，整體健康卻有著顯著的改善，這件事不只令人驚訝，對身心健康理論學家來說更是失望，因為他們原本預測戰爭會增加身心壓力，而導致所謂身心症病例的增加。但是戰後，糖的消耗迅速增加，直到今天的消費量（125磅），我們沒有理由去猜測糖的消耗量是否已達最高點，因為大量的食用糖會產生一種上癮的情形，並驅使人們食用更加多的糖。這種現象在工業化國家特別明顯，但是，出口讓這股趨勢已經蔓延至全球了。就如壞幣驅逐良幣一樣，壞的食物（加糖的）淘汰好的食物。許多無法出口的國家不斷進口日益增加的高糖食物，並且減少攝取富營養的天然食物。

　　如果你愛好墨西哥食物，你就會知道，一份傳統早餐包含一個玉米餅，上頭擺上兩個煎蛋，旁邊擺些豆子。這種早餐價格十分低廉，且具飽足感，會讓你到傍晚都還不感覺飢餓。我們也觀察到，在某些類型相似的餐廳裡，**墨西哥人的訂餐習慣當中，有不少人經常選擇美式早餐組合如煎餅（白麵粉）淋上糖漿、白吐司塗上果醬，及加滿糖的咖啡。**一位墨西哥公共衛生官員在一場醫學會議上失望的說：**高達40%的墨西哥人口已經是糖尿病前期患者**（可能是胰島素分泌不足）。很清楚的，美國食物被認為是比較營養且具有價值，因為它的售價是傳統食物的兩倍之多。當然，甜度也是高達兩倍。

我們生活在一個工業文明的社會，到處充斥著糖的影子。這裡有一份針對於**糖的毒性反應分析**，見《**甜蜜的威脅**（Sweet and Dangerous）》一書，由倫敦伊莉莎白女王學院榮譽退休教授約翰尤肯（醫師，醫學博士）所著。尤肯教授建議糖應該被禁用，所有詳細讀過他著作的人一定會非常同意，即使這件事看起來不太可能會發生。然而，如果我們將糖的消耗量減少到目前的一半，如同英格蘭在二次世界大戰中所降低的標準，無可置疑的是，這將會重大改善全國的健康情形。

對於精緻麵粉，我們已經沒有時間去適應這種高碳水化合物（高糖）新飲食，**從來就沒有看過人可以適應（因此而不生病）**，除非有少數人類發展出一套腸胃系統及菌叢生態，並可以利用糖來合成維生素、蛋白質及脂肪。但是，即使如此，這套系統也還是無法製造人體所需要的**礦物質**，就算是這套系統可能被發展（進化）出來，也要幾十萬年以後了。在這期間，由疾病所導致的人命損失及疾病的嚴重程度將非常巨大。我們不認為應該等待「自然」來解決這件事，我們應該運用智慧及營養上的知識來解決問題才對。僅僅藉由將我們的身體導向所適應的食物，我們就可以馬上開始從一大堆的疾病中解救人類，否則他們只能繼續在其中受苦。

過量攝取碳水化合物

未加工的（碳水化合物）—— 過量消耗碳水化合物食物，如馬鈴薯、小麥、米等等，都會造成肥胖，並產生與不適當攝取蛋白質與脂肪有關的一種不平衡。這種過度攝食所產生的危險，相似於過量攝食任何一種食物所造成的危險，那就是導致其他基礎營養素的缺乏。然而，因為所攝取的未加工碳水化合物含量多的食物量體夠大，因此很難造成過度攝食的發生。

　　加工的（碳水化合物）──這些包含所有富含糖或經過加工並流失大量其他營養素的製品。這包含白米、白麵粉及各式經由以上物質所製造出來的加工品。**食用過量加工過的（精煉的）碳水化合物是造成一系列神經疾病及一堆身體疾病之主要成因**。這些疾病過去在沒有已知的病原學之下被認為是不相關的疾病，直到最近才被發現其相關性。然而，它們愈來愈明顯的是由於營養不全所造成的疾病，支持細胞分子矯正營養學可以幫助許多以上疾病的病患，使得他們對導致自身生病的原因更加警惕。

焦慮症（精神官能症）及糖類代謝症候群

　　細胞分子矯正精神科醫師一向對精神官能症的生化面感到興趣。這些都是由**營養不全**所造成的疾病。精神官能症或精神性神經病都是精神疾病，主要影響的是情緒。這些變化與正常人行為的部份心理變化，在量上有相當程度的不同。精神官能症不會帶來知覺上的改變（幻覺及妄想），也沒有帶來思想上的混亂，也因此沒有精神錯亂的問題。精神官能症必須與精神憂鬱症及精神病等疾病有所區分。

　　在診斷焦慮上有一種困難，因為焦慮是任何疾病的一種普通反應。在威脅到健康及舒適之下，任何人都會產生相當程度的焦慮。這通常也大多是營養不全所產生的疾病。二種最常見形式的營養不全所導致的**焦慮其一為某種B群維生素的缺失**，其二為**過度食用加工及精煉食物**。因為任何維生素的缺乏都將產生一種或其他健康不良的症狀，因此可以合理的推論，**缺乏任何一種維生素都將導致焦慮**。然而，就焦慮而言，**B群維生素**顯然比其他維生素有更加直接關係。原因或許出在它們所需要的量極其大。B群維生素與精神官能症的關連會在第三章討論。

其他一大族群飽受憂鬱及焦慮之苦的是屬於那些過度攝取糖類及其他加工或精煉食物，如白麵包、糕餅類等。這類營養不全的狀態被稱為「糖精症」（saccharine disease），至少從這類疾病的生理症狀就可以看出。(註7)但是先前的研究者並沒有將心理症狀歸納到主要的「**糖精症**」症候群當中。然而，同時存在這些症狀的一大群病人中，他們的生理方面很少發現我們所謂的「**糖代謝症候群**」（sugar metabolic syndrome），也沒有如精神官能症患者在心理上的變化。較常見的是，有許多具嚴重情緒障礙的人都沒有生理上的症狀。主要的差別是病人的主要症狀；如果是生理上的，比較可能接受生理上的治療，如果病人的主要症狀是在心理，比較有可能進入精神科診所接受治療；對於這二種例子，最後才可能會考量到是營養不全造成（如果有幸有人考量到的話）。

糖分代謝症候群的生理病徵

精製碳水化合物會對身體造成三種傷害：

（1）缺乏纖維質，破壞一路從**口腔**到**直腸**（消化系統）。

（2）因為吸收的是濃縮的糖份，會造成卡路里的過度攝取、**肥胖**和**糖尿病**。

（3）在胃中會移除蛋白質，讓胃酸酸度無法被中和而產生**胃潰瘍**。

腸道問題

因為缺少纖維，所以會產生以下兩種狀況：

• **齲齒**和**牙周病**。

• 便秘以及因便秘所產生的靜脈疾病的併發症（如：**靜脈曲張、深層靜脈栓塞**（DVT）、**痔瘡、大腸憩室症**及**大腸癌**）。

人體吸收適量的纖維質（植物性纖維質），正常轉換為糞便時間為

24～48小時，**而飲食中纖維質含量低的人，則需要48小時～96小時才能排便**。因此，造成**便秘**是很常見的結果。在英國，有高達15%的人口經常使用通便劑。這種情況在老人之間更為普遍，因缺乏營養而損害腸道的時間更長。我們曾經見過許多老人每天都使用通便劑，最後延伸出新的問題，這其中包含腸胃吸收不良。因為便秘，也造成了兩個後果——**憩室**病和**憩室炎**（一種憩室發炎疾病）。因為通過結腸的速度很緩慢，導致糞便中的水不斷被吸收，使得糞便變得乾燥，迫使腸道要加強收縮。不管真正的原因是什麼，**便秘**和**憩室病**以及飲食中缺乏適量纖維素的關聯十分明確。（註8）

憩室病是因為缺乏纖維素造成便秘所引起的，而高糖度攝取的負面效應，也會跟著產生。由於吸收過多糖份，所以腸道內的細菌群集才會引發如此令人不快的疾病。對於腸道的影響並不會馬上顯現，有時候會花上40年的時間形成明顯的問題。發展出讓我們身體對有害食物產生排斥的演化機制，在此時並沒有發生作用。

另一個病癥是過敏性結腸炎（大腸炎，colitis）和上面的兩項病因相同。因此，如果吃大量麥麩，卻不戒掉攝取大量的糖分，也不會有所改善。最嚴重的是結腸癌，也是因為同樣的病因而致病。

肥胖與糖尿病

精緻食物讓不自然的濃縮碳水化合物朦騙了我們的味覺，讓我們不知不覺越吃越多。這是影響肥胖的直接原因。胃口好並非原因之一，不愛運動的影響也不大。舉例來說，如果能在5分鐘內吃掉6顆蘋果，是很不正常的。食用有天然纖維質的食物就能避免這種情形發生。但若是藉由喝茶、咖啡或飲料，吸收一樣多的卡路里，則很正常。肥胖和情緒障礙有很密切的關聯。

肥胖和**糖尿病**也有密切相關，而且和**血糖過低**也有很強的關聯。我們相信很多所謂的糖尿病，特別是成人肥胖型與晚期肥胖型，其實都不是真正的糖尿病，而是血糖過低的病徵變化。**如果病人不需要胰島素，在我們看來，都不算是真正的糖尿病病患。**

胃酸和消化性潰瘍

當進食之後，胃部會受到刺激，分泌含有鹽酸的胃液。我們吃的食物裡，超過99%都含有天然的蛋白質，並混合其他物質。當我們的食物到達胃部時，胃酸會被蛋白質吸引，此舉有助消化蛋白質。因此，胃裡沒有多餘的胃酸，去酸蝕胃的內襯，讓胃黏膜仍保持完整。蛋白質會緩衝胃酸來保護胃壁，故不會造成胃壁的傷害。

然而，現代飲食中的蛋白質較少，有些食物裡根本就沒有蛋白質。精製食物，像是麵粉和白米，就已經流失了10%的蛋白質，而精緻的糖，連一點蛋白質也沒有。如果有人喝了一瓶汽水，胃部會以為有食物進來了，因為外表很吸引人，而且嚐起來是甜的。所以，**胃部會分泌相同強度的胃酸，但卻沒有蛋白質進入胃裡**，而汽水在胃中沒有被消化。唯一的**緩衝蛋白質就是胃黏膜及被胃酸分解後滲出黏膜表面的蛋白質（血管分泌的物質）。**

消化性潰瘍的成因就更加複雜，因為**幽門螺旋桿菌**（Helicobacter pylori）的入侵，消化性潰瘍現在被視為一種慢性細菌疾病，而且很多人也的確因使用特定的抗生素療法而獲得改善。若未經治療，可能會演變成**胃癌**。消化性潰瘍也是另一種典型的身心疾病。因此，另一種主要的**身心疾病**變成**糖份代謝症候群**的一種面向。因此營養的食物比數千小時的心理治療時間還更重要。

其它糖分代謝症候群的病狀也會出現，包括**冠狀動脈心臟**病，主要腸道的**大腸桿菌感染**，以及**膽結石**問題。

有用 V.S. 有害的食品加工技術

運用食品技術的方式有兩種。西方社會經常用食品技術讓食物更可口——讓食物變得色彩繽紛、美味、方便烹煮，可長時間保存，但多少都忽略了營養價值。或者，也可能用高超的處理技術來改善天然食物的品質。這些麻煩的食品技術已經完整傳授與記錄下來。而有些例子應用了有益的食品技術，卻鮮為人知。

利用鹼處理技巧來處理玉米，最少已有兩千年的歷史。多數人都會食用玉米，而且重度依賴玉米為主食（玉米中缺乏B_3），這是造成美國**糙皮症**大流行的主因，直到1940年代，美國政府將維生素B_3加入麵粉中，才終止這項疾病。**墨西哥玉米餅**（Tortillas）**是用鹼**（alkali）**烹煮過的玉米所製成的食物**。吃這種玉米餅的老鼠和豬隻，會比吃普通玉米的還要健康。在中美洲的玉米餅，則是用50%的石灰水溶液，將乾玉米加熱煮沸30～50分鐘。等到冷卻之後，濾掉溶液，然後將玉米徹底洗淨濾乾。磨碎之後，再製成餅皮。**這個過程顯然會增加一些必需胺基酸（amino acids）的可利用率，異亮氨酸（isoleucine）和白氨酸（leucine）的比例會增加，讓原本玉米含有的維生素B_3得以被人體利用，**在此之後將玉米餅當作主食的人就比較不會罹患糙皮病。

研究人員找出一個結論，不知道用這種方式來處理玉米的人，容易營養不良。有個針對51個社群作的詳細檢驗證明，仍把玉米當主食的只有那些用鹼處理法的社群。有7個社群大量食用玉米，栽種玉米，且運用鹼處理技巧，另外，12個不太種植玉米和食用玉米的社群都不會利用鹼。研究者作出結論，若玉米成為飲食中的大宗，勢必要應用鹼處理技巧。鹼處理在西元前100年就存在了，而在提奧提華坎（Teotihuacán）則發現已使用石灰浸泡鍋子，提奧提華坎是美索不達米亞文化（Mesoamerica）的第一個市中心。

過去幾世紀以來，使用鹼處理的人稍微注意到自己似乎比別人健康，但是他們以爲是新的玉米處理法才是主因。後來，**這項技巧會變成傳統的一部分，或被賦予宗教意義。一旦這項技巧被廣泛使用，將會演化出一種優越的族群**。使用鹼處理的族群會慢慢取代那些因忽略或是持反對意見，而沒有跟著使用鹼處理的人。

應用現代科技來改善食物的最佳例子，是源於二次世界大戰，當時麵粉開始被廣泛使用。當時的人們都相信全麥麵粉會比白麵粉富含更多營養，但由於許多因素，全麥麵粉不容易取得或使用。也許只有10%的人口食用全麥麵包。**在1941年，少量硫胺素（thiamine）（B$_1$）、核黃素（B$_2$）、還有菸鹼酸（B$_3$）加入白麵粉的決定受到同意之後，稍稍填補了白麵粉在磨坊裡流失的營養**。在1961年，諾曼‧喬立夫博士（Norman Joliffe）獲得美國烘培協會（American Bakers Association）和美國烘焙學院（American Institute of Baking）的授獎，這兩個組織都認爲，**添加營養素到主食中是營養學史上的重要事件**，因爲這不僅僅使得美國人民更強壯健康，也在預防醫學踏出新的一步。

雖然這項作法使得糙皮病的患病率降低，但這項60多年前所研發的營養增強計畫並不是最好的作法，卻引起人們對營養學發展的關注。不過，無論添加再多營養素，也比不上直接食用天然的全麥產品來的好。換言之，白麵粉不只需要添加被去除的維生素，被除去的礦物質和纖維也要再補充回來。諷刺的是，今日的情況卻不同了，官方醫學團體反對民眾食用維生素營養錠，這有可能是在美國食品藥品管理局（FDA）的幫助和建議之下，才提出這樣的建議。

過敏

守則第一條，**避免食用垃圾食物**；守則第二條，**避免食用使你生病的食物**。不管是因爲過敏還是毒物而生病，病人都會很痛苦。臨床生態學家專門偵測這類食物，然後研發相關療法。然而，不必是臨床生態學家，醫生也能分辨病人對何種食物過敏。透過病史和一連串測試，便能辨認這些食物。

醫生會詢問病人的飲食狀況及喜好，還有曾讓他們生病的食物有哪些。最容易造成問題的食物，就是我們吃最多的主食（the staples）。通常人們都很喜歡這些食物。如果有人喜歡乳酪，他有可能會因食用過量而對乳酪過敏。如果有人討厭喝牛奶，那就一定會對牛奶過敏。因為他們已經知道牛奶會造成一些不舒服的症狀，像是鼻竇阻塞（plugged sinus）、流鼻水和胃痛，而他們一樣也對乳酪過敏，不過只會感到疲累和憂鬱而已。另一種可能是他們很喜歡喝牛奶，1天可以喝上8杯，則那些過敏症狀可能是任何食物造成的。

一旦飲食習慣長久被記錄下來，就有可能分辨出使人過敏或中毒的食物。接下來的6個月，要完全杜絕這些食物。如果診斷正確，病人過敏的狀況一定會好轉，甚至痊癒。**6個月後**，病人才能偶爾吃吃這些食物，且每次最少相隔**4天**以上。然而有些過敏症狀不會消失。

如果無法從病人的病史中找到導致過敏或中毒的食物，**排除飲食法**（elimination diets）就能派上用場。排除飲食的方法有很多，病患可以從4天的供水斷食法，或是選擇性挑選食物，食用以往很少或根本沒吃過的食物。如果排除飲食法成功的話，病況便會好轉。接著，便能慢慢開始食用不同的食物。如果某種食物引起過敏反應，則和之前一樣，6個月內都不能吃這項食物。還有許多測試法，像是用食物濃縮物（food extract）所做的舌下檢驗法（sublingual test），試劑皮膚檢測（titered intradermal test），以及測試細胞毒性（cytotoxicity）的免疫球蛋白（immunoglobulin）血液測試（blood tests）。病患可以向過敏專家諮詢這些測試，特別是了解環境因子的臨床專家。

動物都能夠適應短期的營養不足，包括人類，像是飢餓，無法獲得熱量或營養素的時候。永久性的影響仰賴特定營養素，以及身體能否暫時儲存這些營養素。如果營養不良的時間拉長，就會變成**慢性缺乏症，**更明確地說，就是**依賴症**（dependency）。我們之前提到的糙皮症病患，無法只依靠少量的維生素B₃而痊癒，但是相同的量就能讓短暫生病的人康復；這項研究結果在狗的身上也相同。營養師從來不了解，或是不理會這個維生素依賴症的警訊。同樣的結果也在戰爭集中營中出現，而且情況十分糟糕。戰俘因缺少熱量、蛋白質、脂肪還有許多必須營養素而受苦。有一群接受我治療的香港退役軍人，他們一直到開始恢復正常飲食，佐以**大量菸鹼酸（B₃）補充品**，病情才康復。在亞洲集中營待上1年，會讓士兵的身體狀況至少老化4歲。從營養不足演變成依賴症的轉換時間，並沒有大家一致認同的結論。克里夫醫生估計要20年，因為他的研究指出，不良（高糖分、低營養）飲食要經過20年才會演變成糖份代謝症候群。

慢性食物過敏和營養依賴症的發展之間互有關聯。有個很明顯的例子是，研究指出即使在牛奶裡加入鋅，還是不會被人體吸收。有慢性疾病（像是憂鬱症和精神分裂症）的一些病人會對乳製品過敏，而且許多證據顯示，他們的鋅缺乏症十分嚴重。普爾費佛博士（Dr. Carl C. Pfeiffer）是第一位點出這些徵兆的人，這些徵兆還包含**指甲的白色斑點、妊娠紋**（stretch mark）、**幼童的生長痛**（growing pain）、嚴重經前症候群（PMS），還有**蒼白的皮膚**。慢性發炎（chronic inflammation）也是因為多年的飲食不良，影響腸胃正常功能，導致腸胃不能吸收必須營養素。所以，這些人一定要大量補充長久以來缺少的營養素才行。

環境因子疾病學（clinical ecology）課本裡完整敘述了因過敏引起的許多疾病，而不了解過敏的醫生則因此經常誤診。最近有一個臨床病例，能夠顯示這種營養不良的情況能有多嚴重。一位青春期的少女自幼年時期就一直為抽蓄所苦，診斷結果顯示她得了**癲癇**，但沒有一個神經科醫生能幫助她。之後，她開始出現精神病的典型症狀，所以醫生開了抗精神病的藥給她。她的體重因此飆升到250磅。有50%的卡洛里都來自乳製品。**不再食用乳製品後，體重便下降，精神病的病徵也減輕，而且抽蓄也在幾周內改善。**

許多長期追蹤的研究顯示，慢性營養不良會造成嚴重影響。舉例來說，波士頓大學醫學院（Boston University School of Medicine）行為發展及智能障礙研究中心（Center for Behavioral Development and Mental Retardation）負責人蓋勒博士（Dr. J. R. Galler）在動物和其後代進行長期營養不良的影響。（註9）她從1960年代中期，開始透過一群營養不良的老鼠的後代進行研究。**若是母體缺乏營養，幼鼠體型較小，體重較輕，還會有行為問題，較容易生病。** 八代的老鼠都用一樣的飲食法飼養，健康狀況也每下愈況。之後，便沒有繼續惡化。如果改成營養充足的飲食法，要經過**四代**繁衍才會復原。在她的研究人的健康時，發現如果孩子的飲食不佳，健康狀態會在一個世代（每20年）內開始走下坡。這表示，如果人類的飲食法一直是錯誤的，那麼健康狀態不佳的情形會超過100年。一個社會能經得起這麼長久的等待嗎？

結論

細胞分子矯正營養學的目的，在於提供人們經由進化所適應的食物；並在食物中添加現代飲食所缺乏的營養素；另外，也要提供人們高劑量的營養素，特別是病人，因為他們比一般人更加迫切需要營養素。

好的營養並不複雜。幾百年來，我們的祖先和野生動物懂得怎麼吃才健康，並未接受任何訓練。他們並沒有比較聰明；只是因為他們別無選擇。他們只吃他們適應的食物。現在的我們，選擇了一種會傷害身體的飲食法，還吃著那些像是食物，卻不再是食物的東西。

想要回復原有的飲食狀態——讓我們保持健康的飲食法——有兩個簡單的原則：

- 不要吃垃圾食物
- 不要吃會使你生病（過敏）的食物

如果不這麼做，代價就是生病。反之，則能保持健康。

（編審整理：糖是合法的毒藥：根據研究發現：人類基因是在每人一年最多消耗2公斤蜂蜜（非精緻糖）的條件下生成，到了1830年人類對精緻糖的消耗量平均每年為5公斤，直到2000年則增加到驚人的一年70公斤的精緻糖， 過多糖份（精緻糖）的攝取會影響白血球的活動力（巨噬能力）研究顯示：一罐飲料中所含有的糖分，將會在 30 分鐘內讓白血球停止活動，而且白血球在4～5 小時以內都不會恢復正常(米謝爾四週排毒聖經第41頁)。過多的糖份會讓腸道念珠菌增生，形成導致過敏的腸漏症及婦科的黴菌感染並使身體免疫力下降容易感染，是造成身體發炎的最主要原因之一，並加速癌細胞擴散。根據研究顯示：兒童的過動症（ADHD）、糖尿病、肥胖、皮膚皺紋、心血管的老化、焦慮及身體各式的慢性發炎、蛀牙都與糖分的上癮有直接的相關。低熱量的陷阱:遠離食品工業中最常添加的三種科學怪糖1.高果糖玉米糖漿(High-fructose corn syrup、簡稱HFCS)：高果糖玉米糖漿是目前添加在飲料與食品中最常見的甜味劑，由於分子較小，無須經過分解就會直接被人體吸收，因此容易形成脂肪肝並導致糖尿病與肥胖。研究顯示：食用精製糖與玉米高果糖漿會引起腸黏膜的嚴重缺損造成各式各樣的過敏症狀，高果糖玉米糖漿在製造過程中極易有汞污染，對身體十分不利。2.蔗糖素(sucralose)：其甜味為蔗糖的600倍，食用者容易導致腹瀉，使肝腎腫大，造成包括大腦及神經系統失調、偏頭痛、癌症、免疫力下降及生殖系統損害造成胎兒體重減輕。3.阿斯巴甜(Aspartame)：當阿斯巴甜中的一種成分即甲醇，當進入人體時會轉變為甲醛（formaldehyde），而甲醛是有毒的。每天飲用2罐以上健怡汽水的女性，腎功能在十年內即會下降30%，是腎小球過濾功能快速退化的元兇。副作用包括喪失記憶、破壞神經細胞、偏頭痛、生殖系統失調、神經錯亂、大腦受損、失明、關節痛、阿滋海默症、腫脹、神經系統紊亂、脫髮、對食物上癮、體重增加、嬰兒出生缺陷、纖維肌痛、紅斑狼瘡、多發性硬化症以及糖尿病等。）

第 2 章

維生素的使用

　　細胞分子矯正醫學應用在營養素上的科學原則，和應用在藥物上的科學原則相同。正統醫學的神聖原則，就是要給予病患**最適合的劑量**，要是太少，則無療效；反之，則會導致危險。正統醫學並沒有將這項科學原則應用在營養學和營養補充品上。漸漸地，大家便相信病患只需要少量的營養素，沒有理由確定需要最適合的劑量。幾年來，這個行之有年的假設已經透過許多醫生的研究報告被證實是錯誤的。研究顯示，像是**維生素和礦物質這些營養素對維持健康與疾病的治療都很關鍵**，而細胞分子矯正醫學便是這些發現理所當然的延伸。食物中不只含有碳水化合物、蛋白質和脂肪，還有這些輔助要素。如果食物中缺少某些營養素，便不能維持人體健康。

　　醫療同業不再反對在食物中添加少量必須營養素，像是將維生素加入白麵粉中，預防如**腳氣病**（beriberi）和**糙皮病**（pellagra）等缺乏症。不過加入食物的劑量很少，只是為了預防缺乏症產生而已。細胞分子矯正醫學是下一個必然的步驟——因為了解個人對營養素的需求不同，所以這些添加營養素的食物，對某些人來說是不夠的。每個人都需要不同劑量的錠劑或是藥丸，才能遠離疾病，或重獲健康。身為一位注重邏輯的科學家，我們很難相信許多機構一直都不接受這樣簡單的觀念。在我們看來，細胞分子矯正營養學只是門優質的實用醫學，使用相同標準的照護方式，就像許多醫用藥物治療一樣。

補充品能挽救不良的飲食習慣嗎？

　　補充品最好能夠如此。即使數十年來，政府投入大把資金強烈宣導，仍有70%的美國人並沒有接受每日食用5～9份蔬果的建議。（註1）當一「份」水果大約是6盎司的果汁，而一「份」蔬菜則只有半杯豆子，的確發人省思。因為最少有一半的美國人每天都吃維生素補充品，某種程度上，人們的行為已經回答了這個問題。民眾總算得到正統醫學的支持。在輕視營養補充品多年之後，美國醫學會雜誌（Journal of the American Medical Association）總算提出建議，希望每個人每天要攝取多種維生素。（註2）

最近紐約時報（New York Times）質疑葉酸（folic acid）補充品以及每日服用多種維生素（multivitamin）的行為，文章一開頭便寫著「維生素補充品不能矯正不良的飲食，多種維生素並未顯示有預防疾病的功能。」（註3）《時代雜誌》的文章則忽視了報導重點——人們吃的很糟。

雖然減少攝取脂肪，西方人還是比以前更加肥胖，而且在美國，25歲的人口中，就有**80%**過重。根據1999～2000年的美國全國健康營養考核（National Health and Nutrition Examination）顯示，幾乎有**三分之二**的美國人（超過一億兩千萬人）都過重，或是肥胖（註4）。蛋白質和糖類的攝取量高到驚人，而蔬果攝取量卻低得誇張。因為維生素補充品不能幫助減重，想減重的人會遇到攝取適量營養的問題。約有五千萬名美國人承認他們隨時都在減肥。事實上所有受歡迎的減重計畫，都會造成營養不良。對很多人而言，少吃也代表減少攝取食物中的維生素。尤其是那些在節食的人，補充品特別重要。

營養師將自己視為英雄，並設定了一個可能永遠不能達成的目標，就是讓每個人每一天都有正確的飲食。即使目標達成了，但是好的飲食法中供給的維生素，仍然不能足以維持健康。舉例來說，數百萬的婦女擔心**口服避孕藥會降低血液中維生素B群的濃度**，特別是維生素B_6，還有**葉酸和維生素C**。（註5）

　　而且，**政府的維生素建議攝取量（RDA）都太低**，就像一個非常容易通過的考試，這種非常低的標準，會讓你覺得根本不可能達不到。其中，飲食建議攝取量（Dietary Reference Intake）（DRI）中，維生素E攝取量為15個國際單位（international units）（IU），但事實上，很多人都認為每天至少要攝取一百個國際單位（處理疾病時甚至達到400IU或更多）的維生素E才足以預防心血管及其他相關疾病。不過，即使是完美經過調配的飲食法，也無法提供人體一天一百個國際單位的維生素E。為了證明這一點，我（安德魯‧索爾）給我的營養學學生一項挑戰，就是調配出幾天份的均衡餐點，還要能供給人體每日100個國際單位的維生素E。食物的組合和份量都可自由調配。唯一的限制就是他們所規劃的餐點，要讓人們願意嘗試。但憑這一點，若不用上一磅的完整穀物和一杯植物油，學生們是無法達成目標的。一般大眾就更不用說了。大多數的人從一日飲食中攝取的維生素E，還達不到30個國際單位。（註6）

　　補充品的定義，就是要填補飲食不當所產生的營養不足之處，驚人的事**不過即使是飲食習慣良好，嚴重營養不足的問題仍然存在**。如果攝取足夠的維生素E，就能挽回百萬條人命。研究人員發現，食用維生素E補充品的人，罹患心血管疾病的機率，會減少將近**40%**。參與這項研究的人數中，男性佔了四萬人，女性則佔了八萬七千人。攝取越多維生素E，而且持續實用的時間越長，那麼罹患心血管疾病的人就越少。（註7）即使只攝取適量的的維生素C也能預防疾病，挽救生命。健康的人只要每天攝取500毫克，**罹患心臟病而致死的機率**就低了**42%**，而罹患其他疾病致死的機率，則低了**35%**。（註8）

　　由於三分之二的人口食用的蔬果量都不夠，要填補營養不足的最佳方法，就是維生素補充品。從古埃及人時代到現在，醫生就一直告誡並反對不良的飲食法。少數越變越好，多數越變越差。雖然營養師以一種近似教條式的方式強調，食物選擇做為我們的維生素來源，但是普通人

53

因為飢餓而吃，因為吃讓他們感到舒服，也因為吃而感到歡愉。沒人喜歡「食物警察」。告訴人們該怎麼做很難會獲得全面的成功，尤其是吃東西這種非常主觀的事，想成功需要靠點運氣。

　　無論是用教育、懇求或勸說等方式來告訴大眾要「飲食均衡」，並根據食品類別圖表來安排飲食，肥胖依舊普遍，癌症也不少見。心血管疾病仍是男性和女性的頭號殺手。完全無法推卸的結論是，我們的飲食正扼殺著我們。不論飲食習慣好壞，補充品都能改善健康。

　　人類歷史已數千年之久，營養不良的問題，直至今日還存留著。只有從上個世紀開始，營養補充品才出現，而持續使用顯示大眾健康狀況的突破，就像提供乾淨飲水和汙水管一樣，且許多人期待補充品能拯救更多生命。

研究顯示經常使用維生素的人較一般人健康

　　最新研究指出，如果不吃營養補充品對健康有害，然而每日攝取一顆綜合維生素並不恰當。透過調查數百人之後，發現如果攝取較多類別的營養補充品，則會越健康。作者指出「大量維生素補充品使得血漿（serum）中的**同半胱胺酸**（homocysteine）、**C-反應蛋白**（C-reactive protein）、高密度脂蛋白膽固醇（HDL）以及**三酸甘油脂**的濃度較佳，進而降低**高血壓和糖尿病**的風險。」補充品使得血液中的營養素增多，使得與心血管健康相關的**生物標記（biomarkers）**達到最適當的狀態。（註9）特別重要的是，服用補充品的人每天吃很多種，不只是綜合維生素而已。超過一半的補充品使用者除了服用了綜合維生素／礦物質，還服用額外的維生素B群、維生素C或E，β胡蘿蔔素（carotenoids）、添加維生素D的鈣、omega-3脂肪酸（omega-3 fatty acids）、類黃酮（flavonoids）、卵磷脂（lecithin）、苜蓿（alfalfa）、含白藜蘆醇（resveratrol）的輔酶Q10（coenzyme Q10）還有葡萄糖胺（glucosamine）。研究中的女性還會攝取γ-次亞麻油酸（gamma-linolenic acid）和益生菌（probiotic）補充品，男性則會攝取鋅、大蒜、鋸棕櫚（saw palmetto）和大豆蛋白（soy protein）。

何謂維生素？

　　食物型補充品就是那些食物的必要部分，體積小，不含熱量，含有必須酵素或是輔酵素。這類補充品需要的量相對較小，因為酵素能轉換大量的基礎物質，也很少會浪費掉。

　　植物和動物對食物型補充品的需求不同，但所有生物細胞組織都需要相同的基礎營養素。這就是為什麼動物能靠其他植物和動物活下去的原因。植物綜合每種有機分子，而最後的產物就是酵素。植物只需要水、二氧化碳、氧氣、必需礦物質、光線還有穩定的環境，來製造每種天然複合元素，除了維生素B_{12}，因為**維生素B_{12}需要細菌才能製造**。動物就不能製造相同的營養素了——所以牠們必須仰賴有機食物。

　　主要演化過程產生變化的第一步，就是細胞開始吞噬其他細胞。肉食細胞變成了單細胞動物，也就是我們的祖先。其他的細胞則維持原狀，成為現在的植物祖先。這讓肉食細胞佔有優勢，因為他們能夠馬上找到食物，不用自己製造。這省下很多能量，還有利於合成組織。植物細胞必須自行製造營養素，便沒有多餘能量移動。肉食細胞將省下的能量用來移動。如果沒有這樣的分別，動物便不可能存活。植物需要維生素，但是它們只製造需要的分量，而動植物都需要**礦物質**補充品。

　　在自然的狀況下，維生素和礦物質是由其他食物組合成的**複合三維體**（three-dimensional form）。像是**單純的維生素B_3在大自然裡不存在**，而是以**核苷酸**（nucleotides）的型態出現。這也許是維生素釋放的速度慢，和人們攝取量有時不夠的原因有關。在食物裡添加維生素並不等同於天然食物中的維生素；**在腸道中，天然食物中的維生素和礦物質釋放速度慢，而食物中添加的維生素和礦物質則能快速釋放**。因此，人體吸收添加在麵粉裡的菸鹼酸（B_3）之速度較快，而小麥粉中的澱粉分解成的糖，人體則吸收較慢。雖然這對人體無害，但是大家一定要了解。

維生素和礦物質都是人工添加物，所以要謹慎使用。兩者都對身體有益，和糖份不同，但通常會被過度攝取。食用好的天然（未加工）食物就是健康計畫的基礎。「補充品」（supplement）的意思就如它字義所示。

維生素的種類

維生素是有機分子，非常多的化學作用都需要用到它們，這些化學作用發生在身體的每個組織，包含腦部運作。舉例來說，目前已發現，腦細胞接受器（receptors）和**維生素C**以及**菸鹼酸**（B_3）有直接關係。根據定義，那些人體無法製造的維生素，所需量低，而且在體內扮演催化劑的功能。少數維生素不在此定義之內，但因為長久以來已被認為是維生素中的一員，因此很難再被重新定義為其他非維生素的營養素。

根據某些研究人員指出，**抗壞血酸（維生素C）的所需攝取量較大，並不符合維生素的定義，不應該被定義為維生素，而應與蛋白質與醣類脂肪一樣被定義為「巨量」營養素。**（註10）菸鹼酸可以在體內形成；透過核苷酸循環（nucleotide cycle），大約**60毫克**的**色氨酸**就能產生1毫克的維生素B_3（編審註：維生素B_3被本書作者賀弗醫師大力倡導，其原因也在於B_3被人體製造的必要性，因為效益不佳（合成率60：1）造成體內色胺酸被大量耗損，由於色胺酸為血清素唯一的重要合成前趨物質與大腦運作注意力、記憶力、睡眠品質（退黑激素的合成前趨物）、情緒度息息相關，因此身為精神科醫師的賀弗**大力倡導額外補充B_3，以避眠血清素缺乏症（失眠、憂鬱症）產生）。因此，嚴格來說，維生素B_3不是維生素的一種。皮膚照射到紫外線（UVB非UVA）便會產生維生素D_3，所以也不算是維生素，比較像是一種賀爾蒙。也許應該放棄維生素這個概念，然後根據每種維生素命名、或是將維生素視為搭配元素，或是食物型補充品。

維生素這個概念已經深植人心，但是這樣的概念對現在的細胞分子矯正營養學以及醫學不利。

礦物質可分為兩大類：重金屬（具毒性，如汞）還有必需微量礦物質（如硒（selenium）或鋅）**人體內完全無法自行產生礦物質**——需從飲水和食物中攝取礦物質。

> 「維生素補充品很安全。
> 我從未見過因食用維生素補充品而產生的嚴重疾病，只有缺乏才會。
> 自1969年起，我自己就服用了超過**2公噸**的抗壞血酸維生素C。
> 我也根據病人的腸道忍受度最高劑量（瀕臨腸瀉），利用抗壞血病維生素C治療過兩萬個病人，從沒發生過問題，而且十分有益於他們的健康。」
>
> ——羅柏·凱瑟卡博士（ROBERT F. CATHCART, M.D.）

天然物與合成物

服用維生素的人一直都會因天然維生素比合成（synthetic）維生素更能幫助健康的說法而感到困惑。所以了解兩者的不同便很重要。全部的維生素都是**有機分子**組成，不論是植物萃取還是人工製成，它們在各方面都一模一樣。唯一的差異是由植物萃取和仍存在於植物內的維生素並沒有人工維生素中所含的微量添加劑（trace additives）。但是，如果植物性維生素經過萃取純化後，製成結晶粉末（crystalline powder）或是錠片，也會因**製造過程而添加了微量化學物質**。和合成維生素相異之處，在於兩者所含有的微量添加劑不同。唯一不含添加劑的維生素，就在食物裡，但對於那些需要高劑量維生素的人來說，這是不合理（不切實際）的建議。

食物萃取或風乾後，仍富含特定維生素，也會包含礦物質、其他維生素和維生素代謝作用相關的酵素，不過**含量很少**。像是西印度櫻桃（acerola）或玫瑰果（rose hips）製成乾燥粉狀之後含有少量維生素C，還含有幫助製造及代謝維生素C的酵素、礦物質，以及其他維生素。**但是需要大量維生素C的人，就得食用大量粉末**（編審註：維生素C的主要來源是由玉米澱粉製造而來，將玉米澱粉葡萄糖$C_6H_{12}O_6$中拿掉4個氫原子，即$C_6H_8O_6$這便是抗壞血酸，因此維生素C無法被「合成」而是「去蕪存菁」而來，不同於葡萄糖，維生素C不帶任何熱量）。

還有更多的疑問是關於現在的營養標示法規。某樣產品根本不含任何合成或是萃取維生素，但是營養標示上卻列出一長串的維生素。像酵母片所含的多種維生素，含量其實很低。這不是維生素錠片，但的確是錠片狀的食物。玫瑰果粉末所含的維生素C相對較低，需要大量粉末才能達到100毫克的維生素C，或是配合更強的維生素藥片，所以大多數都是合成的維生素C，僅含少量的天然維生素C。最好也不要使用「天然」這種概括性的字彙。營養標示只要標示每種營養素的來源和含量即可。

維生素補充品之詳述

維生素是一種有機分子，通常會出現在**活體組織**裡，數量很少。維生素對體內**新陳代謝**反應十分重要，有著**催化劑**（catalysts）或酵素的輔助催化劑之功能。這種催化劑可以反覆使用。**維生素不提供熱量**，不像碳水化合物和脂肪，也**不具有建構組織的功用**。

根據定義，維生素不能在體內形成，不過這個定義是在我們詳細了解維生素以前所制定的。根據這項定義，有些維生素就不能算是維生素了：維生素D_3是透過紫外線照射皮膚產生；維生素C是只有人類和少數其他物種需要的維生素，而**許多動物體內能自行製造大量維生素C**；維生素B_3（菸鹼酸和菸鹼醯胺）則是透過體內的**色胺酸**所製成。不過這三種維生素長久以來已分類爲維生素了，所以很難被定義爲其他東西。

營養學家一直都想了解身體所需最適當的維生素攝取量。當維生素首次被發現時，大家都以爲只要攝取少量維生素，就可以預防末期疾病或缺乏症。發現和定義維生素的方式，是藉由檢測各種食物發生在動物、植物或細菌的影響，而那些動植物都被餵食缺少那種維生素的飲食。爲了測量硫胺素（維生素B_1），研究人員餵食那些尚未患腳氣病的鴿子吃爲其特別準備之缺少硫胺素的萃取食物。只要少量的硫胺素就可以預防並治癒**腳氣病**；這對其它缺乏症也有效，像是壞血病和糙皮病。科學家假設，如果沒有缺乏症，就不需要多餘的維生素。若是病人沒有罹患糙皮病，就不需要增加維生素B_3的攝取。不久之後，營養學家發現病人的缺乏症症狀不夠嚴重，所以不會被診斷爲已成型的疾病。病人被診斷爲亞臨床型（subclinical）糙皮症——他們尚未像許多糙皮病患者一樣，進入瀕死狀態，但是身體狀況不佳，而增加維生素劑量後，就會回復正常。

官方每日營養素建議攝取量（recommended dietary allowances）（簡稱RDA或DRI）顯示所推薦的維生素攝取量非常低，但是所需攝取量也會因年齡、生理狀態和壓力大小而改變。然而，官方所建議的每日最大營養素攝取量，比足以預防典型缺乏症的攝取量稍微高了一點，但不足以維持生活品質。每日營養素建議攝取量表也指出每種食物所含的維生素劑量。但這其中並不包括大部分的人用維生素來補充他們的飲食。建議攝取量的支持者相信，平衡而多元的飲食，能提供大多數人足夠的營養。就算這是眞的，他們還是忽略了現在已經感到不適，以及在某個時期患病的人。對於這些病人來說，並沒有所謂的「建議」維生素攝取量。

許多病人因爲服用了**高劑量**的維生素而康復，劑量卻遠比官方建議攝取量高**100～1,000**倍。少數病人每天需要攝取一毫克的維生素B_{12}，是每日建議劑量的1,000倍。若想降低膽固醇和三酸甘油脂，每天要攝取3,000毫克（**3**克）的菸鹼酸，這比起預防糙皮病的所需劑量高出數百倍。一些精神分裂症病患每天則需要**30克**（30,000毫克）的劑量。「大劑量維生素療法」（megavitamin therapy）這個詞用來形容維生素的大劑量使用，可以視爲「細胞分子矯正」的同義詞。

使用高劑量的醫師認爲，各人對於維生素的需求量都不同，且變化幅度之大，遠超過於數十年前受質疑的程度。現在我們知道，維持最佳健康狀態的維生素攝取量最少就是完整食物中所含的維生素含量，最多則會比食物含量還高出**1,000**倍。所以，對一位細胞分子矯正醫師來說，主要問題就是決定最適當劑量爲何。

缺乏症與依賴症

依賴症是生活中普遍存在的事實。人體依賴食物、水、睡眠和氧氣維持生命。此外，體內的化學作用絕對需要維生素才能進行。若是沒有攝取足夠的維生素，則會生病；事實上，長期缺少任何一種維生素都足以致命。所以，這樣的情形被稱爲依賴症，是個大眾普遍都能接受的字眼。若是**長期患**有營養缺乏症，病患則需要**大量攝取**所缺的營養素，這是平日飲食或低劑量補充品無法達到的超高劑量。

罹患缺乏症的病人，是因爲他們只需要一般的維生素攝取量，而飲食中卻缺乏某種維生素的食物。通常他們的飲食中，總會缺乏數種維生素和礦物質。因爲飲食中缺少這些營養素，就會造成相關的缺乏症。如果透過完整的飲食法，也無法提供某些病人的超高維生素需求量，我們也發現一模一樣的相關性缺乏症，但是**病因出在病人身上，而非飲食，所以稱爲依賴症**。

依賴症也是一種相關性的營養素缺乏。不論是缺乏症還是依賴症，最終結果都一樣，只是原理不同。依賴症有可能是**先天**，也可能是**後天**。遺傳（Genetic factors）也是致病原因之一，因為除了染色體（chromosomal）的需求無法在人類體內化學環境達到滿足之外，病理學上也無法確切說明病因。遺傳因素決定了最適合的維生素攝取量。維生素必須運送至細胞，這過程需要將維生素傳送過數層隔膜的細胞膜，再經過特定組織，以及需要正確的傳送機制，維生素則是機制中的一部分。如果人體吸收維生素的機制很有效率，最合適的維生素劑量會比那些吸收效率低的人還少。**罹患惡性貧血**（pernicious anemia）的人是因為他們不能有效率地吸收**維生素B_{12}**。所以要跳過消化過程，直接將維生素B_{12}注射到身體裡。

若是長期缺乏那種維生素，後天依賴症也會因嚴重營養不足加上壓力而形成。有些人甚至因為手術前後承受數星期的壓力，加上嚴重營養不良而罹患依賴症。現代醫院幾乎都不重視特殊營養對病患的重要性。在醫院裡，我（亞伯罕・賀弗）曾見過許多老年人因為在醫院被忽視特殊營養這樣的需求，而記錄下來他們的疲倦，緊張和憂鬱。他們經常多日不進食，只依賴靜脈注射。當一個病人兩個禮拜沒被餵食，好不容易能吃食物時，送上的食物卻是垃圾食物——染色的果凍和汽水。這些病人在開始復原之前，需要多種高劑量維生素。

要證明後天依賴症最明顯的證據，是從第二次世界大戰的「實驗」得來，當時有許多被日本囚禁多年的聯軍戰俘。像是加拿大士兵嚴重缺乏蛋白質、脂肪、熱量、維生素和礦物質。由於熱量和營養素嚴重缺乏所引起一堆嚴重的疾病，加上沉重的心理壓力，導致**加速老化**的臨床症狀。這些士兵都有**維生素B_3**依賴症，而在攝取高劑量的菸鹼酸之後，便康復了，若是持續服用高劑量菸鹼酸，他們就能維持健康。他們也可能罹患多重營養依賴症，但因為這些退伍軍人幾乎都攝取菸鹼酸，所以健康狀況大有改善，所以使人以為他們主要缺乏維生素B_3。**1**年的囚禁時間，就讓他們形同**老化5歲**。若是一位現年**60歲**的退伍軍人被囚禁了**4**年，那麼他的生理和心理狀態，都會像是個**80歲**不曾被囚禁過的老人。

65年前，營養學家觀察了幾位患有慢性糙皮病的患者，發現他們在攝取少量菸鹼酸之後並未康復。令他們訝異的是，這些病人每天需要的攝取量是**1,000毫克**，如果**少於這個劑量，就無法擺脫糙皮病**。醫生們無法解釋理論和現實的差距，但是現在我們知道，慢性糙皮病會導致維生素B$_3$依賴症。透過狗所做的實驗也符合此結果。若是患有**黑舌病**（black tongue）（犬類糙皮病）的狗在發現患病時，開始每天攝取少量的B$_3$，便能痊癒。如果這隻狗的生命，有三分之一的時間都患有黑舌病，就需要更多的劑量，才能康復。因此，由維生素B$_3$的例子看來，我們確信其他維生素依賴症的發病原因，也是因為長期缺乏某種維生素。

此外，預防依賴症的營養素劑量，要比一般主要疾病來得高。我們對維生素依賴症的觀念，原本只是著重在簡單的飲食調整，而現在，我們了解這與生物內部需求有關。（註11）缺乏症與依賴症的不同在於營養素的劑量。每位曾接受高劑量營養療法而康復的病患，都會支持維生素依賴症的概念。一樣地，來自不適當和貿然終止高劑量營養素的症狀同樣為維生素依賴症做很好的證明。不攝取低劑量的維生素C會導致壞血病，而**忽然中止攝取高劑量營養素也會產生一系列的問題。這稱為「反彈性壞血病」（rebound scurvy），包括典型的壞血病症狀，以及其他因高劑量療法改善的症狀也被預期再度復發。**

簡單來說，身體缺乏應該要攝取的營養素──就是依賴症。在小學，我們就學到酒精和依賴不良藥物對人體的嚴重影響。同時，即使是醫學期刊，也極少提及忽略必須營養素所造成的依賴症所帶來的後果。由基因遺傳、飲食習慣、服用藥物或疾病所造成的維生素依賴症是醫學界最想了解的部分。精神分裂症患者依賴大量菸鹼酸的說法，在精神病學領域裡仍不被接受。這在意料之中。醫學界花了數十年才接受生物素

（biotin）和維生素E是健康的關鍵。單純的微量營養素缺乏因果症是種長久以來受到飲食專家擁護的學說，它總是不足以解釋那些接踵而來使用高劑量維生素治療沒有被傳統認同之疾病的醫師報告。一種營養素能治癒許多不同的疾病是因為缺乏這種營養素才會導致許多不同的病症，這或許就是細胞分子矯正療法的準則。

如果缺乏症單純是因為攝取量不夠，那麼依賴症就是提高需求。就像是海綿把牛奶吸乾了一樣，生病的人通常要攝取更多的維生素。病人需要用來治癒疾病的營養補充品劑量，就代表其缺乏症的嚴重程度。所以我們面對的並非高劑量維生素，而是嚴重營養缺乏症。細胞分子矯正醫師了解，**對於治療性的營養素，病人需要的不是自以為足夠的營養素攝取量——而是能改善病況的攝取量**。就像砌一道牆的首要條件，就是足夠的磚塊。病人對於各種維生素所需的量極高，我們可以選擇符合其需求，或是承受不必要的病痛。除非一般醫生能夠全然接受細胞分子矯正療法，「醫學」也可以算是一種**「用來研究營養不良的人體，在攝取有毒化學物之後的結果的一種實驗」**。

亞臨床型維生素缺乏症之症狀

典型的維生素缺乏症在科技發達的國家較少見，但是壞血病和糙皮症等疾病來襲時，情況都十分嚴重，因此，在醫學院裡，生物化學教授依然會視為主要議題。因為這些疾病太罕見了，所以醫生不容易辨認。缺乏症起因於單一性、食物變化極少的飲食習慣，像是以**玉米**為主食或**長期飢餓**，便會引起**糙皮病**。單一種缺乏症，也許會很明顯，不過仍有其他潛在的缺乏症存在。如果是單純的缺乏症，只會在接受實驗的人體或動物身上發現，或是維生素依賴症患者。因此，飲食習慣良好的維生素B_3依賴症患者攝取各種營養素的量都很足夠，除了維生素B_3，因為他

營養程度（NUTRIENT LEVELS）測試

　　透過實驗室數據來決定所需的維生素和攝取量，對病患來說幫助不大。主要的原因是通常等到病人的缺乏症都已經非常嚴重了，才能被偵測出。像是糙皮病這種致命的疾病，**開始發病時，**血液中的**維生素B$_3$是正常的，**而且在**尿液中也檢測得到。紅血球中的核苷酸也很正常。**不過，單核苷酸（mononucleotides）的比例會逐漸提高，從2%～3%，提升到12%。雙核苷酸（dinucleotide）菸鹼胺腺呤雙核苷酸（nicotinamide adenine dinucleotide）（NAD）能主動抑制糙皮病的發病因子，而單核苷酸則沒有維生素的功能。**臨床實驗並沒有測量單核苷酸和雙核苷酸的比率。**如果等到病人的病徵已經確定，再開始進行維生素治療就太遲了。

　　維生素測量法缺乏效率的第二個原因是，這種測量只能作為體內組織和細胞的粗略指標。我們只能猜測在腦部中所含維生素C，眼部的水樣液（the humors）、或血液中腎上素皮脂（the adrenal cortex）的多寡、還有尿液裡的維生素C含量，來猜測維生素C的多寡。**光是知道血液中的維生素含量，不足以決定每天要攝取多少維生素。**所以，要確定缺乏症的證據很少，即使體內維生素含量正常，也不代表不需要使用補充品。許多人的血液標準值已經很正常了，但是仍感到身體不適，在使用補充品之後，才回到該有的「正常」標準值。

　　另一種方法是測量對維生素的需求反應──如果有維生素不足的情況發生，這種反應會變成為反常。然而，這些反應測試不見得夠準確。通常缺乏症要到非常嚴重的時候，不正常反應才比較明顯。現在有許多專業的實驗室，發展了新型態的實驗過程（測試），讓偏好使用營養療法的醫生能夠更準確得知病人所需的營養素。這些測試能夠幫助醫生說服病人使用營養療法。

　　在找到能做出和健康狀況相符的檢測方法來解決問題之前，我們應該根據臨床診斷，並對維生素所需攝取量提高警覺，為病人找到最適合的維生素劑量。幸運的是，**維生素對人體無害，所以就算劑量不正確也無大礙。**不過條件是要慢慢的增加劑量，直到病情無法更進一步獲得改善為止。一旦病情改善之後，病人可藉由逐漸減少劑量來得知最好持續服用的劑量。

如果病人能維持健康，就持續服用最新的劑量；如果症狀再度出現，就提高劑量。我們必須了解每種維生素都有其**獨特性**（個人化），只要找到**適合的劑量，就能改善病情。**

們需要量太大。有些病情嚴重的精神分裂患者也可能患有這種單純的缺乏症（或依賴症），不過由於心理層面的改變太明顯，糙皮症造成的顯著生理變化消失了。

少量維生素缺乏症是健康狀態和缺乏症之間的緩衝帶。因為症狀不明顯，所以要判定是否患病不太容易。**維生素缺乏症發病速度慢**。第一階段，體內儲存的維生素和礦物質會漸漸用盡。第二階段為**生物化學**階段，剩下的微量營養素被消耗掉才會發生。依靠足夠維生素進行工作的酵素變得沒有效率，不過人的成長和外表看起來還是很正常。第三階段為**心理階段**——**酵素活動已經完全損壞，足以改變患者的個性和行為**。這些變化並沒有特定症狀，其中包括厭食（anorexia）、憂鬱、易怒（irritability）、焦慮、失眠（insomnia）而且有倦怠感（somnolence）。最後一個階段就是標準的缺乏症，瀕臨死亡的階段；臨床及結構（anatomical）的改變就很明顯了。前三個階段都很模糊——僅僅是少量維生素缺乏症，或是亞臨床型症狀，而少量維生素缺乏症是70年前的醫學名稱。

缺乏特定一種營養素會引發多種疾病。許多疾病，像是肌萎縮性脊髓側索硬化症（amyotrophic lateral sclerosis）俗稱漸凍人（簡稱ALS）、脊髓性肌肉萎縮症（progressive muscular atrophy）、進行性延髓麻痺症（progressive bulbar palsy）和原發性側索硬化症（primary lateral sclerosis）都是不同的疾病，不過上述疾病和許多肌肉神經元（neuromuscular）疾病都有一個共通點：均是未確認也沒有接受治療的長期維生素依賴症。因此，上述疾病都有可能因為一種細胞分子矯正治療法而痊癒，50幾年前，科蘭納醫生（Dr. Frederick R. Klenner）利用這種療法，來治療**多發性硬化症**（multiple sclerosis）和**重肌無力症**（myasthenia gravis）。（註12）

亞臨床型維生素缺乏症有許多不同的症狀和跡象，讓人以為病患罹患的是許多各式各樣不相干的內科及精神疾病，像是因感染（infections）或免疫系統不全（immune deficiencies）所導致的疾病。所以醫生在診斷時，會將維生素缺乏症誤認為其他疾病。當治療無效時，便將病人轉往精神科。許多醫生都不會將**症狀**與**營養**問題聯想在一起。適當地檢驗病人的飲食習慣，便能提供醫生診斷的關鍵線索。如果病人因自己選擇或他人推薦的維生素而痊癒，他們會認為是信仰帶來健康、安慰劑（placebo）發揮作用，或病況因不明原因自然減輕等等。

營養療法會引起另一個重要的效應，就是**能瞬間強化「安慰劑效應」**。營養不良會影響身體所有細胞及器官。如果細胞運作不正常，全身一定會感到不適。全身性或一般症狀包括疲倦、怠惰（inertia）、緊張、全身疼痛和肌肉不適（muscle irritability）。除此之外，不正常運作的器官會在這個器官上增加更多獨特的症狀和跡象。在思考病人為何不適的同時，醫生應該要想起還未被完全確認的疾病，（像是**甲狀腺機能亢進**（hyperthyroidism））、**感染、疲倦感、焦慮**和**憂鬱**等都應該建議**尋求營養素的解決方案**。特別是病人在經歷嚴重和長期的壓力後，主訴症狀就會形成。這些壓力常發生在經歷手術前後或正要進行手術的病人，如果又長期住院的話，更常發生在腸道不適、體重快速下降、慢性感染、癌症和其他使人快速衰弱的疾病。

需要多少維生素？

　　每個人所需的維生素多寡差距很大，即使是同一個人，每個年齡層要攝取的量也不同，所以，到底我們要如何得知最適合自己的維生素攝取量呢？最有效的方法就是**透過試驗和錯誤中學習**，因為沒有實驗結果可以幫我們決定方式。但是，光靠測試體液中的維生素含量，就能得知病人是否已罹患缺乏症，還是即將發病嗎？如果尿液中不含維生素B_3、抗壞血酸維生素C或硫胺素（B_1），身體所含的劑量一定也很低。但是，醫生不該等到缺乏症發病了才開始治療，**因為典型維生素缺乏症的致死率極高**。相同的生物化學測試應該用在有亞臨床型缺乏症症狀的患者身上才有價值，而非那些尚未因缺乏症而感到不適的人身上。

　　病人和醫生應該一起決定最適合的劑量多寡。我們所定義的「最適合劑量」（optimum dose），**就是能夠使病人回復健康，不再感到任何不適，或是有任何危險副作用發生的劑量**。此定義也包含確認最合適劑量的決定性因素：患者應該先嘗試以往已試驗出治癒該疾病的最低劑量。使用之後，如果沒有極低或任何副作用產生，患者便持續攝取相同的劑量，並觀察有無充分的療效。如果病人和醫生對治療結果都很滿意，就不需要增加劑量。如果病情進步不大，那麼就以週或月來慢慢增加劑量，直到病情明顯改善或副作用產生時便停止增加。

　　攝取高劑量的維生素B_3最普遍的副作用，就是會感到**反胃**。菸鹼酸的劑量可以不斷提高，但若是病人感到反胃，就應該減少劑量，否則病人會嘔吐。反胃感和嘔吐可能會危及健康，造成脫水（dehydration），電解質（electrolytes）流失。不會引起反胃的最適合劑量大約是**1,000～2,000毫克**左右。

　　其他的高劑量維生素會引起不同的副作用。像是維生素C就會引起**胃脹氣**（flatulence）、**放屁**和**腹瀉**（diarrhea）。最適合劑量應該不會造成腹瀉，並確保療效。通常健康的人體只需要少量的維生素，所以引起腹瀉的劑量也比維生素缺乏症患者低。正常人一天只需要少量的維生素C，但是總有特殊情況，像是被沙蠅（sand flies）螫傷時，**亞伯罕·賀弗**博士每天就攝取的**30克**的維生素C，而沒有腹瀉。**安德魯·索爾**博士因爲重感冒，一天內就服用了**85克**的維生素C。比起市面上的**通便劑**，維生素C幫助排便的作用更爲安全，因爲它不會影響腸道吸收功能。

如果病人攝取最適合劑量而康復之後，相同劑量的維生素C對已康復的病人來說，就顯得太多；維持健康的劑量會比治療的劑量低很多。即使沒有副作用，病人還是要決定應該攝取多少劑量。維持健康的最適合劑量通常較少，這也是一般人保持健康的劑量。所以，劑量仍需要經過測試才會知道。劑量減少的速度很慢，先嘗試數個月較少的量之後，再往下調整。如果症狀再度出現，那就要立刻提高劑量。有些維持健康的維生素劑量是是固定的，不應該再減少。通常這些維生素攝取較低的劑量時，並不能有效的維持健康，這一點會在討論各別維生素的章節中討論。

細胞分子矯正醫師已經知道**不用太在乎政府所提出的每日營養素建議攝取量**。最少量的每日營養素建議攝取量（RDA）和飲食建議攝取量（DRI）標準，都會註明這些建議攝取量是適用於「在美國的**健康民眾**」。這種註記立即排除了每個去看醫生的人，除了那些少數每年健檢的人。賽克勒醫師（Arthur M. Sackler）指出許多感到不適的人，卻沒有尋求醫生的協助。光是**酒精中毒**（酗酒）、**過敏**、**關節炎**、**糖尿病**和**高血壓**這五種疾病，就困擾著三分之一的美國人。而對一般人而言的建議值，對病人來說毫無意義，因爲每個人的病況不同。只有少數醫生會參考大眾平均攝取量。賽克勒醫師作出了結論：「一般人認爲，每日營養素建議攝取量適用於所有人的攝取標準，是一個誤導人的想法。與其說是標準劑量，不如說是種謬論。」（註13）而最新公佈的飲食建議攝取量標準，劑量還更低。

醫生、學者和研究人員都認爲這些建議攝取標準應該要立即提高才行，獨立維生素安全審查小組（The Independent Vitamin Safety Review Panel）（IVSRP）指出，政府提供的營養建議攝取量「並未根據最近的營養研究做出修正⋯⋯攝取不足再加上標準過低，導致大規模營養不良、慢性疾病，還有因營養不足而過重的問題。」獨立維生素安全審查小組該小組提出大量醫學報告和臨床研究，呼籲應該每日提高劑量的營養素有**維生素B群**、**C**、**D**和**E**，還有**礦物質硒**、**鋅**、**鎂**和**鉻**。並指出「我們社會中許多重大疾病，主要都是因爲臨床和亞臨床型營養缺乏症所造成的。像是癌症、心血管疾病、心理疾病和其他相關疾病，都是因爲營養攝取不足而惡化。好消息是，如果攝取高劑量的營養，就能預防這些疾病。」最新公佈的成人每日營養攝取量如下所列：

硫胺素（維生素B_1）	25毫克
核黃素（維生素B_2）	25毫克
菸鹼酸（維生素B_3）	300毫克
比哆醇（Pyridoxine）（維生素B_6）	25毫克
葉酸（維生素B_9）	2000微克（mcg）
鈷胺素（Cobalamin）（維生素B_{12}）	500微克
維生素C	2,000毫克
維生素D_3	1,500個國際單位（IU）
維生素E（天然綜合生育醇）	200個國際單位（IU）
鋅	25毫克
鎂	500毫克
硒	200微克
鉻	200微克

　　獨立維生素安全審查小組最後以下列聲明作總結：「長久以來，人們相信只要有「**均衡飲食**」就能攝取到所有的營養素。事實並非如此。要**補充適當劑量的維生素和礦物質，食用未經加工的完整食物**（粗食），**再配合正確使用營養補充品**不僅只是正確的觀念，而是維持健康的基本要件。」（註14）

> 「自1978年以來，我已經測量過超過上萬位病患的維生素血清濃度，並已經用遠高於每日營養素建議攝取量的劑量調整血清濃度太低的狀況。維生素補充品對人體無害，若是要調整維生素濃度或是改善健康，使用這些補充品是必要的。對我來說，維生素補充品可幫助**瀕死**、**憂鬱症**、**自殺傾向**、**癡呆**、**精神病**和**心力衰竭**等病患免除病痛。」
>
> ── 克里斯·瑞丁醫師（CHRIS M. READING, M.D.）

高劑量維生素的反對聲浪

　　使用高劑量維生素C（抗壞血酸）能在**1小時**內抑制感官、**1天**內抑制流行性感冒（influenza）及**2天**內治好病毒性肺炎（viral pneumonia）。高劑量維生素C是一種高度有效的抗組織胺、抗病毒及抗毒素劑。高劑量維生素C也能**改善發炎**，並且有**退燒**作用。也許你的醫生不相信這一點，但這和信與不信無關，這與經驗有關。

　　有很多人因此納悶，既然維生素C療法這麼有效，為何醫生不敢開心胸使用維生素C療法呢？理由就是：許多聲稱「測試」維生素療效的實驗，主要目的都是要反對使用維生素。社會大眾和他們的醫生都根據這些研究試驗，來判定營養素療法的功效。只要這些研究使用劑量不夠的維生素，導致劑量太低而療效不佳，維生素的功效就「不受到證實」了。

　　維生素C療法的測試和利用無法普遍，其可能的主要阻礙是人們普遍認為使用高劑量維生素一定會帶來未知的危險。然而，在1940年代，科蘭納醫生提出了**高劑量抗壞血酸鈉**（megascorbate）療法，直至今日，所有病患使用此療法的紀錄，都顯示出乎意料的安全。使用任何療法時，安全性和療效肯定是，也應該是基本條件。

維生素補充品的安全性與毒性

　　如果有人提及「潛在的毒性」，就必需要透過「有毒的」這個字來了解其定義。「潛在的毒性」和「有毒」十分不同。此外，「有毒」並不等同於「死亡」。人們看到「有毒」這個詞，就會聯想到「立即致死的危險」這種錯誤印象。在嚴重的毒性產生作用之前，會有許多預警。最普遍的徵兆就是有反胃感，以限制身體的攝取量。這就是為什麼美國毒物管控中心（American Association of Poison Control Centers）在報告中指出，每一年都沒有人因維生素而死的案例。

　　從使用食品型補充品的歷史來看，像是胺基酸、草藥、維生素和礦物質這些補充品，是非常安全的。超過一半的美國人民每天都使用維生素補充品。雖然他們1天只吃1錠維生素補充劑，所有人每日共攝取1億5千萬的劑量，每年超過5百30億的劑量。既然許多人都服用額外的維生素，而且為數眾多，就可以更加確定維生素的安全性。服用維生素排名第一的副作用，就是攝取量不足，維生素是絕對安全的物質。

　　在23年間，在美國只有10個人的死和維生素有關。毒物管控數據確認，食用肥皂而死的美國人比食用維生素的人還多。所以，可以提出法庭辯論最常見的問題：「證據在哪裡？」有份文獻針對美國毒物管控中心年度報告，我們得知一個十分重要，卻被嚴重忽略的事實——服用維生素相當安全（請參閱下頁的表格）。

　　數據是零，不是因為缺少統計報告。**美國毒物管控中心（AAPCC）**從61個毒物管控中心統合全國訊息資料庫，維生素是最常被通報的營養素之一。

每年維生素致死人數統計表

YEAR 年份	ALLEGED DEATHS 死亡人數	YEAR 年份	ALLEGED DEATHS 死亡人數	YEAR 年份	ALLEGED DEATHS 死亡人數
2005	0	1997	0	1989	0
2004	2	1996	0	1988	0
2003	2	1995	0	1987	1
2002	1	1994	0	1986	0
2001	0	1993	1	1985	0
2000	0	1992	0	1984	0
1999	0	1991	2	1983	0
1998	0	1990	1		

　　即使包含了刻意使用和誤用的案例，維生素致死率仍出奇的低，**23年來，每年平均不到一個人因食用過量維生素而死**。而在這23年中的**16年**，沒有任何一個人**因食用過量的維生素而死亡**。（註15）沒有任何一種藥品像維生素這樣安全。這些數據統計特別包括維生素A、菸鹼酸（B₃）、比哆醇（維生素B₆）、維生素B群、維生素C、D、E和像是維生素K和不含鐵的綜合維生素（multiple vitamins）。

　　礦物質和維生素在化學與營養的本質不同，雖然根據使用紀錄來看，**礦物質也很安全，但是仍不如維生素來的好**。平均來說，**每年**仍有**1～2個死亡案例**，是因為攝取過多的**鐵**而中毒死亡。其他礦物質的致死的案例則相當少見。雖然鐵不如維生素來的安全，但是致死率還比因**洗碗精**（3人，2003年）而死的案例還少。

相反的，一年內通報毒物管控中心因**服用成藥**（Pharmaceutical drug）而致死的案例就**超過2,000個**。這些藥物包括抗生素（antibiotics）（13人死亡）、抗憂鬱藥（antidepressants）（274人死亡）、抗組織胺（antihistamines）（64人死亡），和心血管藥物（cardiovascular drugs）（162人死亡）。單純因處方用藥致死的說法並不正確。在2003年，有59人僅僅因服用阿斯匹靈而死亡。比起服用鐵補充品的死亡率高出30倍之多。此外，如果同時服用阿斯匹靈和其他藥品，致死率會更高。最新的估測研究指出，美國每年最少有**10萬6千**的住院病患是因為**服用藥物而死**，這其中也包括服用處方藥的病人。（註16）（編審註：根據美國醫學會期刊（JAMA）「自家人」於2003年5月發表的「保守」估計，2012年間在783,936個醫療疏失「致死」案件中有將近106000人死於處方用藥的濫用，平均每日高達290人（這還未包括因為藥物中毒而需要洗腎與肝臟移植，或其他傷害的統計損傷人數。）其藥害死亡人數等於每天摔下一台滿載乘客的波音747。）

2003年，美國有28人因吸食**海洛因**而死亡，光是**乙醯胺酚**（acetaminophen）（如：Tylenol美國知名**止痛藥**）就使**147**人死亡。雖然乙醯胺酚的致死案例比海洛因多了5倍，但是只有少數人會認為應該要將在藥局就能買到的非處方止痛劑改成處方藥。而同一年裡，也有2人因咖啡因（caffeine）致死，另外，也有2人因攝取不含鐵的維生素（noniron vitamin）礦物質補充品而死。茶、咖啡和可樂這種非酒精飲料（soft drink）並未被列為禁止販賣的產品，也不是處方藥，或是裝在禁止孩童飲用的瓶子裡，但是有少數人覺得應該要限制販賣這些產品。

通常維生素很少與其他藥物相互作用。相反的，一般藥物導致維生素缺乏症卻很常見。為了查明原因，我們查閱了圖書館裡一定有的美國醫師藥典（Physicians' Desk Reference）。查看你的藥物，並仔細查看營養素與藥物交互作用（drug-nutrient interaction）。請根據你查明事實所做的決定，而非個人意見或對該藥物的信任。

也別被他人嚇唬或威脅。**如果有人告訴你服用維生素很危險，請對方拿出科學研究報告來證明這一點**。如果反對維生素的人夠尊敬你，便會重視你的要求，並拿出文件來佐證，但同時也要小心科學研究裡的被廣告所影響的研究結果。

維生素的安全性真相

2003年，有一個因**維生素C**而致死案例，另一個案例則是維生素B$_6$。這種判定的準確性令人質疑，因為水溶性（watersoluble）維生素，像是維生素B$_6$（比哆醇）和維生素C（抗壞血酸鹽）幾十年來的紀錄都很良好，**「維生素有問題」這樣的說法經常被過度強調，而且未經查證**。2003年，美國毒物管控中心所做的毒物暴露觀測系統（Toxic Exposures Surveillance System）提出的報告顯示，上述維生素通報的死亡案例「可能或毫無疑問地與暴露於毒物中有關」，這句話讓這份報告則顯得充滿了不確定感。

就算這是真的，這類事件也非常稀少。舉例來說，在1998年，毒物暴露觀測系統的報告指出，沒有人因維生素C和B$_6$而死。事實上，當年的確沒有人因使用維生素致死。數十年來，我經常希望讀者、同事、和學生能提供一個科學佐證充足的維生素C或B$_6$而致死的案例，或是因任何維生素致死的案例都行。

到目前為止，從沒有人向我提過。

就算是被誤認是維生素C的「副作用」之案例，後來也被證實是完全虛構的。**根據國家衛生研究院（National Institutes of Health）出版的美國醫學雜誌（Journal of the American Medical Association）（1999年4月21日出版）指出，下列症狀全都不是「服用太多維生素C」：血糖過低（hypoglycemia）、反彈性壞血病（rebound scur-**

vy）、不孕，或是維生素B$_{12}$遭到破壞。

　　先不論服用極少量補充品會產生的風險，目前最攸關大眾健康的議題是維生素缺乏症。像是應該要積極鼓勵人們攝取維生素B$_6$，因為攝取比食物所含更大量的維生素B$_6$已經證實能預防**心血管疾病**和**憂鬱症**等這些廣泛影響大眾健康的疾病。數十年前大眾便知道，服用避孕藥的女性會罹患維生素B$_6$缺乏症，因此，要鼓勵這些婦女服用補充品。（註17）

> 「數十年來，人們服用了許多不同營養補充品，只有少數人會引起不良反應，而致死率是零。如果人們停止服用維生素補充品，會比繼續服用所造成的後果千倍嚴重。」
>
> —— 麥可‧傑森醫師（MICHAEL JANSON, M.D.）

草藥安全性的真相

　　2003年美國毒物管控中心所做的毒物暴露觀測系統指出，因草藥補充品致死的案例有**13**個。其中3個案例是因**麻黃**（ephedra）、2個是因育亨賓（yohimbe），還有2個是因**中藥麻黃**（ma-huang）。我（安德魯‧索爾）在許多醫學領域中工作已超過30年，完全沒有遇過單純服用麻黃、育亨賓和中藥麻黃的病患，更別提因為服用過量而死亡的病人了。即使我們接受這個七個因這些草藥而致死的數據，但服用**阿斯匹靈**和止痛藥乙醯氨酚（acetaminophen）而死的案例還是**多了30倍**。只有3個案例是因其他「單一成分草藥」而死亡，但奇怪的是，報告裡完全沒提這些病患的身分。

　　上百萬人服用草藥療法，而且這樣的療法已經流傳了好幾個世代。原住民和西方人都認為草藥既安全又有效，而美國毒物管制中心也確認這一點。（註18）這些療法來自阿育吠陀醫學（Ayurvedic），亞洲醫學，還有其他地方的「文化療法」（cultural medicines），這些均從未有過死亡案例。此外，我們發現以下草藥都沒有致死案例：藍升麻（blue cohosh）、銀杏（Ginkgo biloba）、紫松果菊（Echinacea）、人參（ginseng）、卡法椒（kava kava）、聖約翰草（St. John's wort）和纈草（valerian）。而且，植物雌激素（phytoestrogens）、腺體（glandulars）療法、藍綠藻（bluegreenalgae）或順勢療法（homeopathic remedies）都未有致死案例。

> 「使用傳統醫學的近20年後，我又花了10年時間了解高劑量維生素療法。我能夠保證這種療法十分安全，而且對於我所治療的重症病患非常有助益。」
>
> ── 阿烏馬達醫師（KARIN MUNSTERHJELM-AHUMADA, M.D.）

細胞分子矯正醫學反對者

　　細胞分子矯正醫學的批評者往往會誇大維生素和礦物質的副作用和毒性，還把這些錯誤的言論寫進了政府出版的文獻裡。 多年前，美國食品藥品監督管理局（U.S. Food and Drug Administration）印製的10萬份宣導手冊裡，**有許多對維生素使用嚴重且錯誤的指控**。鮑林博士曾提出要求，要食品藥品監督管理局針對這些內容提出資料來源，但是該局回應的時間不斷拖延，最後的答覆竟然是該手冊的作者已離職。不久之後，**食品藥品監督管理局仍然道歉了，並承認錯誤，也撤回宣傳手冊。** 其實比起那些有共同點的少數人所撰寫的文章，宣傳手冊並沒有比較差，因為那些作者們沒有一個人真正實際利用細胞分子矯正醫學治療過病人，他們也缺乏針對高劑量維生素療法的毒性及其副作用的第一手資料。重要的是，食品藥品監督管理局的專家們對維生素療法一知半解，還發行這本宣傳手冊。也有可能是他們認爲不會有人敢挑戰官方資訊嗎？

少數關於細胞分子矯正醫學的評論也會出現在醫學期刊上，例如美國醫學會期刊（JAMA），該期刊**經常拒絕刊登為細胞分子矯正醫學平反的文章**。許多批評者指控；服用超過建議攝取量的維生素既沒有必要又浪費，再者，超過建議攝取劑量會有中毒的可能。

最初的批評只能算是維生素理論的一種陳述，不過這項陳述近百年來都未曾修正過。細胞分子矯正醫師透過60年以上的臨床醫療經驗發現，**許多病人必需攝取高劑量的維生素才會復原**。這些病人認爲他們必須服用高劑量維生素，而且很樂意爲此掏出荷包，畢竟健康無價。高劑量維生素療法並不新奇──每種藥物都有產生療效的劑量，而劑量也因人而異。產生最大療效的劑量可能會非常多；因此，使用相同劑量的鎮靜劑（tranquilizers）時，注射會比口服來的有效。有些疾病只需要每日攝取40克或是更多的抗生素，血液中的抗生素含量就足以產生療效。就算是大部分的抗生素會由尿液排出，也不能算是浪費。所以，「**能完全被身體吸收而不會被排出的維生素劑量，才是適合劑量**」，這種說法並不合理，醫生在用藥上也不會接受這種說法，使用維生素時也是。

人體服用的任何東西都可能對身體產生毒害，甚至食物和水。因此，採取療法的同時，就必須平衡其風險：不治療疾病的風險或使用其他藥物的風險，以及副作用和產生療效之間的取捨。如果疾病可能會致死，或是病人會因此長期受苦，任何療法都要嘗試，前提是副作用和毒性反應低於治療疾病的效果，並且風險也都在醫生控制範圍內。**鎮靜劑**經常會產生**毒性**，但是當必要時則一定要使用。**胰島素**也經常產生**毒性**，但情況危急時就是要用。有無毒性不重要，能否產生療效才是關鍵！假如有其藥效，也必須考量其毒性，但同樣療效且毒性較低的藥物出現時，就必須換藥。無效的藥物就不應該使用，因此，有沒有毒就不重要了。然而，批評者拒絕接受維生素療法的有效證據，只是一昧的強調高劑量維生素有毒，要醫生和社會大眾不要使用維生素。他們明明知道維生素比藥房裡賣的任何藥物都安全，不過他們一心想找到和維生素有關的毒性反應。最後，他們的結論是維生素"可能"有毒，但就是無法找到因維生素毒性而患病的真實案例和研究，或者無法估計目前服用維生素的大量人口中，有多少人產生副作用或毒性。

> 「使用細胞分子矯正療法超過35個年頭，我已見證維生素真的很安全，尤其是當有人將它拿來與其他患者的選擇做比較時，如用藥、手術或乾脆放著不管，任由自己因現代飲食而受維生素缺乏症所苦。」
>
> ── 傑瑞·格林醫師（JERRY GREEN, M.D.）

批評論點

反對維生素最普遍的批評聲浪（特別是關於高劑量的使用），是認為高劑量維生素很「**危險**」，而且「**浪費錢**」。然而，營養補充品是非常安全的，且對大多數人來說十分重要。美國醫學會期刊JAMA曾建議人們每天都要服用綜合維生素，文中指出「*某些維生素攝取不足，造成典型維生素缺乏症，是慢性疾病的風險因子，且非常常見，特別是高齡族群。*」（註19）因此，美國醫學期刊的意圖超越了一般性的營養安全而直指廣泛壞到底的飲食問題，其目標點明了文章的主題：「**預防成人慢性疾病的維生素**」。這種想法，早在幾個世代以前，就應該成為主流。

為了舉例說明營養素補充品對於飲食習慣不良的人有多麼重要，不妨參考以下例子：每週吃**一根熱狗**的孩子，罹患**腦瘤**的機率是其他孩子的**2倍**。如果1個月食用超過**12根熱狗**（也就是1週吃3根熱狗），罹患**白血病**的機率，比起不吃熱狗的孩子，高出將近**10倍**。（註20）然而，**吃熱狗的孩子若經常性補充維生素，罹患癌症的機率便會降低**。（註21）

證實療效

　　低劑量維生素相關的研究都呈現無效的結果。然而，**多數的維生素研究都使用低劑量**。光是利用低劑量維生素，又怎能得知高劑量的效果呢？所有的營養學研究使用的維生素劑量都太低了，上百位細胞分子矯正醫師都知道這麼低的劑量不會產生任何療效，這使得人們以爲維生素療法「無效」。任何實驗都可以經由人爲控制而失敗，要設計一個失敗且無意義的實驗，首先要得知會使實驗失敗的劑量多寡。就像是對著一頭橫衝直撞的犀牛射豆子一樣，恐怕是徒勞無功。如果你發給每個跟你相遇的街友25分錢，你也很快會發現，這些錢不過是杯水車薪。

　　進行低劑量維生素研究最冠冕堂皇的理由之一，就是使用高劑量維生素可能會造成危險。其實並非如此。接下來的說明也許有人不相信，但這無關相信與否，因爲它就是事實：每年從來沒有人因爲維生素補充品而死。（註23）我們要求用雙盲法（double-blind），安慰劑對照測試（placebo-controlled testing），來研究所謂的維生素副作用。還要求維生素療法的反對者根據雙盲法（double-blind），安慰劑對照測試（placebo-controlled testing）這些測試，提出維生素具有毒性的證據。他們連半點證據也提不出來，因爲根本就沒有證據。

民眾大力支持營養補充品

最近（2003年3月26日）提出的美國參議院法案（Senate Bill）S.722「2003年膳食補充品安全法」，試圖限制社會大眾購買維生素補充品，但是提案並未過關。這個法案企圖授予食品藥物管理局獨裁地決定是否以及何時「仍在持續銷售的營養補充品被撤銷許可」。基於被報導的不利事件過於模糊，以至於被提議的法案之相關決策："沒有考慮人們是否理解事件與營養補充品確有因果關係。"

S.722法案意圖扭轉1994年提出的美國膳食補充品健康教育法（Dietary Supplement Health and Education Act）（簡稱DSHEA）。美國國會通過膳食補充品健康教育法是為了將維生素、胺基酸、草藥和其他營養補充品，**定義為食物，而非藥物**，此法案贏得許多民眾的支持。國會從1992年到1994年間，收到許多民眾來信——約有250萬封信，表示支持膳食補充品健康教育法，而民眾對於此法案的關心，勝於美國史上任何法案。S.722膳食補充品安全法也引起民眾極大的反對聲浪。此法案只有4位共同提案人，在審議委員會中提案並未通過。因為國會發現，大多數民眾都期望能確保自由取得這些營養補充品的權利。

諷刺的是，這些批評者總是先提出使用低劑量維生素的研究來說明維生素沒有療效，但卻不提任何一項具可信度的研究，以證明高劑量維生素具危險性。原因很簡單，因為高劑量維生素的確具有療效，而且很安全。

專利用藥（Patented drugs）有專人宣傳背書——也就是如雙親一般的藥品製造商。相對而言，維生素就像是孤兒一樣，沒有專利，只能受人欺負。所以，**要使用和宣傳高劑量維生素的好處只能靠見證維生素療效的醫生提起精神和勇氣**，以及那些使用其他方法都無效、卻靠維生素康復的病人。

維生素 B₃（菸鹼酸）

　　在維生素的化學結構被確認之前，生物學及營養學界已辨認出大多數的維生素了。在化學領域中，一旦確認化合物的結構之後，便會按此命名。**第一種**被統化出來的維生素，叫做**維生素B₁**（後來也被稱為**硫胺素**）。**第二種**則是**維生素B₂**（核黃素）。後來提煉出的維生素還有抗糙皮病的**維生素B₃**，也被稱為**菸鹼酸**（nicotinic acid或niacin）和菸鹼醯胺（nicotinamide）。

　　多年以前，菸鹼酸已被合成，但僅止於生物學領域之外許許多多化學物質之一。被發現是維生素B₃時，就被重新命名為niacin（菸鹼酸），而nicotinamide則改稱菸鹼醯胺，作為醫療用藥。「菸酸」（nicotinicacid）和「尼古丁」（nicotine）發音過於相似，讓人聯想到尼古丁的有害影響，使少數人對這種維生素感到害怕，進而遠離。菸鹼酸和菸鹼醯胺都是**核苷酸循環**裡重要的參與因子，會讓**菸鹼醯胺腺嘌呤二核苷酸**（NAD, nicotinamid adenine dinucleotide）不斷產生。這就是為何維生素B₃能夠抗**糙皮病**的因素，因為它是**呼吸酵素**（respiratory enzyme）系統的成分之一。維生素B₃是由比爾‧威爾森（Bill Wilson）命名的，他是戒酒無名會（Alcoholics Anonymous）的共同創辦人，而他對該會醫師發表的第一篇文章，標題即為「維生素B₃療法」。「維生素B₃」這個詞彙很實用，因為同時包括了菸鹼酸和菸鹼醯胺。

　　維生素B₃主要來自於全麥穀片、豆類植物、堅果類和肉類。許多麥片都已精輾過，而**麥麩**和**麥芽**早就被去除。因此，大部分的維生素B₃都被去除，所以**白麵粉要「添加」或「強化」所含的菸鹼酸**。許多國家因為這項重要因素而得以避免糙皮病肆虐，包括美國，於1942年也曾在麵粉及食物中添加維生素B$_3$。

目前有種假設是人類目前正在經歷進化上的轉變，我們的身體**逐漸失去了將胺基酸和色胺酸轉化成維生素B$_3$的功能**。（註1）這使得我們更加仰賴食物來補給體內的維生素B$_3$，但是食物中的維生素卻不夠，「添加」的維生素劑量過低。

菸鹼酸能維持消化系統、皮膚和神經系統的健康，由於協助碳水化合物（糖、澱粉）的代謝，維生素B$_3$對於以碳水化合物為主食的人口是很重要的。體內複雜的循環中**菸鹼酸菸鹼胺核苷酸NAD是十分關鍵**的，且為身體獲得能量的來源，而且無所不在，要一整本才能說明許多驚人的功能和特性。菸鹼酸最重要的功能就是參與**製造賀爾蒙和修復DNA**。（編者註：人類身體超過450種生化反應會使用到NAD其中大部分與分解和合成反應有關，如結合上一個氫原子便是NADH，NDA讓人聯想到ATP（三磷酸胺苷））

使用維生素 B$_3$ 可以改善的疾病

糙皮病

糙皮病是典型的西方文明病。綜合**皮膚炎、痢疾**和**精神官能症狀**都屬於菸鹼酸缺乏症。其他相關症狀包括**提早老化、引發精神分裂**，以及**免疫力降低**，導致許多感染性疾病。

只要人們能夠**食用多樣化的完整食物，糙皮症就很罕見**。但是，農夫如果種植單一作物作為經濟和食物來源，會使疾病因種植一種穀物（單一植栽）（chemical bound）演變成維生素缺乏症流行病（epidemic）。美國南部的農夫與窮人以及鄰近地中海的幾個國家（西班牙和義大利），都屬於重度依賴**玉米為**主食的地區。**罹患糙皮病與過度食用玉米及少吃其他食物直接相關。並不是因為玉米裡未含維生素B$_3$，而是維**

生素因化學連結的關係，所以不易為人體分解吸收。奇特的是，數千年前的中美洲原住民以**玉米餅**為主食，卻沒有罹患糙皮病。他們將磨碎的天然玉米，透過富含**鈣**的**鹼**加工處理過程，釋放出玉米裡的維生素B$_3$。

多數疾病呈現這種一連串變化的病症（皮膚炎→痢疾→精神分裂），因此研究這些疾病幾乎是在研究醫學本身。**梅毒**（Syphilis）也是這樣的一種疾病，糙皮病產生許多表面上看起來互不相關的生理和心理的疾病（編審註：發生於胚胎孕育期的亞臨床行糙皮症，極有可能是幼兒精神疾患形成的主要原因。在受精卵分裂第7日起，胚囊逐漸形成並開始進行胚層分化（gastrulation）而維生素B$_3$（或必需脂肪酸，尤其是Ω3）的缺乏可能造成外胚層分化上的缺陷，由於外胚層分化成長為胎兒的**大腦**、**神經系統**、**皮膚**、**汗腺**、**腎上腺**（Adrenal medulla）及黏膜上皮組織（mucosal epithelium），這解釋了糙皮症（B$_3$缺乏症）所產生病兆之所在：精神異常、皮膚炎（或過敏）、亢進的腎上腺與缺損的黏膜細胞（尤其是腸道黏膜），而這些都是**過動兒**、**妥瑞氏症**等幼兒型精神疾患患者典型的症狀，外胚層發育不良的疾病中最常見為「**無汗症**」或「**無毛症**」（皮膚沒有進一步分化為汗腺與毛髮），至於更嚴重的則有「**無腦症**」（ancephaly）、小腦症（microcephaly）、前腦發育畸形症（holoprosencephaly），由於此類畸胎大多早期流產，因此少為人知與研究。）。必需脂肪酸（尤其是Ω3）缺乏症又是另一種與糙皮症相關的疾病，可能因為維生素B$_3$的主要功能之一是將**必需脂肪酸**轉化為類似賀爾蒙的**前列腺素**（prostaglandins）的媒介。對照因穀物精緻化所引起的糙皮病，糙皮病也有可能因為必需脂肪酸基質不足引起。（註2）兩者皆會導致前列腺素缺乏症。

典型的糙皮病症狀有「4D」：**皮膚炎**（Dermatitis）、**腹瀉**（Diarrhea）、**癡呆**（Dementia）和**死亡**（Death）。當然，這些都是病患近**末期**的症狀。若是維生素B$_3$缺乏症患者在糙皮病症狀轉為明顯後，才被診斷出來，醫生就像以病人的生命對賭俄羅斯輪盤一樣。若是皮膚炎看起來對稱的紅棕色的色斑，有時候暴露在陽光下的患部會呈現黑色，看起來像是長期暴露在陽光下或是曬傷。罹患皮膚炎的主要原因可能是**缺乏色氨酸**造成（色胺酸爲體內自行製造B₃的**前趨物質**）。**腹瀉**和**便秘**兩種症狀則會交替出現（腸黏膜缺損），而這一定會造成消化吸收不良及病情惡化。癡呆的症狀則爲**器質性癡呆**（organic dementia），病人會產生混淆、方向障礙（disorientation）以及記憶障礙（memory disturbance），這就是典型的末期精神病（psychosis）。

　　糙皮症早期症狀大多是精神分裂，知覺改變，思考混亂，性情大變；也就是一般的精神疾病。在春季時，美國南部的精神病院一度有**百分之25%的病患**，均爲糙皮病精神患者。**開始使用維生素B₃療法之前，很難分辨糙皮精神病和其他精神分裂症的不同。**如果病人對維生素有快速的反應，則會被確診爲糙皮病患者；反之，則爲精神分裂症患者。這種實際的診斷測試方式會造成不良的後果，因而有興趣使用維生素B₃當作精神分裂治療就明顯地被阻止了；這個問題直到1950年代，利用雙盲法作研究之後，才得以解決。（註3）將糙皮病精神患者認定爲精神分裂症的症狀之一應該更合適，且將反應快和慢的病人分類成維生素B₃需求量高和低才更合適。

　　糙皮病的中期病徵和許多精神科及非精神病症狀相同。早期的糙皮病學家認爲精神官能症就是亞臨床糙皮病的變種之一，會出現在中期階段。另一個症狀會影響孩童，使他們過動或是有學習障礙。嚴重的糙皮症症狀大多出現在神經學症狀（器質性精神障礙（organic psychoses）或毒性混亂狀態（toxic confusional states）），這些症狀也可能是導致部分老年性精神病（senile psychoses）的主因。

　　亨丁頓舞蹈症（Huntington's disease）也是**糙皮病**的一種表現方式。（註4）

　　造成糙皮病的原因很多。**第一**，是因爲**缺乏色胺酸**。正常情況之下，胺基酸是形成維生素B$_3$的主要來源；60毫克的色胺酸能產生1～2毫克的維生素B$_3$。

證據顯示，色胺酸缺乏症會造成糙皮病所產生的綜合皮膚炎：比起補充維生素B$_3$，**補充色胺酸後，糙皮病引起的皮膚炎會好的更快**。

第二，糙皮病是因為**缺乏維生素B$_3$**造成，這是由於過度仰賴玉米或是其他加工食品（像是麵粉）為主食，也可能是因為飲食中缺乏維生素B$_3$。造成糙皮病的**第三個原因是缺乏維生素B$_6$**。維生素B$_6$一定要在色胺酸轉換成菸鹼醯胺腺嘌呤二核苷酸（NAD）前就存在。飲食缺乏維生素B$_6$和缺乏維生素B$_3$一樣容易引起糙皮病。

第四，糙皮病的成因是因為**維生素B$_3$從尿液中過度流失**。胺腺呤雙核苷酸是由色胺酸、菸鹼醯胺和菸鹼酸組成。如果流失過多維生素B$_3$，就無法製造足夠的胺腺呤雙核苷酸。而維生素B$_3$的流失，是由胺基酸異亮胺酸（isolucine）和白胺酸（leucine）的比例來控制。**異亮胺酸會降低B$_3$流失**，而**白胺酸則會增加B$_3$流失**比例。所以，最理想的狀態就是食物中含有大量的異亮胺酸，但只含少量的白胺酸。過多的白胺酸會導致糙皮病，而異亮胺酸則是抗糙皮病的因子。玉米會造成糙皮病，因為只含少量的色胺酸和維生素B$_3$，卻含有太多的白胺酸（相對於異亮胺酸）。

有效治療關節炎

經濟大蕭條時，威廉・考夫曼醫師（William Kaufman）讓罹患骨關節炎（osteoarthritis）的病患，每日服用**2～4克**（2,000～4,000毫克）的菸鹼醯胺。將近70年後的今日，身為細胞分子矯正醫學先鋒的考夫曼醫師，總算獲得遲來的認可。到1950年為止，考夫曼醫師已出版了兩本書，詳述維生素B$_3$對關節炎患者的好處。他仔細紀錄上百位病患的病況，特別是罹患**骨關節炎**和**風濕性關節炎**（rheumatoid arthriti）的病患所服用的B₃劑量。此外，書中還加上他對維生素B₃對**抗憂鬱症**（antide-pressant）和抗精神病（antipsychotic）提出領先的觀察。

　　大家公認態度保守的考夫曼醫師，卻是第一位讓病人每日分次服用高達**5,000**毫克B₃的醫師，爲了改善病人的關節活動度（joint motion）。而考夫曼醫師也曾在先前未公開的場合提到「維生素B₃是一種全身性疾病治療劑。」它能夠大幅改善關節靈活性和肌力，而且能消除疲勞。而且能讓肌肉活動力提升，（同時）減少或完全消除關節炎疼痛。

　　至於使用劑量，他則指出「經常服用250毫克的B₃，比偶爾服用少於500毫克菸鹼醯胺，會增加40%～50%的療效。」菸鹼醯胺（單獨或與其他維生素服用）在1,000個病人年數（patient-years）中，從未產生過不良的副作用。同時，他也提出保守的呼籲：「有些關節炎在發病的過程中已嚴重受損，菸鹼醯胺療法的劑量再高都無法改善關節的活動力，不過，要下這個結論之前，需要進行B₃療法3個月才能確定，因爲有些關節治癒時間較長。」（註5）

　　他也在著作「關節功能失調之常見型態」（The Common Form of Joint Dysfunction）指出：「經由過去的經驗指出，即使是一般人每天根據現今標準的良好或優質飲食法，關節還是會有所損害，而且隨著年紀越大，損害程度會越嚴重。同時也指出，這些人用適當劑量的維生素B₃佐以良好或優質的飲食，就能及時減少關節損害，這和病人的年齡無關。一般來說，從任何嚴重程度的關節功能失調復原的程度，都和使用B₃療法的時間長短非常有關。」（註6）

　　考夫曼醫師的一位病人因爲嚴重的關節炎，甚至無法彎曲手肘量血壓。考夫曼醫師將該病人一週所需的菸鹼醯胺劑量分成好幾份，服用之後，他便能彎曲手肘了。在那之後，再把維生素B₃換成相似的藥物（也就是安慰劑），讓病人服用，一週後，病人的手肘又變的僵直了。「我根據實際看到不同程度關節炎的病患康復狀況來調整（高劑量維生素

B_3）用藥進度，」考夫曼醫師寫道。「有些人不能一次服用太多劑量，且關節炎真的出現讓人滿意的變化……所以，將劑量平均分配是必要的，如此一來，病人平時血液中的菸鹼醯胺含量會比較平均。」（註7）

考夫曼醫師的發現言簡意賅：**關節僵直越嚴重，服用維生素B_3的頻率則應越高**。因關節炎而行動不便的病患，每日則需服用**4,000毫克**，共分成**10份**服用。**1～3個月**內，病人就能夠自行離開椅子或下床。「如果持續服用，病患便能夠梳頭，爬樓梯，不再像是家中的囚犯一樣了。在透過3年的治療後，他們完全能夠自行走動，即使是**高齡**族群，也能達到同樣效果。」（註8）

精神分裂症治療重點

1952年，杭佛瑞・奧斯蒙醫師（Dr. Humphry Osmond）和我（亞伯罕・賀弗）開始進行雙盲實驗（double-blind experiment），目的是比較菸鹼酸、菸鹼醯胺和安慰劑對30位急性精神分裂症（acute schizophrenic）病患的影響。每一組病情最嚴重的病人（憂鬱症最嚴重或是最具暴力傾向者）同時也接受短期的電痙攣療法（electroconvulsive therapy）。3組病人分別服用菸鹼酸、菸鹼醯胺和安慰劑，1年之後，再重新診斷病情。安慰劑小組中，有3位病人康復（一般的自然復原率（spontaneous recovery rat）是**35%**）。另外兩組的結果較佳：同樣經過一年的治療，復原率皆達到**75%**，是自然復原率的2倍。另外再做的3次雙盲實驗，也都呈現一樣的結果。自此之後，維生素B_3成了細胞分子矯正醫師的標準使用藥物，但要注意的是，**若要治療精神分裂症，光是使用維生素B_3是不夠的，通常還要配合細胞分子矯正營養學，還有其他維生素和礦物質**，若是病情需要，還要服用一般的抗精神病（neuroleptic）藥物一陣子。在北美，已有超過**10萬**個精神分裂症病患使用這樣的綜合療法，而且效果極佳。若是病患需要服用鎮靜劑，需要的劑量也比較少，而在病

患復原之後，就**不再需要服用鎮靜劑**了。（註9）

維生素 B₃ ── 唯一無副作用的降高血脂特效藥

近年來，心血管疾病、血脂代謝（blood lipid (fat) metabolism） 的相關資訊越來越多，而使用藥物來處理脂質代謝異常是最常見的方法。處理脂質代謝異常相當複雜，因為脂質的種類很多分別造成心肌梗塞、心臟病以及中風等問題。最理想的健康狀態是低密度脂蛋白膽固醇（簡稱LDL應小於100mg/*dl*）、高密度脂蛋白膽固醇（簡稱HDL應大於65mg/*dl*）、三酸甘油脂（Triglycerides，應小於150mg/*dl*）和脂蛋白（lipo-protein）都應該要在正常指數範圍內。

我（亞伯罕・賀弗）和魯道夫・亞楚爾醫師（Rudolf Altschul）及詹姆士・史蒂芬醫師（James Stephen）於1955年發現菸鹼酸（非菸鹼醯胺）能降低膽固醇，特別是**低密度脂蛋白膽固醇（LDL）**。（註10）因此，也跟著發現菸鹼酸能降低**三酸甘油脂**（簡稱TG）。在那之後，超過2,000項研究，都証實了我們的發現，並試圖了解菸鹼酸產生療效的原因。**菸鹼酸應該被視為是一種可以廣泛使用的降血脂藥物**（hypo-lipidemic）。研究發現，安妥明（Atromid-S/ clofibrate）這種抗血脂藥物（antilipidemic）會增加死亡率，而且引發膽囊疾病（gallbladder dis-ease）的機率也會提升。

在後來的研究裡，我們則發現菸鹼酸不僅能夠降低總膽固醇（to-tal cholesterol），**若是普通患者一開始的膽固醇濃度已經非常低，服用菸鹼酸也能提高膽固醇**（尤其是好的膽固醇HDL）。（註11）因此，菸鹼酸不只是能降低膽固醇的化合物，還能使膽固醇保持在正常標準值。還有更多的研究顯示，比起總膽固醇的高低，血液中**高密度膽固醇**（HDL）才是判斷**心肌梗塞**的關鍵。（編審註：在臨床的判斷上，判定心血管硬化與心臟病的指標性危險因子（Risk factor）指數之計算公式為： $Risk\ factor = \dfrac{TC\text{-}HDL}{HDL}$ （TC代表總膽固醇），故HDL才是判定關鍵

而非LDL（低密度膽固醇）或總膽固醇具安全區間）當病人服用菸鹼酸之後，血脂異常的情況已正常許多，在這部分，菸鹼酸可說是最有效的東西。（註12）

我們相信**菸鹼酸能大幅降低冠狀動脈心臟病（coronary disease）的**產生，但是光靠服用維生素B$_3$是不夠的。最好是，病人一開始可以先嘗試無糖（低碳水化合物）細胞分子矯正飲食法（高纖、低糖、低澱粉），然後在必要時服用菸鹼酸，以降低血膽固醇。服用菸鹼酸之後，所有的膽固醇指數都會接近**180毫克**，也就是**最佳指數**。服用菸鹼酸時，最好也同時服用比哆醇（**維生素B$_6$**，影響動脈硬化的關鍵）、抗壞血酸**維生素C**（治療受損的血管內膜（intima））、**必需脂肪酸**（編審註：尤其是Ω3大劑量的使用，其優越的抗發炎與抗凝血的效果已被證實可以有效降低CRP指數（發炎指數）與延長凝血酶時間（ADTT）有效改善動脈粥狀硬化、降低安裝支架的風險）和**鋅**。家族性高膽固醇症（Familial hypercholesterolemia）則無法透過飲食控制來治療。唯一有效的藥物組合，就是服用降脂樹脂（Colestipol，這是一種膽汁酸隔離劑（bile acid sequestrant））及能夠降低低密度脂蛋白膽固醇合成的菸鹼酸。

1975年一項關於菸鹼酸的冠狀動脈藥物研究，十年後重新診斷存活的8千名患者，了解菸鹼酸是否會產生對人體有害的副作用（除了死亡之外）。研究人員發現菸鹼酸小組比其他兩組多活了2年，死亡率也降低了11%。（註13）

如果這些病人自1975年之後便持續服用菸鹼酸，死亡率有可能會更低，也許已經近乎達到減少**90%**的研究結果。位於華盛頓特區的國家衛生研究院（National Institutes of Health簡稱NIH）建議可藉由飲食來降低已升高的膽固醇，如果控制飲食仍不能解決問題，即可服用維生素B$_3$等物品。

維生素B$_3$具有下列療效：

- 降低低密度膽固醇（LDL）。服用前指數越高，效果越明顯。
- 降低血液中的三酸甘油脂（TG）。
- 降低脂蛋白指數，並提升高密度膽固醇（HDL）。
- 抑制游離脂肪酸的活動性（free fatty acid mobilization）。
- 消炎功能（對心血管疾病十分重要）。
- 讓腸膜滲透力（intestinal permeability）回復到正常狀態。（編審註：就近10年來，功能性醫學（ Functional Medicine）的研究，腸膜滲透力過高即是所謂的腸漏症（leaky gut syndrome）是造成體內過敏反應的主要原因。）

　　維生素B$_3$讓人體產生重要變化，更重要且可貴的是降低死亡率、防止動脈硬化惡化、還有**降低中風**和**冠狀動脈心臟病**的罹患率。（註14）菸鹼酸被歸類為維生素的一種，但是也可以算是一種**胺基酸。沒有其他的單一物質或是化合物能像菸鹼酸一樣產生這些驚人的特性，如此有效，長期服用也不會產生副作用，而且價格合理。**

　　心血管疾病是因膽固醇引發的假設並未完全被接受，而關於膽固醇是否是導致心血管疾病的主要原因，也仍有激烈的辯論。過去單純認為總膽固醇直接影響動脈硬化的想法需要改變，近年來醫學研究發現太低的**高密度膽固醇**HDL才是導致動脈硬化真正的主因。但是舊有想法已經主宰醫學界超過50年，導致病患服用大量藥物，就為了減少總膽固醇和低密度膽固醇LDL指數。像是早期的貝特類（fibrates）降脂藥物，已經被更具毒性的現代藥物，如史塔汀（statins）所取代。史塔汀的確會降低高膽固醇指數，也「可能」會降低罹患心臟疾病的患病率。但是卻沒有確切的證據顯示用這些化合物降低總膽固醇指數能夠改善健康（編審註：皆屬史塔汀藥物（Statin）即台灣健保用藥前10名中的利普妥（Lipitor）與冠脂妥（Crestor）類的降膽固醇用藥。2012年美國心臟科學院基金會（American College Cardiology Foundation）即發表了針對立普妥（Lipitor，輝瑞藥廠的史塔汀類代表性藥物），使用者的研究報告顯示：病人每日服用80mg（醫師指示每日劑量）會導致高血脂患者罹患糖尿病，且發生率高達37％，因此FDA於2012年2月，要求立普妥更換包裝警語明示：立普妥會提高使用者罹患糖尿病的風險。由於立普妥這類的史塔汀藥物，作用於肝臟合成膽固醇的酵素阻斷上，卻因而嚴重干擾肝糖釋放的機制，而讓原本沒有糖尿病的使用者，暴露在高糖尿病罹患率的風險之中，如此駭人聽聞的副作用，竟於立普妥及其他史塔汀類藥物，被廣泛使用了11年之後才被披露，然而療效加倍、安全廉價的菸鹼酸，卻因不具有專利藥品的商業利益而被遺忘，也從未被列入醫學院的教材之中。）或更重要的是，能夠增加病患存活率。花了數十億美元讓上百萬病人服用的史塔汀，僅僅是根據一個多年來都未被證實的假設──「高膽固醇引發心血管疾病」，對病人不但沒有幫助，還會產生副作用。（註15）我們認為要服用此藥必須戒慎小心。

然而，使用維生素B$_3$來提升高密度脂蛋白膽固醇（HDL）可能更會產生療效，而沒有比菸鹼酸更安全的藥物了。因為有許多有力的證據顯示，菸鹼酸的確能夠提升高密度脂蛋白膽固醇，並降低LDL與三酸甘油脂，正如先前所提的，它還能降低死亡率。國家冠狀動脈藥物計劃（National Coronary Drug Project）的艾德溫・鮑依醫師（Edwin Boyle, Jr.）以及之後位於邁阿密海灘的邁阿密心臟中心（Miami Heart Institute）主任的報告都指出關於菸鹼酸的驚人結果。鮑依醫師報告寫道「在為數眾多的冠狀動脈病患中，我們得知過去10年間有62位病人過世，根據保險公司致死率統計，直至今日，只有6位死於冠狀動脈血栓形成。」（註16）這個數字統計了因冠狀動脈受苦病人的致死率。 因此我們得知，若是在首次罹患冠狀動脈形成前就服用菸鹼酸，就能大幅降低因冠狀動脈血栓而致死的機率。

史塔汀藥物與維生素 B₃ 比較

■ 編審製表

降脂方案	台灣健保慣用之Statin藥物	細胞分子矯正營養素
降脂方案	利普妥Lipitor（輝瑞藥廠） 冠脂妥Crestor（阿斯利康製藥）	維生素B3(菸鹼酸、菸鹼醯酸)
史上之最	史上銷售最多的處方藥	史上最強效的降膽固醇物質
行銷方式	藥廠花費鉅資（美國）於電視及媒體對消費者進行廣告行銷以促使醫師開立該處方	藥廠操控實驗數據，於媒體發佈維生素B₃誇大不實之副作用，企圖掩蓋事實以利行銷藥物。
作用機轉	無任何「支援」生理的機制，只有「阻斷」肝臟將脂肪轉化為膽固醇所需酵素的運作，以達到快速降低膽固醇的目的，卻造成HDL（好膽固醇）同時降低，導致患者日後嚴重副作用	協助細胞粒腺體燃燒（代謝）脂肪以轉化為能量（ATP）以支援並強化大腦及心臟運作，並能同時提升HDL（好膽固醇）並降低LDL（壞膽固醇）及三酸肝油脂
副作用	1. 心臟衰竭（因CoQ10輔酶無法合成） 2. 消化機能障礙（因膽汁無法合成） 3. 陽痿、更年期症候（因性荷爾蒙無法合成） 4. 記憶力衰退、失智（大腦約有70%是膽固醇構成） 5. 糖尿病（因干擾肝醣釋放機制，誘發率高達37%） 6. 肌肉痠痛及病變 目前在美國有堆積如山的藥害相關法律訴訟案件等候審理。	1. 提升脂質代謝，維持血脂正常 2. 將囤積的脂肪轉化為能量 3. 美好身材與膚質 4. 記憶力增強、注意力集中 5. 睡眠品質提升 6. 改善憂鬱、焦慮、恐慌 7. 減少心血管病變 8. 減少體內輻射毒素堆積 9. 抗發炎（降低CRP、ESR指數） 10. 抗過敏（天然的抗組織胺） 11. 有效治療關節炎 12. 維護腎功能
缺乏造成	缺乏不會導致疾病	缺乏導致：糙皮病、幼兒精神疾患、過動症、高血脂、憂鬱、焦慮、睡眠品質不良、關節炎、白內障、過敏及皮膚問題
價格	昂貴（Liptor和Crestor為健保慢性病十大處方用藥之二）每年花費超過60億台幣每位高血脂患者每月平均花費約3000元（每日80mg之劑量）	便宜，每位高血脂患者每月平均花費約500元（每日3g之劑量）

紐約時報最近報導指出，若是服用**高劑量維生素B₃**（約每日2,000毫克），能**提升30%**的高密度膽固醇（HDL）指數，且降低低密度膽固醇（LDL）指數高達**50%**。身爲美國心臟病協會（American College of Cardiology）主席的史帝芬·尼森醫師（Steven E. Nissen）則說「菸鹼酸就是解藥。沒有比它更有效的藥物了。」（註17）

血管疾病

治療許多類型的血管疾病，經常會使用到菸鹼酸。自1938年起，便有針對菸鹼酸所產生的**血管舒張**（vasodilatation）的相關研究。即使靜脈注射菸鹼酸，反應也是良性的。所謂的菸鹼酸熱潮紅反應（flush）只是讓血壓稍微升高的短暫現象，很少會高於標準血壓10%，而且5分鐘之內便會回復正常。接著，血壓通常會降低，幅度鮮少低於10%，而此現象在**收縮壓**（systolic pressure）的部分較明顯。不過就實際層面來說，影響很小。血液循環的時間減少高達25%，而心排血量（cardiac output）會增加是因爲心臟收縮搏出量（systolic stroke volume）增加的緣故。肺循環阻力（Pulmonary resistance），也就是周邊阻力（peripheral resistance）會減少，所以氧氣消耗量會增加。

另外，菸鹼酸也適用於以下許多頭、眼部位的症狀，像是血管舒縮性頭痛（vasomotor headaches）、部分血管痙攣（angiospasm）、視網膜痙攣造成的**黑矇症**（amaurosis）、**腦血管痙攣**（cerebrovascular spasms）以及**肢端麻痺**併發症。這一類反應的頭痛會產生斷斷續續非脈搏性（nonpulsating）的疼痛，加上**臉色蒼白和視網膜血管痙攣**。（註18）有些研究人員發現，菸鹼酸也能治療血管栓塞（embolism）。因此，在大血管近端發生血塞後，以**靜脈注射**方式投入100毫克的菸鹼酸，幾分鐘內便能紓緩疼痛。病人臉色會不再蒼白，體溫降低（hypothermia）和發紺（cyanosis，膚色發紫）的症狀也會改善。接下來的幾

天，每2～4小時，便進行靜脈注射菸鹼酸，然後注射間隔漸漸延長為6～8小時。（註19）

菸鹼酸也能治療終端動脈（end arteries）疾病，包含**腦部**（cerebral）、**脊椎**（spinal）、**腎臟**（renal）、**腸繫膜**（mesenteric）和**視網膜**（retinal）等相關疾病，效果同樣驚人。我的一位病患因為視網膜動脈（retinal artery）阻塞導致單眼失明（眼中風）。他每日服用3,000毫克的菸鹼酸，數週後他重獲光明。菸鹼酸也是不正常動脈血栓（clotting）的療法之一，舒緩因動脈阻塞而導致血液供應不良的情形。**跛行**（claudication）患者也能服用菸鹼酸，而且讓**糖尿病壞疽**（diabetic gangrene）的患者**免於截肢**的命運。（註20）菸鹼酸也是終端動脈栓塞的最佳療方，但療效未如治療末梢血栓那樣驚人。我曾用菸鹼酸治療**中風**的病患，發現該名病患的腦部功能因此有所改善。顯現結果就好像腦部的週邊組織也能回復原有功能，進而替代原來已經受損的腦部組織。

研究發現，要治療**冠狀動脈疾病**，維生素B$_3$也十分有效。因**勞動引發的心絞痛**（Angina of effort）、心室傳導系統（ventricular conduction system）和冠狀動脈功能不全（coronary insufficiency）都能獲得改善。然而，**如果是急性梗塞導致休克，則絕對不能使用菸鹼酸**，不過一旦體內循環恢復，便能開始使用。因**缺血**造成不可回復的損害則菸鹼酸可以**防止損害範圍繼續擴大**。

在一個案例中，我（亞伯罕・賀弗）的一位女性病患罹患嚴重腎炎（nephritis），連她的腎臟醫師都說她的病不可能會治好了。這位醫師便開始以洗腎（dialysis）來進行治療，因為已經沒有其他療法可行。她的腎臟醫師還是該領域公認最頂尖的專家。我建議她和她的醫師討論，考慮每天服用**3,000毫克**的**菸鹼酸**。她的醫師立刻提出反對意見！不過這位病患權衡之後，決定嘗試使用菸鹼酸。一個月內，她便回復健康，直到現在。動物實驗也證實這些早期臨床案例，發現菸鹼酸能夠大幅**降**

低糖尿病老鼠的血糖，並**減緩糖尿病腎病變**（diabetic nephropathy）。
（註21）對於所有患有血管疾病的患者，研究人員採取靜脈注射100毫克的菸鹼酸。如果提高口服劑量，可能也會達到相同療效。

學習及行為障礙

50多年前，葛倫‧格林醫師（R. Glen Green, M.D.）提到，患有**學習**及**行為障礙**的孩子所呈現的症狀和患有**亞臨床型糙皮病**的孩子**極度相似**。因為他們沒有典型糙皮病應有的皮膚病變，所以格林醫師稱他們為「亞臨床型糙皮病患者」。（註22）這也包含所有類型的學習及行為障礙患者。這些孩子對細胞分子矯正療法的反應良好，而其中維生素B_3更是治療的關鍵。（註23）本書的第15章會針對這項主題加以討論。

糖尿病

因為服用菸鹼酸能維持正常的血脂指數，所以能夠使糖尿病患者遠離**最危險**的糖尿病慢性副作用，也就是**動脈硬化**。但它也能影響血液中的葡萄糖指數、葡萄糖耐受度（glucose tolerance），並**調整胰島素需求量**（增加或是減少）。

研究人員也發現，依賴胰島素的糖尿病年輕患者在服用菸鹼醯胺之後，能獲得改善。他們針對16位年齡介於10～35歲，且必需依賴胰島素生存的糖尿病患者，進行雙盲實驗。讓他們服用強化胰島素（intensive insulin）一週之後，再開始服用菸鹼醯胺或是安慰劑（每日服用3,000毫克）。若六個月後病患仍需胰島素，則停止服用維生素。三個接受治療的小組在兩年內病況都頗緩和，而其他服用安慰劑的小組，病情改善的狀況都沒能超過9個月。因此，研究人員做出結論「**菸鹼醯胺能減緩第一型糖尿病患者的 β 細胞（ β -cells）（產生胰島素的胰腺細胞）損害程度，並增進這些細胞的再生能力，因此對病情上能**

延長緩解的時間。」 （註24）

在動物實驗裡，非肥胖型糖尿病（nonobese diabetic）（編審註：非肥胖型糖尿病在此可能指1.自體免疫所造成的β-cell損傷型；2.壓力賀爾蒙（腎上腺亢奮）型，其中腎上腺亢奮即為外胚層症候群之一（B$_3$缺乏））老鼠的症狀及組織（histologic）病變和缺乏胰島素的糖尿病患者相似，所以，研究人員便用這些老鼠，來測試高劑量菸鹼酸對此類糖尿病的療效。他們將18隻沒有糖尿（glycosuria）症狀的非肥胖型糖尿病老鼠隨機分成兩組：其中9隻每日進行皮下（subcutaneous）注射菸鹼醯胺（根據體重，每重1公克注射0.5毫克的菸鹼醯胺），另一組則是對照組。40天後，所有注射菸鹼醯胺的老鼠，葡萄糖耐受度幾乎達到正常指標，只引發輕微的**胰島炎**（insulitis），而對照組中，則有6隻老鼠產生糖尿症狀，以及嚴重的胰臟炎。注射菸鹼醯胺的六隻老鼠中，有4隻老鼠在實驗的第一天被檢測出有糖尿症狀，但40天後，該症狀則消失了，而且血糖耐受度也改善了。這個結果顯示，在非肥胖型糖尿病老鼠身上看出，菸鹼醯胺能夠預防和治療糖尿病的效果，而且至少能在糖尿病初期幫助受損的β細胞復原。（註25）

過敏

菸鹼酸能從肥大細胞（mast cells）這個組織胺儲存地釋放出組織胺（histamine）。 當組織胺指數降低時，人體便能自我保護，並承受嚴重過敏所導致的休克反應。鮑依醫師發現預先服用菸鹼酸的天竺鼠不會因過敏性休克（anaphylactic shock）而死。（註26）

此外，對食物過敏的病患則能夠承受且需要服用更多劑量的菸鹼酸。如果停止食用引發過敏的食物，那麼所需的B$_3$劑量也會急速降低。根據經驗法則，每日要攝取12,000毫克菸鹼酸的人通常對一種或多種食物過敏。我（安德魯·索爾）也親身證實了：每次我吃了巧克力，或是其他含有人工色素的食品，我當日能承受的菸鹼酸劑量，就出奇的高。當我避免這些物質時，所需的菸鹼酸劑量就會驟然下滑。

嚴重過敏反應的人應同時服用維生素C和菸鹼酸。有位年輕人因為非常擔心自己對花生過敏的情況，而向賀弗醫師求助。就算他已經盡力避免吃進含有花生的食品，但還是曾經因此緊急被送進醫院10次。在最近一次發病時，他的整個脖子和喉部腫脹，嚴重到幾乎致命。於是他開始服用維生素C（每天服用3次，每次服用1,000毫克），幾天過後，再同時服用很少量的菸鹼酸（每天服用3次，每次服用50毫克）。此療法的假設是，體內循環的抗壞血酸會破壞由少量菸鹼酸所釋放出的組織胺，所以他體內的組織胺負荷每次會逐漸降低。然後，漸漸增加菸鹼酸的攝取量，直到每天服用3次每次600毫克為止。自此之後，他就沒再進過急診室了。不過他仍然像往常一樣，盡量避免接觸花生。幾年後，在飛機上，有位空服員分給所有人免費花生，圍繞在花生的氣味中他有點擔心，但仍決定先別大驚小怪，他一路狀況都十分良好。由此病例得知，該名病患因同時服用不同的維生素，而改善過敏症狀。這種療法原本就對人體無害，因此任何人都能使用。

多年前，梅約診所（Mayo Clinic）的報告指出，**70%的偏頭痛患者都對菸鹼酸有所反應**。（註27）**這似乎也和組織胺有關**。我們也發現菸鹼酸有驚人的療癒功能。最令人驚訝的例子，是來自一位已飽受偏頭痛的折磨長達30年的男子。他服用菸鹼酸1個月之後（每日服用3,000毫克），他已不再為偏頭痛所苦。

多發性硬化症（Multiple Sclerosis）（簡稱 MS）

新研究證實，**維生素B$_3$是治癒多發性硬化症和其他神經疾病（nerve diseases）的關鍵**。哈佛醫學院（Harvard Medical School）的研究員指出，菸鹼醯胺「能有效地預防脫髓鞘軸突（demyelinated ax-

ons）退化（degeneration），並改善行為缺陷（behavioral deficits）」。
（註28）這是個好消息，但過去已有耳聞。70多年前，加拿大的蒙特醫
生（H.T. Mount）便利用靜脈注射維生素B₁（硫胺素）治療多發性硬化
症患者，另外，也進行肌肉注射肝萃取物（liver extract），來提供額
外的維生素B群。他使用這種療法治療病患已達27年。（註29）40年前，
北卡羅萊納州的科蘭納醫生（Dr. Klenner Frederick M.D.）也曾**使用維
生素B₃和B₁，再加上其他維生素B群、維生素C和E，以及其他營養素
（包括鎂、鈣和鋅）抑制並扭轉多發性硬化症的病情。**（註30）蒙特醫
生和科蘭納醫生因為臨床經驗，相信病患主要是因為神經細胞嚴重缺
乏營養素而引發多發性硬化症、重症肌無力（myasthenia gravis）和其
他許多腦神經病變（neurological disorders）。兩位醫生為了試驗這項理
論，讓病患服用高劑量的細胞分子矯正營養素。而他們在數十年間成功
治療病患的案例，證實了他們的理論是正確的。**維生素B群，包括硫胺
素和菸鹼醯胺，對於維持神經細胞健康有絕對的關鍵作用。**病理學也已
經指出，要修復受損的神經細胞，就需要使用相當高劑量的維生素。

壓力

　　菸鹼酸的抗壓功能極佳。斯德哥爾摩的卡羅林斯卡學院（Karolin-
ska Institute）臨床壓力研究（Clinical Stress Research）主任藍納‧李維
醫生（Lennart Levi, M.D., Ph.D.）發現，任何興奮、害怕或愉悅的情
緒，都會釋放脂肪酸進入血液中。（註31）腎上腺素（Adrenaline）會從
儲存脂肪的部位釋放出脂肪酸。**若是事先服用菸鹼酸，面對相同壓力
時，體內的脂肪酸就不會增加，這也是維生素B₃治療心臟病患者的原
因。**我們已經觀察這種人體的抗壓效果超過30年了。（編審註：然而此
機轉有如同降血壓常用藥物乙型阻斷劑（B-blocker）的效果，但無其藥物的
戒斷反應及副作用）。

維生素 B₃ 能改善的其他疾病

酒精中毒 —— 戒酒無名會共同創辦人比爾‧威爾森，是第一位使用維生素B₃治療酒精中毒者的人。他自己就曾經體驗過維生素B₃的療效，也在戒酒無名會裡的其他30名會員上，見證了相同的效果。因爲他的熱情，使得維生素B₃治療酒精中毒的療法廣泛流傳。而羅素‧史密斯博士（Dr. Russell Smith）也透過上千位病人做了最完整的研究。（註32）

憂鬱症 —— 適當的營養素搭配維生素B₃這個極具價值的維生素，能改善某些憂鬱症患者的病情。（註33）

衰老 —— 維生素B₃，特別是菸鹼酸，能夠減緩衰老，但是它只是抗衰老綜合維生素處方中的一員。

紅斑性狼瘡（Lupus Erythematosus）（簡稱LE） —— 太陽是我的敵人（The Sun is My Enemy）作者艾賴勤（Henrietta Aladjem）曾在書中描述她如何找到適合的療法，而她的病症被波士頓最好的醫生判定無藥可醫。她聽聞保加利亞有位醫生能夠治療紅斑性狼瘡，便找到了這位醫生。他建議艾賴勤注射菸鹼酸，從那之後她的病情便穩定地緩和下來。**許多紅斑性狼瘡的病人現在也將菸鹼酸視爲療法之一。**

白斑病（Leukoplakia） —— 這是喉癌的前期（precancerous）症狀。在瑞士，使用維生素B₃已經是此症狀的基本療法，且作爲預防也有效果。（註35）

服用維生素 B₃

細胞分子矯正醫師會使用高劑量維生素B₃，因爲一般的維生素劑量根本不足以治療許多疾病。每種症狀所需的最適合劑量也都不同，從每日1,000毫克，甚至更高的劑量都有可能。通常一次的劑量會分成3等份使用，因為維生素會溶於水中，同時被快速排出體外。

　　一開始服用菸鹼酸時，會有明顯的熱潮紅反應，這可能是因為忽然釋放組織胺的緣故。**熱潮紅反應或血管舒張和注射組織胺的反應很相似，唯一不同的是注射組織胺會降低血壓，而菸鹼酸的熱潮紅反應則不會**，目前與之相關的假設認為這與前列腺素有關。觀察結果發現，阿斯匹靈會減輕菸鹼酸熱潮紅反應的程度，我們猜測組織胺和菸鹼酸引發熱潮紅反應的機制相同。

　　熱潮紅反應由額頭和臉部開始，然後慢慢往下蔓延。有時全身直到腳趾頭都會泛紅，只是很少見。熱潮紅時，人的臉部和身體會發紅，且發癢及發熱。大約一個小時之後，熱潮紅反應會逐漸退去。第一次的熱潮紅反應往往是最嚴重的。每經一次攝取劑量之後，泛紅的情況會越來越緩和，大多數人在幾週過後，就不再出現熱潮紅反應。如果攝取劑量過低，熱潮紅反應在未來仍會是一個問題。

　　在熱潮紅反應停止之前，每天一定要攝取超過最低劑量的菸鹼酸，通常最低劑量是每天使用3次，每次服用1,000毫克。

　　泛紅程度是根據每人體內的菸鹼酸飽和狀態和吸收速度。為了將泛紅的程度降到最低，患者可以在**飯後服用**維生素，利用食物降低吸收率。**如果菸鹼酸在熱水中溶解，或是空腹服用菸鹼酸，則會使熱潮紅反應更為明顯**，所以，減緩菸鹼酸的釋放速度便能減少熱潮紅反應的次數，許多病患也偏好這個方式。**熱潮紅反應對人體無害**，不過醫師一定要告知病患會有此現象發生，否則，他們會感到害怕。少數人甚至蠻喜歡這樣的熱潮紅反應，還試著停藥數日，只為了再次引發熱潮紅反應。當他們重新開始服藥時，又會再度經歷減緩泛紅的過程。（編審註：菸鹼酸的潮紅現象，被其他的研究學者認為是一種體內藏存輻射毒排放的現象，使用者經常會經歷到數年前的曬傷印痕再現的情況（來自紫外線的輻射汙染），因此菸鹼酸對身體的療效，被認為比不產生潮紅的菸鹼醯酸較為明顯。）

菸鹼酸中的酯類（Esters），像是菸肌酯（Linodil）（是由肌醇（inositol）和菸鹼酸組合的綜合製劑）就不會引起熱潮紅反應，因為菸鹼酸釋放太慢，所以熱潮紅反應不明顯。

泛紅程度可藉由服用抗組織胺藥（antihistamines）、阿斯匹靈或兩者而減少，服用菸鹼酸之前或同時皆可。（註36）在100人之中，只有一人在服用菸鹼醯胺之後，有潮紅反應。或許是因為服用菸鹼醯胺而產生熱潮紅反應的這個人能快速地將菸鹼醯胺轉換成菸鹼酸的緣故。

維生素B₃的最適合劑量，就是能治癒疾病又不會引發副作用。**最常見的B₃副作用**，就是先覺得**反胃**，而後**嘔吐**。如果覺得反胃，就應該立即停止服用維生素。假如開始會嘔吐，先停止幾天，再重新開始攝取較低的劑量，分為250毫克、500毫克和1,000毫克的維生素B₃錠片或膠囊都可以。一般成人開始服用時，應該每日三餐後，服用1,000毫克。若是療效太慢，可以增加劑量，直到副作用出現為止。如果每天攝取6,000毫克，而開始感到反胃，每日劑量就要降至5,000或4,000毫克。菸鹼醯胺引發反胃的劑量比菸鹼酸還低。只有少數人可能每天攝取高達9,000毫克的菸鹼醯胺。要引起反胃的菸鹼酸劑量或許得非常高 —— 少數病患能夠在一天內服用60克的菸鹼酸，而不會反胃。若是兩種引起嘔吐的劑量都很低，兩者可能都需要使用到維生素B₃的治療濃度。

維生素B₃是一種十分安全的物質，即使沒有處方籤，也是安全無虞。如果能夠配合懂細胞分子矯正醫學醫生的建議，就可以完全安心使用。細胞分子矯正醫師都知道維生素B₃不具毒性。數十年來廣泛使用高劑量維生素B₃的療法當中，只有1或2個死亡案例認為可能是B₃過量，但是從未獲得證實。

潛在副作用

　　治療方法所使用的任何化學藥物都有正面和負面的副作用。副作用很少是良性的，所以鮮少在藥理學（pharmacology）中被討論到。而毒物學（Toxicology）則只討論負面效果。營養素則恰好相反，許多營養素都對病患有益，但不被賦予期望，也沒人會想到。這是因爲營養素不只用於對症治療（symptomatic treatment）——而是對健康有全面性的影響。例如，維生素B₃可以治療糙皮病。糙皮病的主要症狀之一，但不是一定會有，就是皮膚起疹子，特別是暴露在陽光下的部位。所以康復的糙皮病患者的正面副作用，就是皮膚回復正常狀態。使用菸鹼酸降低膽固醇的正面效用，就是降低動脈硬化罹患率。

　　而負面副作用就是已討論過的熱潮紅反應、反胃、偶而嘔吐、頭痛、釋放過多組織胺、影響血糖耐受度（blood sugar tolerance）、皮膚症狀和肝臟問題。（註37）

　　反胃及嘔吐——若服用劑量過高，菸鹼醯胺和菸鹼酸都會引起反胃和嘔吐症狀，不過副作用要經過幾天之後才會發作。最初期的反應會感到些微反胃，然後會越來越明顯，如果沒有減少劑量，就會導致嘔吐。

　　如果**嘔吐症狀過於嚴重會導致脫水**（dehydration），若眞的發生，可能是肝臟疾病之病理學中的其中一個因子。如果病患是孩子，他們不知道該如何形容反胃感，不過胃口會變差。如果感到反胃，就要立刻減少劑量，不過劑量可能會低於具療效的劑量。如果服用菸鹼酸而感到嘔吐感，可以改爲服用菸鹼醯胺（或由菸鹼醯胺改成菸鹼酸），或者同時服用兩種且服用低於產生嘔吐感的劑量（例如服用1,500毫克的菸鹼酸，加上1,500毫克的菸鹼醯胺，總共攝取3,000毫克的維生素B₃）。如果兩種上述方式皆不可行，也可以選擇服用酯類，像是菸肌酯或六溴菸酸（HexaNiacin），也可以使用**抗組織胺藥**和**止吐劑**（antinauseants）來減緩反胃。鎮靜劑含有抗組織胺藥，也是種止吐劑，能夠控制嘔吐感。

　　過量維生素B₃造成的**反胃**症狀會在停止服用維生素B₃後的**24～48**小時內逐漸消失。所以，這是判斷病患感到反胃是因為服用維生素還是身體不適最好的方法。當嘔吐症狀已經發生，需要2天時間才能判斷，因此水分要充足，每個小時補充少量水份便能預防脫水。

　　頭痛 —— 此副作用很少發生，特別是服用菸鹼酸，這應該和菸鹼酸能釋放組織胺的特性有關。病患症狀不會太嚴重，通常是很輕微且長時間的緊張性頭痛（tension headache），可以服用少量止痛劑（analgesics）來減緩疼痛。只有極少數的人，必須將維生素B₃換成不同形式，像是換成菸鹼醯胺或是六煙酸肌醇酯（inositol hexaniacinate）。

　　胃酸分泌過多 —— 少數病人會引發胃液分泌過多，也許是因為菸鹼酸釋放的組織胺過度刺激胃酸分泌（gastric secretion）。

　　醣類耐受度的影響 —— 當我（亞伯罕・賀弗）開始研究維生素B₃的臨床和生理特性不久，發現**少數**病患的醣類耐受度（sugar tolerance）會改變。若維生素B₃有所影響，在於它會降低醣類耐受度（血糖暫時性升高）。此時，應該要停止服用菸鹼酸至少5天以上，然後進行葡萄糖耐受試驗（glucose tolerance test）。菸鹼酸不會產生後遺效應（residual effect）。糖尿病患者也可以用菸鹼酸治療，並不會影響到多數病患的胰島素需求量。這些改變通常十分些微，只需要稍稍改變劑量。**菸鹼醯胺對於葡萄糖耐受測試**或**胰島素**需求量則沒有影響。

　　皮膚損害 —— **少數**病人，特別是**精神分裂症患者**，在第一次服用菸鹼酸時，皮膚會產生黑斑（dark pigmentation），而菸鹼醯胺則不會產生此影響。**色素斑**（pigmentation）會在幾個月後出現，特別是關節表面部份，然而並不會有其他的相關症狀（發癢或長疹子）產

生，而這並不是黑色棘皮症（acanthosis nigricans）（皮膚的色素過多
（hyperpigmentation））。

　　肝臟問題 —— 只有**少數**病人會因服用維生素B₃而產生**黃疸**
（jaundice）。使用菸鹼酸的過去50年來，我（亞伯罕・賀弗）**記得因
此罹患黃疸病的患者不到5人。而且所有病患最後都痊癒了**，其中一位
後來繼續服用菸鹼酸，且黃疸病沒再復發。許多病人本身是**酒精中毒**
者，他們罹患黃疸病的機率較高。後來發現，沒有人因黃疸病而死，而
少數幾位是因為服用鎮靜劑而引發黃疸病 —— 當他們停止服用鎮靜劑，
繼續服用菸鹼酸之後，黃疸病也沒了。

　　多年前，菸鹼酸被證實能夠**降低膽固醇**，但有些醫生仍會擔心，
因為肝臟功能血液測試，即使沒有黃疸病仍會顯示肝臟功能失調。他
們對許多病人進行肝臟切片檢查（liver biopsies），那些人每天都服
用3,000毫克的菸鹼酸已長達1年。利用電子顯微鏡進行的組織學檢驗
（histological examination）顯示，並**沒有證據顯示菸鹼酸會造成肝臟功
能失調**。自此之後，許多人注意到，如果病人服用菸鹼酸時進行測試，
血清麩氨基草醯乙酸轉胺酶（serum glutamic oxaloacetic transaminase）
（簡稱SGOT）和血清麩丙酮酸轉胺基酶（serum glutamic pyruvic trans-
aminase）（簡稱SGPT）**指數都會提高**。這些發現我都不會過於重視，
除非有確切的臨床證據證明肝功能失調。**除非受測病人已停止服用菸鹼
酸5～7天，否則肝功能測試就不準確**；而在停用的狀況之下，如果沒
有黃疸，測試結果將會顯示正常。而很明顯地，逐漸增加菸鹼酸的攝取
量，肝功能測試就會正常。

　　**可能是菸鹼酸干擾肝功能測試的運作，或者是菸鹼酸對肝臟的某些
影響被誇大了**。而菸鹼酸增加膽紅素濃度，因為在肝臟吸收時，菸鹼酸
的增加會提高肝臟對膽紅素的攝取量。這會促使罹患**吉伯特氏症候群**

（Gilberts syndrome）的病人導致**高膽紅素血症**（hyperbilirubinemia）。所以，在吉伯特氏症候群患者開始服用菸鹼酸之前，要先測試其膽紅素指數，以確保他們在服用菸鹼酸之後，肝功能仍保持正常。

也許最好是在開始服用菸鹼酸之前，要先測試其膽紅素指數，才能確定菸鹼酸在吉伯特氏症候群患者之肝功能測試中比較容易顯示不正常。（編審註：有關維生素B$_3$臨床運用請詳閱本書二位作者另一著作《Niacin the real story》中譯本《燃燒吧！油脂與毒素》博思智庫2014出版）

臨床案例療癒分析

台灣地區 (編審補充)

個案一

亞臨床糙皮症/丁淑娟 https://www.youtube.com/watch?v=z_G2pEsMDqA

個案二

無汗症、無毛症/李晶晶 https://www.youtube.com/user/cdilohas

維生素 C（抗壞血酸）

地球生命起源的原生湯（primordial soup）裡，可能已含有6個碳原子的維生素C（抗壞血酸，化學式為$C_6H_8O_6$），還有維生素B$_3$（菸鹼酸）以及其他維生素。比單醣還小的維生素C，維繫地球萬物生命的時間很長，所以若有人說維生素C對人體有害，簡直是無稽之談，因為在生物發展與存在的過程，這些分子早已存在生物體液中了。大約4億5千萬年前，海洋脊椎動物（aquatic vertebrates）就已經發展和興盛大約1億年的時間，在那之後，才開始演化出陸地生物（爬蟲類、鳥類和哺乳類）。**魚類**和**兩棲類**的**腎臟**能製造抗壞血酸；**鳥類**在演化早期，也是使用腎臟產生抗壞血酸，演化中期則利用**腎臟**和**肝臟**，直到接近演化後期的現代鳥類，就只利用**肝臟**製造抗壞血酸，和大部分的哺乳類相同。

大約2千5百萬年前，我們的祖先喪失了這項功能。抗壞血酸維生素C的結構和葡萄糖類似，且更易產生化學反應。如果動物要製造抗壞血酸，就要利用葡萄糖。這個製造過程需要名為古洛糖酸內酯氧化酶（gulonolactone oxidase）的酵素，但是人類和少數動物體內缺乏這種酵素，所以無法製造抗壞血酸。負責合成這種酵素的基因已經消失了。

因為原始人類飲食中不缺抗壞血酸。許多不用烹煮的食物，特別像是水果，都富含維生素C。還有被掠食動物（prey animal）體內，非肌肉器官（nonmuscle organ）也含有維生素C。而且就算沒有合成抗壞血酸的功能，也不會影響人體，因為能從食物中攝取。用來製造抗壞血酸的能量就被釋放出來，提供給其他生物化學反應使用到相當的好處，因此這個基因的損失也是進化上的優勢。只是一旦喪失製造抗壞血酸的能力，就無法再回復。後來，人類也因此付出了龐大代價，承受或輕或重的疾病和死亡的痛苦，就因為缺乏抗壞血酸。當祖先們獲取越來越多富含抗壞血酸的食物，後來我們付出的代價也就越來越大。罹患壞血病的結果就是死亡，導致許多人喪生，水手罹患壞血病的死亡率，比遇到颶風、船難或戰爭而死的機率還高。和人類一樣，天竺鼠和吃水果的蝙蝠也需要靠飲食補充抗壞血酸。即使是孩子也知道，他們的寶貝天竺鼠需要吃富含維生素C的食物，要不然就會生病，其實就是罹患了壞血病。其他的豢養動物，特別是貓和狗，也逐漸步上人類後塵。有些從出生便由人類豢養的**小狗發育不良，就是犬類壞血病的徵兆**。

典型且明顯的壞血病病患很少出現在工業化國家。患病初期，病人會喪失精力、感到疲累、面如黃蠟、膚色灰暗如泥，而且關節會陣痛，**牙齦感到疼痛並且出血**，還會時**常流鼻血**，皮膚也會出血。最後，膚色會顯得暗沉，呈現棕色、**牙齒脫落**、**傷口癒合不良**、身體的復原功能不再、**呼吸短促**，不久之後便會死亡。身體抵抗力也會降低，**黑死病就像是加強版的壞血病**，所以如此可怕。（註1）四分之一的歐洲人口——2千5百萬人——因此喪命。即使如此，一般罹患壞血病的人，主要還是因為缺乏食用綠色作物。

遠航漁船已能航行數月，也因此將壞血病帶上了漁船。因為太多水手會因壞血病而死，所以招募水手時，總會多僱用幾個人。有時一趟遠洋航行結束時，存活的船員只剩出發時的一半。即使英國軍醫詹姆士·林德（James Lind）證實，攝取柑橘類的水果能夠預防壞血病，英國海軍還是花了40年的時間才開始分配果汁給船員。經過預估，若是水手服用檸檬汁，能夠雙倍強化海軍戰力。不過在這40年的延誤，已經白白犧牲了十萬人的生命。

英國商會（The Board of Trade）又等了72年，才開始在全國的商船（Merchant Marine）上發放柑橘類果汁。美軍到了1895年才開始注意到這個問題。在1931年，匈牙利生理學家艾柏特·聖猶基（Albert Szent-

Györgyi）（1893–1986）發現抗壞血酸就是維生素C，成功幫助人類
對抗壞血病。一開始，他原本要將這些從辣椒萃取出的白色結晶體稱
為「未知醣」（ignose），因為根本沒人知道這到底是什麼。但他發表
論文的期刊編輯反駁這個名字，所以聖猶基又重新命名為「神知醣」
（Godnose）這項研究發現對人類有重大意義，讓聖猶基在1937年得到
諾貝爾生理學（或醫學）獎。

維生素C最佳的食物來源是許多有色蔬菜和所有水果。像是綠色
花椰菜（broccoli）和白色花椰菜（cauliflower）、紅高麗菜（red cab-
bage）、草莓、菠菜，當然還有柳橙，每100公克（即每份3.5盎司）都
含有超過50毫克的維生素C。每份維生素C含量約25～50毫克的蔬果有
高麗菜、檸檬、葡萄、蕪菁（turnips）、青蔥和橘子。每份維生素C含
量少於25毫克的蔬果則包括嫩碗豆（green peas）、小蘿蔔（radishes）
和番茄。

人體內的抗壞血酸

人體內每種組織所含的抗壞血酸程度不一，有可能和各組織應用
壞血酸的方式有關。**腎上腺的抗壞血酸含量比其他組織都高。**腎上腺
素髓質（adrenal medulla）合成去甲腎上腺素（noradrenaline）和腎上
腺素，而器官皮層（cortex）則合成多種類固醇類賀爾蒙（steroid hor-
mones）——這些反應都需要用到抗壞血酸。腎上腺會用盡抗壞血酸，
特別在壓力之下，無法防止這些賀爾蒙氧化（oxidation）。**維生素C是
治療腎上腺素耗竭（adrenal exhaustion）的重要療方。**

白血球（Leukocytes）會主動尋找抗壞血酸，並將其運送到受損的
組織，所以其抗壞血酸濃度比血漿（plasma）的抗壞血酸濃度還要高。
白血球也需要抗壞血酸以製造球蛋白（globulins），來進行巨噬作用

（phagocytosis）（吞噬其他細菌和入侵物）。**白血球極需抗壞血酸，所以當體內抗壞血酸太少時，白血球會保留足夠的抗壞血酸，而造成其他組織產生壞血病**。病人此時若每天最多攝取7公克（7,000毫克）的抗壞血酸，剛好只能應付白血球與其他身體所需的維生素C。這就是為什麼推薦膳食供給量/基準日攝取量（RDA/DRI）每日攝取100毫克的標準，對病患來說根本不夠。

眼睛的水晶體很需要大量抗壞血酸，來保持濕潤和透明度。抗壞血酸含量如果降低，就會引發白內障。反之，多吸收大量的抗壞血酸就能夠預防白內障。（註2）大腦也含有許多抗壞血酸，但是隨著年齡增長，濃度會降低。抗壞血酸對腦部極為重要，因為腦部會通過血腦屏障（BBB，blood-brain barrier）不斷累積抗壞血酸，但是要達到這項生理作用並不容易。血腦屏障**由食物中攝取的維生素C，不到1%的含量會到達腦部**。當然，維生素C的角色也能**保護神經元**（neurons）不受**胺**（amines）的氧化物（oxidized derivatives）破壞。神經突觸傳送訊息的功能經發現會被**鉻引朵**（chrome indoles）（腦內的結構分子像是多巴（dopachrome））所抑制，而維生素C則能提供**保護訊息傳送**的功能。

抗壞血酸參與身體裡的許多作用，也是人體生存的關鍵分子。抗壞血酸能破壞組織胺。當人體缺乏抗壞血酸，壞血病發病時，組織中組織胺會開始累積。研究人員發現大部分的**胎盤（placenta）分離**病例，都**是因為體內抗壞血酸太少的原因**。（註3）任何因為血液中組織胺提高而引發的疾病，都應該使用適量的抗壞血酸，像是燒傷、蚊蟲叮咬、和許多過敏症狀。

抗壞血酸也能提高膽固醇的可溶性（solubility）以溶解膽固醇。還能夠**將鈣質從動脈鈣化斑塊**（calcium plaques）**中移出**。其他化學元素也可以被移除，像是鈉、鉀、銨（ammonium）、鎂、鐵、銅和鋅。少量的鉛、汞和鎘也會因抗壞血酸而被排出體外。因此，維生素C能協助身體將多餘的重金屬排出，具有解毒功用。（編審註：但也因此醫師們對於長期大量攝取維生素C或做靜脈注射的病人，應留意是否有鉀、鎂、銅或其他微量元素的缺乏而適時給予補充。）

受益於維生素 C 的症狀

維生素C的重要性絕對不是誇大，超過30種主要疾病都指出維生素C有助於病情的改善，包括肺炎、關節炎、癌症、白血病、動脈硬化、膽固醇過高、糖尿病、多發性硬化症和慢性疲勞（chronic fatigue）。（註4）許多精心設計的研究顯示，**高劑量維生素C能幫助癌症病人改善病情**（編審註：大劑量維生素C被證實對化療病人所常見的白血球過低症（Leukocy topenia）有立即性的提升效果，同時減少產生其它感染發炎的機率，對腦部放療後的病人可有效降低腦壓、減少類固醇的使用，並對頭頸部或其他部位，因放療而衍生的潰瘍傷口進行快速的修復作用），延長壽命。（註5）

甚至僅補充最少量的維生素C也能預防疾病，拯救生命。每天攝取**500毫克**便能降低42%的心臟病死亡率，以及降低35%的其他疾病致死率。（註6）因為至少有三分之二的人每天吃的蔬果不夠，要填補不足的維生素C，唯一的方法就是服用維生素補充品。

「維生素C是少數對人體最安全的營養素之一。」受到認可的專業胸腔醫師科蘭納（Dr. Klenner Frederick）醫生寫道：「就算是服用高劑量維生素C也還是很安全。比起其他目前正在使用的處方藥，維生素C幾乎沒有副作用。」科蘭納醫生是第一位積極地使用維生素C治病的醫生，他自1940年代初期便開始使用。他成功利用高劑量維生素，治癒了**水痘、麻疹、腮腺炎、破傷風**和**小兒麻痺患者**。下列清單是科蘭納醫生發現對高劑量維生素C療法有反應的疾病：

- 肺炎
- 腦炎
- 帶狀皰疹（Herpes zoster/ shingles）和單純皰疹（herpes simplex）
- 單核血球增多症（Mononucleosis）
- 胰臟炎（Pancreatitis）和肝炎
- 落磯山斑疹熱（Rocky Mountain spotted fever）
- 膀胱炎（Bladder infection）
- 酒精中毒
- 關節炎
- 部份癌症和白血病
- 動脈粥狀硬化（Atherosclerosis）
- 脊椎間盤（intervertebral）破裂
- 膽固醇過高
- 角膜潰瘍（Corneal ulcer）和青光眼
- 糖尿病
- 精神分裂症
- 燒燙傷（包括放射性燒傷）、有毒昆蟲或動物叮咬和二次感染（secondary infections）
- 中暑
- 重金屬中毒（汞和鉛）
- 多發性硬化症
- 慢性疲勞
- 手術後併發症

這清單長的不可思議。超過40年來，科蘭納醫生使用高劑量維生素C治療許多家庭醫學疾病，而且針對此療法，發表了24篇醫學論文。他的成功的確很難置信，但他的確辦到了。科蘭納醫生寫道：「有些醫生寧可看著病患死去，也不願意使用抗壞血酸（維生素C），只因爲他們有限的腦袋中，認爲那僅只是一種營養素。」（註7）

心臟病和中風

每年有上百萬人死於心臟病和中風，而許多證據也都顯示維生素C能夠挽救許多生命。兩度獲得諾貝爾獎的鮑林博士估計，如果美國的成人每日補充2,000～3,000毫克的**維生素C**，就能降低心臟病80%的致死率。鮑林博士提到：「既然維生素C缺乏正是引起心臟疾病的普遍原因，那麼就應該用維生素C補充品作爲此病的通用療法。」（註8）

心臟病是美國第一號殺手。針對那些有心臟病的患者，鮑林博士指出，如果每天攝取6,000毫克的維生素加上賴氨酸（lysine）（普通的胺基酸），並將劑量平均分配成數等份服用，可改善心臟動脈阻塞（blockage）。維生素C能夠降低血清膽固醇濃度水平，並修復動脈血管管壁的損害。補充維生素C和E能夠大幅降低罹患動脈硬化的機率。（註9）一項研究爲期九年時間，針對11,178人，年齡介於67～105歲的老人流行病學研究人口資料庫（Established Populations for Epidemiologic Studies of the Elderly）進行研究，想了解維生素E和C補充品和致死率的關係。病人如有飲酒習慣、吸菸、使用阿斯匹靈和其他症狀，如果同時服用維生素E和C，並依照個人情況調整劑量，就能降低總死亡率和冠狀動脈死亡率。（註10）

另一個指標性的研究指出，超過85,000名護士在60年間發現維生素C補充品能十分有效地降低**心臟病**罹患率。從食物中攝取維生素C是不夠的，所以無法影響心臟病罹患率，只有高劑量維生素C補充品才會產生療效。該項研究也根據年齡、是否有吸煙習慣、還有其他冠狀動脈的罹患因素而調整。（註11）

一個國際小組從29萬3千人的九種前瞻性研究中收集資料，這些人服用維生素E、β胡蘿蔔素和維生素C，長達10年，且在調查開始時，他們並未罹患冠狀動脈心臟病。這項調查的目的，是要了解這10年間這些人的冠狀動脈心臟病的患病狀況。每日攝取抗氧化維生素和降低心臟病罹患率關聯性很低。然而，比起那些完全不補充維生素的人，有些受測者每天最少攝取700毫克的維生素C，以致於他們能夠降低25%的心臟病罹患率。（註12）

維生素C對維持正常血管壁和血液循環這兩者都很重要：其一是**膠原蛋白**的形成，因為這能保持**血管壁的彈性和強度**，其二則是**膽固醇的溶解作用**。這並不代表只有抗壞血酸能預防動脈硬化、冠狀動脈心臟病和中風。這些複雜的現象牽涉到所有飲食——尤其是脂肪、複合和單一碳水化合物，以及蛋白質之間的關係——不過抗壞血酸的確扮演治療的關鍵角色。

抗壞血酸對於合成和維護膠原蛋白（collagen）也很重要。結構較弱的膠原蛋白會造成壞血病的出血症狀；像是牙齦和微血管（capillaries）出血、牙齒脫落，以及舊傷口復發。早期研究指出，抗壞血酸耗盡是因為壓力，對無意識壓力最敏感的動脈部分所含抗壞血酸最少，**抗壞血酸缺乏使得基礎物質（ground substance）產生分解作用（depolymerization）（解離）**，接著，研究人員也指出，缺乏抗壞血酸的動脈也能以補充這項營養素來加以修補。

動脈硬化和膽固醇相關：患有高血壓的受測者更容易罹患動脈硬化和冠狀動脈心臟病。**缺乏維生素C會嚴重增加膽固醇的合成**。餵食兔子、天竺鼠、老鼠和人類抗壞血酸，則能降低膽固醇（雖然人類的實驗結果顯示，維生素B_3的效果較好）。如果服用高劑量維生素C的高血壓患者，會看到更顯著的療效。研究人員也發現，隨著服用抗壞血酸的劑量改變，血清的膽固醇濃度也會跟著改變。（註13）（編審註：諾貝爾獎得主萊納斯‧鮑林博士曾表示：動脈硬化（Artheriosclerosis）是血管型的壞血病。）

　　事實上，動脈硬化也許就是長期缺乏抗壞血酸。抗壞血酸鹽系統可以移除斑塊（plaques）裡的膽固醇，方法有二：第一，當做清道夫，以降低動脈沉澱物的表面張力，第二，則是移除斑塊裡的鈣質。讓大白鼠（albino rats）**攝取高劑量維生素C（每1公斤攝取100～200毫克）能降低總膽固醇、極低密度膽固醇（very-low-density cholesterol）和低密度膽固醇（low density cholesterol）**。這些劑量，就像是讓重152磅的人類，每日服用7,000～14,000毫克的維生素C一樣。二位作者指出，調整適合的高劑量維生素C，能**預防動脈硬化**。（註14）

　　在芬蘭，目前正在進行中的考比歐缺血性心臟病患病因素研究計畫（Kuopio Ischemic Heart Disease Risk Factor Study）的研究人員，測量了2,419位中年男性的維生素C血清濃度指數。曾中風過的人則不包含在此分析中。參與者被追蹤了長達10年；關於罹患中風的結果頗有趣。在這段期間，有120位參與者曾經中風。在控制其他潛在影響因素（包含年齡，BMI值，吸菸與否，血壓和血清膽固醇（serum cholesterol））之後，研究人員發現血液中維生素C含量低的男性，中風的機率是其餘人的兩倍。（註15）

　　通常是腦中的血液流通被血塊或血栓給堵住了，才會引發中風。因為動脈硬化，才會造成血栓在動脈裡形成。最近研究則顯示，**血漿維生素C（plasma vitamin C）的濃度過低為甚麼會和中風機率增加有關，**特別是高血壓族群和體重過重的男性。（註16）**維生素C能維護動脈管壁的完整性和心血管組織的強度**。最近研究顯示，維生素C能**降低CRP**（C-反應蛋白 (C-reactive protein)）指數，而這項指數是發炎的指標。這項訊息很重要，是因為有愈多證據顯示，身體的慢性發炎會增加心臟病的罹患風險。（註17）

一般感冒

感冒似乎看起來很普通，但事實卻並非如此。「感冒」這個詞，泛指所有急性、存活時間短的病毒感染，會影響上呼吸道，可能會引發細菌感染。典型的感冒症狀，會令人感到不適（malaise），因為鼻竇（sinus）腫脹，流鼻水，所以會有輕微或嚴重的鼻塞，還有輕微發燒。大多數人罹患感冒6天後便會痊癒。

有很大比例的感冒病人有流鼻涕的症狀，並非因為病毒或細菌感染，而是鼻子過敏。許多人接受抗感冒藥劑測試，測試結果指出這兩種「感冒」症狀都會出現。兩者不同之處在於成因，所以它們很可能不會對相同療法產生反應或用同樣方法預防。所以，要治療過敏型感冒，用抗組織胺藥會比較合適。抗生素能有效控制鼻子和喉嚨的細菌感染，**而抗壞血酸則能影響三種感冒成因（病毒、細菌或過敏）**，但是對過敏型感冒的效力偏低。奶製品過敏是引發過敏型感冒的原因之一。

罹患一般感冒的民眾們不同的體質，正好能解釋一堆有關抗壞血酸鹽治療和預防感冒功能的爭論。服用抗壞血酸的確能夠預防並改善感冒症狀，但就我們來看，抗壞血酸對於「真正的」一般感冒療效最佳，也就是由**病毒**引發的感冒。病毒型感冒（viral cold）成因有二：感到寒冷或是壓力，引起呼吸道中的病毒開始活動，再加上體內干擾素（interferon）和抗體（antibody）較少；另一個成因正好相反，是透過有感冒的人打噴嚏所造成的飛沫傳染（droplet transmission）。**抗壞血酸使得干擾素和抗體增加，便能有效預防因壓力和飛沫引起的一般感冒。**

諾貝爾獎得主鮑林博士發現，許多已發表的雙盲研究指出，就算每天只攝取1,000毫克的抗壞血酸（維生素C），**就能夠降低約45%的感冒發生率，以及減少約63%的患病時間。**（註18）已使用抗壞血酸治療病毒感染長達27年的科蘭納醫生則表示：「我的病患中，有700多人每天都服用10克（10,000毫克），或是更多的維生素C，時間長達3～15年。其中90%的病患從來沒得過感冒；剩下的人，則是需要更多的抗壞血酸（維生素C）」（註19）如果每天服用1,000毫克，能夠達到45%～63%的療效，那麼一天服用10,000毫克，便能達到90%的療效，所以如果不額外補充維生素C，每日服用少於100毫克的官方建議標準劑量其實根本就無法預防感冒。官方建議每人每日攝取量都低於每日100毫克，包含懷孕婦女在內。

　　有研究已經確認維生素C是對抗一般感冒最安全，最便宜也最有效的方法。（註20）在一項有715個研究對象的對比型研究中，當測試組出現感冒和流感症狀後的前6個小時，**每個小時就會被給予1,000毫克的維生素C**，之後則每天給予3次1,000毫克的劑量。而沒有感冒症狀的人（控制組），則每天服用3次維生素C，每次1,000毫克。比起控制組，測試組的流感和感冒症狀的嚴重程度，降低了85%。該研究作者也提到：「在過去超過30年的時間裡，高劑量維生素C已是公認能夠有效對抗感冒和流感的療方。」（註21）在另一項研究中，研究員則發現，如果研究對象在冬天連續6天服用維生素C補充品，罹患感冒的次數，比服用安慰劑的研究對象明顯減少。就算是他們真的感冒了，患病時間也比服用安慰劑小組的時間短，嚴重程度也較低。因此，作者也做出結論，認為維生素C確實有效。（註22）

　　維生素C強化結締組織（joining tissues），因此能夠增強對抗病毒入侵的能力。維生素C也能**強化人體免疫系統，中和自由基，如果服用高劑量維生素C，還能殺死病毒。**（註23）這些維生素C的重要功能能夠安全且有效地降低感冒罹患的頻率、甚至減少患病的時間。研究人員針對16名男性，進行雙盲對比型實驗，讓他們每天服用500毫克的安慰劑或是抗壞血酸，1日服用4次。在第1週裡，志願者和8位因實驗感染感冒的男性共同生活與互動。同樣的生活又過了兩週。安慰劑組8人中有7人

罹患了感冒，而抗壞血酸組中，只有4人發生相同的情形。此外，抗壞血酸組的感冒徵兆和不適症狀都大幅減少。（註24）

鮑林博士是對的：要**預防感冒**，就要服用足夠的**維生素C**。飲食中避免**攝取精製的糖份與澱粉也很有幫助**。最有效的預防方法，就是每8小時，服用1,000毫克的維生素C。如果你覺得就快要感冒了，那麼每個小時服用2,000毫克的維生素C，並持續服用相同劑量，直到感冒症狀消失。（註25）許多人甚至服用了更多劑量，感冒也成功治癒了。如果你因為服用維生素C，而感到腸胃不適（排出軟便），就將劑量減少50%。服用高劑量維生素C會使感冒的患病時間縮短，並減輕症狀。每日服用劑量越高，恢復會越快結果也會越好。

最適合的劑量，就是不會產生排氣和腹瀉的劑量——不會產生軟便效果的最高劑量。每個人都有最適合的抗壞血酸劑量，病患要靠自己的經驗決定劑量多寡。（註26）每個人都能找到適合自己的有效劑量，並控制感冒，且不需要諮詢醫生。若一個人的有效劑量（飽足劑量）是每日攝取12,000毫克，那麼就算每天攝取3,000毫克也沒有用，但如果你去諮詢醫生，那麼他一定會說是因為抗壞血酸對感冒無效。醫生總是認為抗壞血酸沒有效用，所以對維生素C存有偏見，因此，服用足量維生素C且有療效的人，是沒有理由要去看醫生的。

病毒和細菌感染

威廉・J・麥可明克（William J. McCormick）博士提出維生素C缺乏症，是許多傳染病的成因，但也是療方。在1947年，他引述1840年的一份死亡率表單指出，飲食中的維生素C不足，是造成肺結核（tuberculosis）、白喉（diphtheria）、猩紅熱（scarlet fever）、百日咳（whooping cough）、風濕熱（rheumatic fever）和傷寒（typhoid fever）的主要原因。（註27）直到今日，認為歷史上的患病潮是因為維生素C攝取不足所造成的想法，還是和60年前一樣新潮。

麥可明克博士認為，**維生素C是治療疾病的關鍵營養素**，還指出「因為維生素C在化學上扮演著一種還原劑，有時也是氧化劑的角色，所以維生素C也是對抗化學和細菌毒素的特效解毒劑。」此外，他指稱「維生素C在呼吸系統組織中有抗氧化的重要功能，還能增進免疫力（支援抗體的形成），針對傳染性疾病維生素C能中和傳染病毒與細菌的毒素。如果攝取抗壞血酸，從500～1,000毫克（通常每小時服用一次），會產生強大的治療效果，而更好的補充方式則是靜脈或肌肉注射。」（註28）

有很多的證據顯示，頻繁的服用高劑量的維生素C，能治療許多所謂的傳染疾病。如果能建立一套理論，證實這些疾病的確就是維生素C缺乏症，我們就能夠藉由定時補充足夠的維生素C來預防這些疾病。這肯定是做得到的事，麥可明克博士說過：「一旦利用高劑量的抗壞血酸來治療，在急性發燒或傳染病的毒發階段後，維持攝取相對少量的維生素C就足以讓多數人預防疾病復發，就像是減火時，用小型化學減火器，就能控制住火勢的開端，若是發展成大火，就一定要用大型高壓水管引入大量的水才行。」（註29）麥可明克博士是早期主張以維生素C作為抗病毒及抗生素使用，在1950年代，他相對謹慎的養生法，宣導頻繁服用1,000毫克的劑量被視為像是天文數字那麼多，也讓人感到懼怕。有些人到今日仍感到如此。不過**高劑量維生素C其實是非常安全，而且是治療病毒感染的有效療法**。（註30）**高劑量的維生素C，能中和自由基，幫助身體殺死病毒，並強化身體免疫系統，固定服用維生素C能預防病毒感染。**

科蘭納醫生甚至更成功地使用更多的抗壞血酸治療病毒型疾病。在小兒麻痺症疫苗發明之前，他就已經有成功療癒小兒麻痺症的例子。在粉狀抗壞血酸普及的幾年後，研究人員得以透過實驗做出結論，**他們**

讓幾隻感染重度小兒麻痺的猴子症狀減輕而且更能對抗小兒麻痺。（註31）但是對於其他的猴子使用更多病毒來讓牠們感染，卻用更少的抗壞血酸來治療，就不見保護效果。（註32）科蘭納醫生和其他人認為臨床結果很正面，因為他使用高劑量維生素C。（註33）小兒麻痺現在已經得到控制，這是早期實驗的確證實抗壞血酸既有效又安全。在施打小兒麻痺疫苗（或任何疾病的疫苗）之前，每個人都應該攝取足夠的抗壞血酸，以避免不良副作用產生的機會，即使發生機率不高。

病毒性肝炎也對高劑量抗壞血酸有所反應。維生素C專家羅柏・F・卡司卡特醫生指出，**病毒性肝炎（Viral hepatitis）是最容易被抗壞血酸治癒的疾病**。（註34）每日口服劑量由**40～100克**不等（40,000～100,000毫克），如果產生次軟便程度的劑量過低，也可以用靜脈注射。急性的病毒性肝炎病例能在**3天**內，使得排便和排尿正常，病人也會在4天後感覺比較良好，黃疸症狀在6天後便會消失，**然而慢性黃疸的反應較慢**。

抗壞血酸也能夠成功治療皰疹（herpes），有3種不同的皰疹病毒分別會引起唇皰疹（cold sores）、帶狀皰疹（shingles）和生殖器皰疹（genital herpes），足夠的抗壞血酸能停止皰疹病毒活動。研究人員追蹤38位案例，自從他們每天服用1,000～2,000毫克的抗壞血酸，每個案例，都已經飽受3～5種皰疹症狀之苦多達數年。因為抗壞血酸，其中的30人已經不再發病，而其他8人的症狀則是減輕，或是較不嚴重。8個案例中有6個人將每天服用的抗壞血酸增加到3,000～4,000毫克，他們都感到病情恢復不少。（註35）**鋅與抗壞血酸一起使用，能夠提高治療皰疹的效力**，帶狀皰疹也對高劑量維生素C有所反應（編審註：在台灣本島，目前彰化基督教醫院疼痛科已採用大劑量維生素C靜脈注射，來減輕患者帶狀皰疹（皮蛇）病症發病後的神經性疼痛，所有病患皆因此得到令人意外的止痛效果）。

　　有報告指出，**局部使用**（塗抹於患部）抗壞血酸能抑制生殖器皰疹，通常這個疾病都會被認為無藥可醫。但抗壞血酸效果最好，但要謹慎使用；抗壞血酸鈣（calcium ascorbic）不具酸性，也不會讓患部因酸刺激「痛到哇哇叫」。有報導指出，使用經過一晚時間，人們的病情不適和染病範圍都有顯著改善，如果皰疹破皮損傷部份滲出組織液（液體中有病毒），病人會發現損傷部分會比較乾了，如果傷口破了，導致液體漏出，那麼不僅傷口局部可使用抗壞血酸，塗抹在整個患部也是個好方法。如果維生素C軟膏乾了，就會看到一層薄薄的白色「霜狀物」，那就是剩餘的維生素C晶體，每天重覆這個過程2次，直到皮膚完全痊癒。（編審註：除了抗壞血酸鈣的使用，若不易取得患者亦可使用自製抗壞血酸鈉（sodium ascorbate），即粉狀抗壞血酸加上無鋁小蘇打粉（碳酸氫鈉）等量並加入適量的水調合至適合的PH值，即可做為傷口的清洗、塗抹、刷牙（治療牙週病）、用水稀釋亦可陰道沖洗（治療念珠菌感染HPV成當成減酸度 (Batter) 的維生素C補充飲品））

　　根據卡司卡特醫生指出：「局部塗抹維生素C軟膏是治療單純皰疹（herpes simplex）相當有效的方法，症狀程度較輕的話，也能治療某種**卡波西氏肉瘤**（Kaposi's lesions）」（註36）**人類乳突病毒**（human papilloma virus）（簡稱HPV，為引發子宮頸癌的頭號元凶）也能使用局部塗抹維生素C軟膏療法來治癒。

　　禽流感（avian/bird flu）經常在報章雜誌與其他新聞媒體中被提及，是一種特別嚴重的流行性感冒型態。這應該要被稱為家禽流感（poultry flu），因為幾乎所有150位左右的人類感染病例，是因為家中的家禽而感染的。有趣的是，禽流感的症狀包括皮膚大量出血、牙齦出血和流鼻血──這些典型症狀就是臨床壞血病，意指這也是危急的維生素C缺乏症。所以代表要用維生素C來治療。嚴重的病例，需要由醫生進行靜脈注射（IV），需要200,000～300,000毫克的維生素C，或是更多的劑量。需要這麼高的劑量是因爲禽流感很明顯地會快速消耗很多維生素C，就像是急性病毒性出血熱，有點像是感染了伊波拉（Ebola）病毒。卡司卡特醫生指出需要特別高技量維生素C的疾病：大部分的流行性感冒（流感），需要每天攝取100,000～150,000毫克；禽流感則需要每天攝取150,000～300,000毫克。（註37）

利用維生素C療法時以適當的劑量和服用頻率是成功的關鍵。因此，我們重新聲明：爲了達到最好的結果，要將每天需要攝取的維生素C平均分配於一天清醒的時間裡，直到排軟便爲止（剛好快達到腹瀉狀態）。在排出軟便之後，就降低維生素劑量。如果病毒感染的症狀復發，那就是要增加劑量的徵兆。一直服用直到完全康復，病人可以親眼見證維生素C是如何大幅改善病毒所引起的疾病之嚴重程度和縮短患病時間。

應該用抗壞血酸來對抗細菌感染的理由如下：（1）它能阻止細菌生長；（2）它能去除細菌的毒素；（3）它能控制並維持白血球的巨噬（phaqocytosis）作用；（4）病人可以服用很高的劑量，因爲不具毒性。有許多疾病都用抗壞血酸來治療，像是肺結核、肺炎、百日咳、猩紅熱、痢疾和其他感染疾病。許多早期研究裡並未使用高劑量，即使如此，根據觀察，低劑量的抗壞血酸還是很有幫助的。50年前，麥可明克博士的報告指出，病人每天服用2～4克的抗壞血酸，病情就有改善，然而科蘭納醫生建議的劑量是10～20倍。（20g～80g）

癌症

維生素C能增進體內細胞間結合物質，也就是膠原蛋白的強度。

假如細胞緊黏在一起的話，腫瘤將不易經由細胞擴散，這個推論不只合邏輯也是相當一大步的進展。麥可明克博士就跨出了這一步：「針對癌症，維持膠原蛋白合成的最佳化程度，能讓任何成長中的癌細胞四周的組織基質更加堅韌且強壯，因此，癌細胞會穩定固著，不會輕易的散開和轉移。」（註38）這個簡單的理論讓鮑林博士和伊旺‧卡麥隆（Ewan Cameron）決定使用高劑量維生素C來對抗癌症。畢竟，如果癌症細胞將要擴散，補充足夠的維生素C以強化膠原蛋白來防止擴散是很合理的。麥可明克博士也是頭幾位提出評論的人，他認為**患有癌症的病人通常體內組織中的維生素C濃度出奇地低**，他指出這就是缺乏症，缺少的劑量最多可達4,500毫克，這就能幫助解釋為什麼癌症病人的膠原蛋白通常不夠堅韌到足以防止癌症擴散。他也認為**典型的維生素C缺乏症的症狀 —— 壞血病 —— 和部分白血病以及其他癌症的症狀非常相似。**直至今日，雖然壞血病已被廣泛認為已經絕跡了，但是癌症卻很多。如果罹患癌症和壞血病的徵兆相似，是否這兩個名字不同的疾病基本上就是相同的疾病呢？

麥可明克博士更提出了進一步的假設：維生素C缺乏症使得膠原蛋白弱化，上皮組織和結締組織剝離，會導致原本整齊安排好的細胞結構崩解，而這就是引發癌症的前奏。（註39）麥可明克博士的結論是：「我們所做的（抗癌）努力，應該是針對預防造成細胞排列不良的主因 —— 上皮（epithelial）和上皮下（subepithelial）結締組織的膠原蛋白瓦解 —— 呈現在開放性潰瘍和傷口久不癒合，以及異常（如：蟹足腫）或容易出血（hemorrhage）。像這樣的病變，很可能就是未來罹患癌症的早期警訊，也是罹患壞血病的早期徵兆。」（註40）如果我們的文明飽受壞血病普及之苦，但現代版的壞血病應稱之為「癌症」，那麼根據這兩個具有相同症狀、發病過程和臨終結果的疾病，也應該會有相同的病因（維生素C缺乏症）和治療的方法：**大量的維生素C**，即使這個假設只有部分為真，那麼按照常規，所有的癌症病患都應該給予高劑量抗壞血酸。稍後我們將會在第13章提到維生素C在治療癌症時，所扮演的角色。

壞血病和亞臨床型壞血病

典型壞血病在科技發達的已發展國家很少見，少到即使有人患病，也可能不會被診斷出來。毫無疑問地，唯一療方就是盡快給予病患抗壞血酸，如果患者要的是讓明顯的病症和徵兆消失，那需要的維生素C就不太多。但若要回復良好的健康，就需要每天服用數克維生素C。**亞臨床型壞血病**發生頻率更為頻繁，但是它和壞血病一樣，很少被診斷出來（編審註：在細胞分子矯正的探討中，眼部充血、靜脈曲張、牙週病、過敏、動脈粥狀硬化等疾病，皆可視為亞臨床型壞血病），因為醫生接受的醫學訓練不會讓他們習慣因這些症狀而想起亞臨床型維生素缺乏症。對大部分的醫生來說，沒有明顯牙齦出血狀況的壞血病，就代表不需要抗壞血酸。亞臨床型壞血病也不會被實驗室檢測偵測出來。所以，如果病患的營養攝取紀錄顯示他平時很少食用富含抗壞血酸的食物，或是正在承受嚴重的情緒和（或）生理壓力，或是出現一些壞血病的早期症狀，而同時又沒有罹患其他疾病，醫生就應該猜測這可能是亞臨床型維生素缺乏症。

毒物壓力

抗壞血酸是人類對抗壓力最重要的化學物質。面對壓力時，動物體內會增產抗壞血酸，而讓**白血球**攜帶相當高濃度的抗壞血酸到到受傷區域，其濃度比血漿所含的濃度更高。人體會因各種因素而導致壓力——化學、生理和心理因素。壓力會迅速的耗盡腎上腺素中的抗壞血酸，而且大幅增進抗壞血酸的氧化。（註41）

無機毒物，像是重金屬，也是體內的壓力之一。高劑量抗壞血酸能降低氰化汞中毒的天竺鼠的死亡率，也能讓牠們對抗**氯化汞**，還能降低汞利尿劑（mercurial diuretics）的毒性。抗壞血酸能降低**鉛**的毒性。在一次的實驗中，每日服用100毫克這樣少量的維生素C就能讓在大型工廠的鉛中毒工人的症狀因此消失；**鉛中毒的症狀和亞臨床型壞血病的症狀相似。**（註42）同樣地，抗壞血酸能讓用**砷**療法治療梅毒的病人對抗不良的毒性反應副作用（牙醫在施作根管治療時亦慣用砷做爲毒死牙神經的毒素），還能對抗**鉻**和金鹽類（gold salts）的毒性。牙醫慣用的銀粉中的汞合金填補物所含的汞是種用來填牙用的材質，也具有很高的毒性，而**抗壞血酸能增進人體將汞排出體外的能力。**

維生素C還能逆轉因**苯**所產生的毒性，苯能快速的耗盡體內的抗壞血酸。注射苯的老鼠因本身增加抗壞血酸的產量而有所反應，抗壞血酸也會保護這些老鼠對抗士的寧（strychnine）的毒物反應。使用抗壞血酸後，毛地黃（Digitalis）的副作用也會被減弱，阿斯匹靈的毒性也會降低，而且服用維生素A的總劑量過多也不會出現類似壞血病的症狀。巴比妥鹽（一種鎮靜劑）中毒（barbiturate intoxication）的病患也應該給予抗壞血酸。（註43）麻醉會造成很大的生理壓力，並降低體內抗壞血酸濃度：在動物體內，先耗盡抗壞血酸後再麻醉，麻醉時間會提早並延長，動物也會恢復更慢。

最普通的化學壓力形式，是因爲空氣和水污染，以及吸煙。藉由攝取大量的抗壞血酸，這些壓力來源造成的有毒作用會顯著地減少。**維生素C是一種強力的解毒劑，**抗壞血酸使得細菌毒素，像是**破傷風**（tetanus）毒素失去作用；接受維生素C治療的動物，當患有破傷風時，便不會那麼嚴重。（註44）**肉毒桿菌中毒**（Botulism）仍未有使用過抗壞血酸治療的案例，但是抗壞血酸驚人的解毒特性顯示，可以試著使用高劑量抗壞血酸來加以治療。有許多被**毒蛇咬傷**的案例，已經成功的利用抗壞血酸來治癒。

生理壓力也需要大量抗壞血酸。在正常的情形下，人體有足夠的抗壞血酸能夠對付緊急壓力，但是慢性壓力需要更多的抗壞血酸。高溫（發燒）和燒傷、暴露在寒冷中、生理創傷、骨折、身處高海拔地區，還有接觸到放射物，都需要大量抗壞血酸。（註45）我們已得知，**許多病患因白血病接受全身性的放射治療，每天給予10克的抗壞血酸**，所以他們很少嘔吐，也不會掉頭髮。曝露在核能放射塵中的人應該攝取高劑量抗壞血酸，**抗壞血酸能消除因放射線導致細胞產生的自由基並減輕細胞損害**。（搭配服用維生素E和**硒**能提供更多的保護。）

（編審註：2012年日本福島核能外洩事件，救難醫事團隊總召集人Dr. Atsuo Yauagisuma表示，大劑量維生素C為當時醫師作為急救及預防輻射污染最主要的治療方法。）

在極大的壓力之下，幾乎所有的體內抗壞血酸都會氧化，變成脫氫抗壞血酸（dehydroascorbic acid）。健康的組織所含的大部分維生素C都是抗壞血酸，它們並不容易通過細胞膜（cell membranes），脫氫抗壞血酸就能更容易通過細胞膜，而細胞裡的脫氫抗壞血酸在獲得一個電子之後會再次形成抗壞血酸。在嚴重的壓力之下，讓脫氫抗壞血酸的循環變回維生素C的生化機制會失敗，留下更多尚未變化的脫氫抗壞血酸。當人體健康時其氧化反應是較少的，因此在生病期間，會有過多氧化反應出現，此時，就要給予更多的維生素C。凱瑟卡博士（Dr. Cathcart）**稱抗壞血酸鹽是一種沒有劑量上限的自由基清除劑**。（註46）只要服用足夠的劑量就會產生療效。

觀察過度氧化的原因，大部分和壓力有關的生化反應都應該被考慮進去，特別是**腎上腺素**、**去甲腎上腺素**（norepinephrine）及**皮質類固醇激素**（corticoid steroid hormones）分泌增加，還有因**過敏**壓力所釋放的**組織胺**增加。每種反應都需要抗壞血酸，去甲腎上腺素和腎上腺素的合成需要抗壞血酸，但是避免去甲腎上腺素紅（noradrenochrome，即氧化後的去腎上腺素）和腎上腺素紅（adrenochrome，即氧化後的腎上腺素）的形成，也需要抗壞血酸。當這些元素都形成時，就會和抗壞血酸作用，形成脫氫抗壞血酸。在維生素C充足的情形下大多轉化成不活化無毒性的二氫引朵（dihydroxy indole），而二氫引朵具有**抗焦慮**的特性。（編審註：在精神科醫師亞伯罕‧賀弗的觀察中，氧化後的腎上腺素，即腎上腺素紅被發現存在於精神分裂患者的尿液中，稱之為淡紫色因子（mauve factor），此物質是引發精神分裂患者產生幻覺最主要的原因，而補充足夠的維生素C，則可以防止腎上腺素進一步氧化成腎上腺素紅，因此除了維生素B$_3$之外，維生素C為治療精神分裂症重要的維生素之一。）

製造皮質類固醇激素也需要維生素C——腎上腺需要儲存這麼多抗壞血酸的另一個原因。組織胺會被抗壞血酸破壞，所以大量的抗壞血酸對因釋放組織胺造成的壓力很有療效，像是昆蟲和蛇類咬傷、植物毒、過敏反應和燒傷……等情況。還有其他的生化反應需要抗壞血酸，因為在壓力之下，身體通常會變得更容易氧化，這反映在抗壞血酸的減少。我們明確地指出，對這種疾病的治療就是給予更多的抗壞血酸鹽。

過敏

許多明顯的過敏反應是由組織胺的釋放所造成，過多的組織胺會造成皮膚癢、腫脹、出疹、血管舒張（潮紅現象）以及血壓降低。許多有效的抗組織胺藥能預防身體組織因組織胺引起反應，產生上列症狀。另一個減緩組織胺釋放所產生的症狀就是減少肥大細胞所儲存的組織胺濃度（透過攝取更多的菸鹼酸），或是當組織胺釋放時就破壞它，這一點抗壞血酸能夠做到（編審註：因此維生素C可有效解除服用維生素B$_3$時所產生的熱潮紅與發癢現象）。在試管中，組織胺和抗壞血酸分子快速的反應，消滅彼此，而且研究顯示，這也發生在活體內。抗壞血酸對於對付組織胺所調節的毒性反應十分珍貴，像是昆蟲咬傷、蛇類咬傷、有毒植物反應，還有更常見的過敏反應。當組織胺一被釋放出來，就應該立刻攝取高劑量的維生素C。預防勝於治療：**如果覺得將要去的地方會被昆**

蟲咬傷，最明智的作法就是在幾天前先服用每日最佳劑量。

腎結石

在1970年代早期開始，自從鮑林博士宣傳高劑量維生素C的價值之後，維生素C會造成腎結石就一直是醫學神話。這個指控是錯誤的。（註47）每個人都聽說過獨角獸，而且可以詳述其樣貌。說不定你還能畫出一隻獨角獸。不過，獨角獸並不存在——牠們是想像出來的動物，完全沒有存在的證據。就像是維生素C造成的腎結石一樣，是個眾人皆知的迷思，但卻完全不存在的事實。每位醫師都聽說過這件事，不過他們都沒親眼看過，很簡單，因為根本不存在。

維生素C並不會造成腎結石。事實上，維生素C使尿液更加暢通，降低尿液PH值，還能預防鈣與尿液的草酸鹽（oxalate）結合。這些特點都能幫助預防結石形成。（註48）60年前，麥可明克博士是第一個倡導維生素C能預防且治療腎結石形成的人。在1946年，他寫到：「我曾觀察過一位病患的渾濁尿液，含有極多的磷酸鹽（phosphates）和上皮細胞，通常這是維生素C過低所造成……在給予足夠的維生素C劑量，使得抗壞血酸（維生素C）濃度變得正常，結晶和有機沉澱物就像變魔術一樣消失在尿液中。我已發現這個改變通常發生在服用高劑量維生素數個小時之後，劑量是500～2,000毫克。」（註49）

雖然這個例子看起來是種多功能療程的展現，麥可明克博士確認部份**身體的結石會被維生素C清空，包括膽道、胰腺、扁桃腺、闌尾、乳腺、子宮、卵巢、前列腺等部位的結石，「甚至是造成動脈硬化的鈣質堆積物」**。他說眼部的鈣質堆積物（如：白內障）「會因改變維生素C劑量在幾天內被清除，而我也發現牙結石（牙齒上的牙垢），即嚴重破壞牙齒的東西，也會因服用足夠的維生素C而被抑制及預防。」

吸煙

50年前，麥可明克博士寫到：「筆者發現，在臨床和實驗室研究中，吸一根菸會抵銷體內抗壞血酸劑量達25毫克，或是一顆普通大小的柳橙中所含的維生素C。以此發現為基礎，老菸槍是否可能從飲食中維持正常維生素C劑量，仍有待商榷，而光是這一點，就可能是造成現代成人社會維生素C缺乏症普遍流行的原因。」（註50）這個說法在**1954年**頗令人驚訝，當時的**醫生還在為雜誌和電視廣告裡的香菸廣告背書**。毫無疑問地，像是結石、香菸、心血管疾病、結締組織和膠原蛋白的英文字裡，都巧合地有C這個字母。麥可明克博士一輩子的研究，就是從這些疾病中，找到一個共同的維生素。他在所有的臨床實驗中發現，維生素C缺乏症就是答案。

海洛因成癮

研究人員報告指出，**高劑量抗壞血酸配合蛋白質和維生素B補充品，可以幫助海洛因成癮者遠離海洛因**，而且不會有戒斷反應（withdrawal）。高劑量維生素C量**（每天10克）能預防成癮者想要服用海洛因**，而且會保持遠離海洛因。（註51）可以確定的是，比起讓成癮者對另一種藥成癮，像是美沙酮（methadoneu，又稱醫療版海洛英），讓他們對營養療法成癮而非毒品才能維持健康。

嬰兒猝死症候群（簡稱 SIDS）

25年前，研究然員發現，在澳洲原住民**的嬰兒致死率**原本異常的高，但在給予足夠的抗壞血酸，以預防壞血病之後，指數忽然從每1,000人中有50%的致死率，**驟降到低於20%**。他們的結論是嬰兒猝死症候群（簡稱SIDS）主要可能肇因於嬰兒壞血病。（註52）對很多人來說，壞血病也許是主要疾病，但是鮮少被診斷出來，因為很多現代人都先入為主地相信，壞血病已經絕跡而忽略了亞臨床型的壞血病。

妊娠紋

在1948年，麥可明克博士寫到：「這種皮下損傷數個世紀以來都被視為是懷孕的自然結果，是腹部周圍的締結組織持續脆弱，主要也可歸因為**缺乏維生素C**。」（註53）磚牆的強度並非來自磚塊，如果只是一堆磚塊堆在一起，很容易就會被推倒了。膠原蛋白就是把細胞組合起來的「水泥」，就像水泥把磚塊黏起來。如果膠原蛋白充分且強壯，身體細胞就能互相連結得很好。因此，維生素C能補充膠原蛋白的特性讓預防妊娠紋變得可能。

維生素C的「多功能詛咒」

有個問題不斷被提出，就是維生素被認為「**太有用了**」。科蘭納醫生發現，抗壞血酸是種有效且幾乎具有廣效性的解毒劑、抗生素和抗病毒素。一種維生素真能用來治療小兒麻痺、肺炎、麻疹、鏈球菌、蛇類咬傷和落磯山斑疹熱嗎？外行人和專業人員對此都感到很掙扎，因為柯蘭納醫生報告的成功病例，光是其他的疾病，就有四打之多。也許最平凡的解釋就是這麼簡單：一種營養素能治癒這麼多種不同的疾病，是因為缺乏這種營養素會造成如此多種不同的疾病。

這個解釋會讓維生素的公眾形象產生問題。 當維生素是多功能時，會被說成「趕流行」和「找病來治」。這樣的雙重標準需要每次都提出來並且接受檢驗。

維生素可以像藥物一樣起作用，但是藥物絕不可能像維生素一樣（沒有不良副作用）。**注意力不足**／注意力不足伴隨過動症（簡稱ADHD）並不是缺乏**利他能**（Ritalin），**關節炎**也不是因為缺乏**阿斯匹靈**。但是看似不相關的健康問題（和其他問題）的確可能絕大部分是因為缺乏共同的營養素。1949年時，柯蘭納醫生認為要根據每種疾病給予適當治療是很好的想法一直到今天，這想法仍很好。

舉例來說，到目前為止，高劑量維生素的效果和安全性應該不是新聞了，但許多人仍不知道維生素C是最好的廣效抗生素、抗組織胺、解毒劑、和抗病毒物質，對此我們感到很震驚。「**同樣令人震驚的是有些人和大多數的醫學專家，還有所有的媒體都輕易相信維生素C不只沒有療效，或根本就是危險物品。**」

抗壞血酸，就像是營養學家的瑞士刀一樣多功能，長久以來被不公平地屏除在治療之外，就因為功能多到令人不敢置信的程度。人體有數十萬億的細胞，卻靠著不到一打的維生素進行數千種生化反應，這樣你還覺得一種營養素有這麼多好處很令人震驚嗎？

服用維生素 C

抗壞血酸可以透過服用口服錠和膠囊來攝取，或是溶解在液體裡，用喝的。有醫生會**直接注射抗壞血酸鈉到靜脈中**（編審註：即目前台灣坊間醫美診所所施打的「美白針」，即是5g維生素C劑量的抗壞血酸靜脈注射（點滴）），口服是最普通且簡單的攝取方法。口服錠和膠囊的劑量強弱變化，從100～1,000毫克不等，而500毫克是最普通的劑量。使用高劑量時，抗壞血酸晶體（粉狀）是最實用的型態。處理抗壞血酸時，製造的產品應該要無糖、無澱粉、無色素、無特殊口味及不需要任何添加劑。口服錠和膠囊比較穩定，因為能抗熱和對抗光線照射，保持在適度乾燥環境。（冰箱會太冷，而且太潮溼；可以放在普通的櫥櫃架上。）當維生素C粉或晶狀物溶解在水中時，會快速氧化，這個反應沒有在果汁裡產生的快，**任何維生素C液體都應該盡快喝完**。緩釋型的膠囊或口服錠，會維持比較穩定而長效的血液濃度，但是會隨著尿液流失，這樣反而會造成更大量的流失，然而某些**持續釋放（緩釋型）抗壞血酸的藥錠卻不容易溶解和吸收**，這樣的情況特別會發生在**老人**身上。既然想**達到較高的血漿維生素C濃度**，讓抗壞血酸能夠進入特定的身體組織中，一開始就服用的大量的「飽足劑量」是個好點子，特別是身體不適的人。

抗壞血酸是一種輕度有機酸，對胃酸的影響非常小，或甚至沒影響，但是少數人就是無法忍受這樣的酸（尤其是胃潰瘍病人）。酸度可以藉由加入少量的碳酸氫鈉（小蘇打）或是碳酸氫鉀被去除或是減少，直到溶液不再冒泡為止。增加劑量的鈉（或鉀）會和抗壞血酸結合，然後從人體排出。抗壞血酸鹽可藉由像是純鹽狀的型態或是混合物中取得。抗壞血酸決不能透過未經腸道的攝取方式進入體內（如注射），但可透過靜脈注射含有維生素C的礦物鹽（無酸性），像是抗壞血酸鈉和抗壞血酸鈣。

多少維生素C才有療效?科蘭納醫生開出的最高劑量，是令人震驚的每日300公克。通常，體重每一公斤（2.2磅），他會給予每日350～700毫克的劑量。這些維生素C的劑量很大，但是要再次說明，高劑量讓很多臨床案例十分成功。科蘭納醫生強調少劑量並沒有效果：「如果你要看到成效，就要攝取足夠的抗壞血酸。」

潛在副作用

那麼，由細胞分子矯正執業醫師所建議的最適合維生素C劑量的範圍是否危險呢?即使服用了極高的劑量維生素C仍然非常安全，但如果服用過量的話任何東西都有可能有毒（喝過多的水也會讓血液中的鈉濃度變低而導致死亡），選擇使用「有毒」的這兩個字，可能嚴重地傳達錯誤的印象，讓人覺得有立即且致命的危險。在嚴重的毒性影響發生之前，會出現許多症狀做為警告。維生素整體而言，**最普通的症狀就是感到噁心，此症狀會自我限制劑量**。特別是維生素C，最普通的症狀，就是大便會變得鬆軟（導致軟便），這也是最明顯的症狀。美國毒物管控中心曾經報導過，在美國從未有人因維生素服用過量而死亡。

批評維生素療法的人一直避免談論上述這件事，因為這必定會使他們失去科學的客觀性。比起一般使用藥物的人來說，維生素C的副作用根本就不存在。

腎結石——在過去10多年來，大量抗壞血酸會形成腎結石的說法已經根深蒂固。強烈擁護這個說法的就是醫生，這些醫生並不了解維生素的生化反應，只因聽說過這會發生。因為不斷重複這個結論，且根據這種完全是假設的想法，逐漸使這種想法積非成是。維生素C並不會造成腎結石，事實上，維生素C能幫助溶解腎結石，並預防其形成。（註54）凱瑟卡博士報告指出，他於1969年開始使用高劑量維生素C治療病患。「我估計我讓25,000位病患使用高劑量維生素C，並未有人罹患腎結石。」（註55）根據科蘭納博士所言，抗壞血酸/腎結石的報導是種神話。最近的學者也證實了這一點。（註56）（編審註：哈佛醫學院於1999年針對85557名婦女投以維生素C所做的大型研究證實，維生素C的使用與腎結石無關。）

惡性貧血——在1974年，有些研究員報告指稱，實驗室裡添加抗壞血酸在胃部飲食中，**在攝氏37度的環境達30分鐘時，會破壞其中的維生素B$_{12}$**。由試管實驗結果指出，他們的結論是「高劑量抗壞血酸很廣泛地被當作家庭疾病藥品使用，以對抗普通感冒。當抗壞血酸和食物一起消化時，會破壞大量的維生素B$_{12}$。」（註57）他們不只是用不正確的方法測量維生素B$_{12}$，還利用試管研究推測臨床結果。這份報告很快地被刊登在美國醫學會期刊上，投書批評此篇報告給編輯的信件都被駁回。兩年後，其他研究人員發現之前的研究使用錯誤的分析方法，當使用另一個更正確的方法時，就沒有發現維生素B$_{12}$流失了。（註58）**就算使用原實驗中抗壞血酸的20倍劑量，仍不會破壞其中的維生素B$_{12}$**。臨床上來說，證據很清楚：從上百萬個服用高劑量抗壞血酸的人當中發現，抗壞血酸不會造成任何惡性貧血。（註59）

其他聲稱的有害反應

許多人提出其他宣告，但並不嚴重，而且都是根據純推論的理由。其一是抗壞血酸會造成流產，沒有任何臨床報告指出這曾經發生過。如果有任何醫生有理由懷疑這曾經發生在病人身上，一定早就被寫出來，並立刻提出報告，刊登在醫學文獻上。事實確實如此，科蘭納醫生固定給上百位**懷孕婦女服用高劑量維生素C，只觀察到對母親和孩子正面**

的好處。他那些準備要分娩的病人，沒有人曾經流產過。這些女性因服用維生素C分娩很輕鬆，嬰兒因為太健康了，醫院護理人員還稱他們為「維生素C寶寶」。

另一個毫無根據的斷言，是維生素C不知怎麼地會導致癌症。一項高度人工化的試管實驗做出的結論是，2,000毫克的維生素C會（因不明原因）對脂肪酸和活著的人類DNA造成某種傷害，如果2,000毫克的維生素C會造成傷害，那麼整個動物王國早就滅亡了。最接近我們的靈長類親戚每天都吃進這麼多維生素C，仍過的很好。同樣地，大多數的動物體內每天製造2,000～10,000毫克的維生素C。如果這樣多的高劑量維生素C是致癌物，進化過程變會用幾百萬年的時間來剔除它。因此，許多設計良好的研究顯示，高劑量維生素C能增進癌症病人生命的品質和長度。（註60）**有論點支持著的高劑量維生素C療法也能減緩掉髮和化學療法造成的噁心感，使得腫瘤學家能夠給予病患最大強度的療法。**不應該阻止大眾服用高劑量維生素補充品，相反地，維生素不是問題，而是解決問題的方法。

維生素這樣的新療法會威脅到現有的想法，因此大家都渴望找到維生素具毒性的證據，也想趕快發表這類文章，而關於現存療法的有毒副作用（像是化學療法）的相關文章，發表速度就相對慢了許多。

還有研究宣稱，一旦有人服用高劑量抗壞血酸，如果停藥，他/她會飽受戒除效應或**「反彈效應」**（rebound effect），就像是上癮了一樣。這是根據一項單一試驗，實驗中，嬰兒的母親服用高劑量抗壞血酸。作者的結論是，在出生的幾週之後，嬰兒有嚴重的維生素缺乏症。但是事實上，研究顯示的是人們服用維生素C之後感覺更好，我們並不同意抗壞血酸會使人罹患壞血病這種看法。人們的確有可能在停止使用抗壞血酸之後，不像和一直使用足夠抗壞血酸時，感到狀況很好，因為抗壞血酸就是使他們感到狀況很好的原因。**對於每一種維生素，我們都**

需要攝取足夠的量，任何一種維生素少了，都可能讓我們感到更不適。

然而，**因癌症服用高劑量抗壞血酸的病人，絕對不能忽然停止服用，因為有證據顯示，癌症會有反彈反應，還會生長得更快**。我們認為任何服用最適合劑量的人都不應該停止服用，因為抗壞血酸帶來的有益效果會因此減少，感染病毒或細菌的機會則會增加。每個使用高劑量抗壞血酸的患者入院治療時應該事先諮詢醫生或醫院以了解風險，**並以此要求醫生和院方為停止給予抗壞血酸負責**。就算醫生或醫院不喜歡維生素或是存有偏見，也都不應該成為理由，讓一個人的最佳狀況變差。

我們再一次強調抗壞血酸的最適合劑量，是未成為類似軟便劑的最高劑量。醫生和病人如果不知道這件事，會認為腹瀉和脹氣是個問題。只有在醫生和病人忽視抗壞血酸的特性時，才會發生這種狀況，**抗壞血酸可以被用來當作軟便劑**，而腸胃的軟便效果可以由劑量多寡來調整。

極少數人對抗壞血酸有不尋常的反應，也有可能是天生對此過敏，**然而這種反應大多會是因為藥片中的其他成分（如賦形劑）所引起，而非維生素本身所造成**。真正對必須維生素過敏並非進化的產物；早在很久以前，對必須維生素過敏已經被證明是致命的，如果你要活下來，就需要維生素C。唯一的變數是需要多少劑量，還有在何種狀況下要服用維生素。

維生素C的延伸閱讀

描述維生素C的 文章相當多，下列書籍是最重要的維生素C出版物，醫師及社會大眾應 該同樣都需要熟讀及研究。

Ascorbate: *The Science of Vitamin C* by S. Hickey and H. Roberts. Lulu. com, 2004.

Vitamin C, *Infectious Diseases and Toxins* by Thomas E. Levy. Philadelphia: Xlibris, 2002.

Cancer and Vitamin C by E. Cameron and L. Pauling. New York: W.W.Norton, 1979.

The Healing Factor: Vitamin C Against Disease by Irwin Stone. New York: Grosset and Dunlap, 1972. Posted online at the Vitamin C Foundation website:http:// vitamincfoundation.org/stone/.

How to Love Longer and Feel Better by Linus Pauling, Ph.D. Corvallis: Oregon State University Press, 2006(長壽養 生之道 博思智庫出版)

The Vitamin C Connection by E. Cheraskin, W.M. Ringsdorf, Jr., and E.L. Sisley. New York: Harper and Row, 1983.

Vitamin C, *Its Molecular Biology and Medical Potential* by S. Lewin. New York: Academic Press, 1976.

Vitamin C, the Common Cold, and the Flu by Linus Pauling. San Francisco: W.H. Freeman, 1976.

Physicians and other health professionals may wish to read papers by Linus Pauling, Ph.D., Robert F. Cathcart III, M.D., and others from the *Journal of Orthomolecular Medicine* online: www.orthomed.org/ jomlist.htm.

第 5 章

維生素 E

　　在1922年，賀伯・M ・艾文斯（Herbert M. Evans）和K・S・畢夏（K. S. Bishop）發現了維生素E。維生素E第一次是在萵苣中被確認出來的，它能防止被餵食餿油動物吸收毒油的致命作用。艾文斯稱其為生育醇（tocopherol），命名結合希臘字tocos，代表「分娩」和phero，代表「提前」。早期這個維生素E的名字和**分娩**有關，後來和**男性生殖能力**相關，這些論述都把這種維生素的特性邊緣化。而且在早期歷史中這些主張提出之後，幾乎所有反對高劑量維生素E的批評者，都以此論述來詆毀維生素E。而維生素E的抗氧化劑特性，雖然在更早之前就被發現，但是一直以來都被忽略至今。

　　在1936年，艾文斯的團隊將α-生育醇（alpha-tocopherol）從小麥胚芽油中分離出來，而維生素E開始廣泛受到喜愛，缺乏的後果（病症）也更廣為人知。在1936年一月發行的健康文化雜誌（Health Culture Magazine）指出「能致孕的食物因子，現在叫做維生素E。如果不是所有的穀物都有充足的維生素E，人類就不可能繁延。若是飲食中缺乏維生素E，可能會造成不可逆轉的不孕症狀，這會讓男性生殖腺的生殖細胞完全損害。孕婦需要維生素E，以確保懷孕過程完整直到自然分娩。在每天的飲食中，要確保能夠隨心所欲的補充足夠的維生素E，比要足量攝取其他維生素更加困難。」（註1）

　　同一年，加拿大安大略省的艾文斯・舒特（Evan Shute）博士和威弗列德・舒特博士（Wilfrid Shute）已經開始利用生育醇來舒緩**心絞痛**症狀。（註2）

　　因為維生素E和生育有關，所以很容易觀察到艾文斯・舒特和其他產科學家如何運用它。早在1931年，丹麥的菲利浦‧沃格‧莫勒（Philip Vogt- Moller）成功使用小麥胚芽油中的維生素E，來治療人類女性的**習慣性流產**。到了1939年，他已經治療了數百位女性，**成功率達到80%**。在1937年，其他案例指出**維生素E可成功對抗先兆性流產**（threatened abortion）和**妊娠毒血症**（pregnancy toxemias）。在1940年，舒特兄弟利用維生素E治療**動脈粥狀硬化**（atherosclerosis）；到了1946年，則治癒了**血栓症**（thrombosis）、**靜脈炎**（phlebitis）和**間歇性跛行**（claudication）。

舒特兄弟開始使用維生素E治療**冠狀動脈**和**末梢血管**疾病，也因此引起強烈的爭議，直至今日亦然。（註3）這又是困擾著醫學界的另一個沒道理的爭議。如果維生素E批評者能仔細重複舒特兄弟的研究，這樣的爭議早就解決了。雖然有批評和反對聲浪，維生素E仍被廣泛使用著。有一間販賣維生素E的公司估計，在加拿大，大約25%的醫生自己會使用維生素E，但是卻很少開此藥方給他們的病人。（註4）

目前有8種型態的維生素E，最能產生作用的是d-α-生育醇。目前也有β-生育醇（Beta tocopherol）、γ-生育醇（gamma tocopherol）和δ-生育醇（delta tocopherol）。其後4種相似的三烯生育醇（tocotrienol）也出現了。合成維生素E是結合α-生育醇、β-生育醇、γ-生育醇和δ-生育醇，而每種生育醇呈現的型態不是左旋（levo）就是右旋（dextro）。當暴露在空氣中時，這些維生素的型態是不穩定的，所以被製作為醋酸鹽（acetate）或琥珀酸鹽（succinate esters）。合成dl-α-生育醇醋酸鹽成為一種標準，一毫克等於一個國際單位（IU）；而一毫克的天然d-α-生育醇則等於1.49個國際單位。

大部分的活體組織都存在有氧環境中，植物不會燃燒掉（氧化）因為他們含有抗氧化劑。他們製造生育醇以保護多元不飽和脂肪（polyunsaturated fats）避免氧化。維生素E在動物細胞裡扮演相同的角色，保護身體物質，像是脂肪、維生素A和磷脂。**維生素E是身體裡主要脂溶性抗氧化劑**。在成長中的動物和人體內，需要維生素E來讓**內分泌、肌肉**和**末梢血管**系統的發展和結構都能十分良好。如同所有的維生素，長期維生素E缺乏會導致疾病，如果沒有改善，還會造成死亡。

當美國政府於1941年第一次推出每日最低攝取量時，並沒有提及維生素E。直到1959年，維生素E才被美國食品和藥物管理局承認是人類生存的必需營養素，在1968年之前，根本沒有任何政府建議服用維生素E的訊息出現！同年，美國國家科學研究委員會的食品與營養委員會首次將維生素E列入每日營養素建議攝取量，而劑量是：30個國際單位。建議劑量曾經低到15個國際單位（在1974年），而在2000年則改成22個國際單位（15毫克），這是給所有人的建議劑量，包括懷孕婦女。在經過70年以來的研究顯示，維生素E對孕期有多麼不可或缺之後，這樣的建議劑量是有些奇怪。另一個令人好奇的事實是，當大眾被鼓勵增加攝取不飽和脂肪時，其實也需要維生素E保護它們不被氧化，但是官方每日建議的維生素E攝取量比35年前卻還要低更多。

每日營養素建議攝取量降低的原因是飲食學家發現，要從自然食物中找出30個國際單位的維生素E，實在不容易。（註5）八盎斯量杯的橄欖油一杯含有大約39個國際單位的維生素E；一磅的花生則有34個國際單位的維生素E。麥斯‧K‧霍威特教授（Max K. Horwitt）在食品與營養委員會的每日建議攝取量委員會工作長達15年的時間，他表示成人平均每日攝取的 α-生育醇劑量，不包含補充品，大約是8毫克（12個國際單位）。（註6）所以，這種建議攝取量最終不是提高橋樑，而是降低水面。雖然自1968年以來，關於抗氧化劑研究大量激增，但官方提出的維生素E每日建議攝取量卻被降低。

大多數的政府建議劑量都不足以防止明顯的缺乏症，像是足夠的硫胺酸（thiamine，維生素B_1）就可以預防腳氣病等等，不過並沒有人去估算出一個使人人都健康的最合適劑量。適合劑量一定比建議劑量還高，而且因人而異。細胞分子矯正醫生每日使用多達**3,000個國際單位**的維生素E來對抗一些心血管疾病。要使組織充滿維生素E，需要很長的時間；血液中的維生素E濃度會比組織中的濃度更早提高。高劑量的好處是能夠更快達到飽和狀態，**但是在療效完全產生之前**，不管攝取的劑量多寡，需要提前攝取維生素E好幾個月。

目前沒有特定且公認的維生素E缺乏之疾病，雖然有些特定的**心血管疾病**，還有**肌肉萎縮症**都是可能產生的疾病。這可能是和其他典型缺乏症相比，像是糙皮病和壞血病，維生素E長時間以來都被排除在外的原因之一。而維生素E的批評者也嘲弄地稱其為「一種尋找疾病的療方」。維生素E最豐富的食物是麥芽和麥芽油、所有穀類、向日葵和其他種子、杏仁和其他堅果、新鮮奶油、花生油和玉米油。

尋求認同的療方

1976年，我（安德魯‧索爾）教過的第一堂課的主題是「被遺忘的醫學研究」（Forqotten Research in Medicine）。

即使在當時，許多資歷豐富的研究者和醫生放棄「藥到病除」（drug-and-cut）的醫學，而偏好自然療法，人數之多，令人驚訝。我看過許多紀錄完善的證據，許多具療效的營養素被用以對抗許多主要的慢性疾病都十分安全且具療效，我想那一定是每個人親身經驗過的證據。當然，我認為要所有醫生改成使用自然療法只是時間問題，因為這些事實將會傳出去，如星火燎原，而所有的病人都將要求這些醫生使用自然療法。

我讀過很多令人難以接受的爭議性論文，這在1950年代引起了許多風暴，都是關於使用維生素E治療心血管疾病的文章。舒特兄弟是這場風暴的中心，因爲第一次臨床上使用高劑量維生素以取代傳統藥物療方的醫生就是他們。就像其他先鋒一樣，他們擋下所有的箭。我看過的幾乎所有正面文章都是根據各個病例的病史，且來自大眾媒體，而幾乎所有的批評似乎都來自醫師與醫學雜誌他們抗拒著舒特兄弟的方法，甚至不肯嘗試，更別提爲他們背書了。然而，不知怎麼地，他們即不願測試舒特兄弟的高劑量天然維生素E療法，卻也不放棄批評。

在1950年代早期，加拿大是尖端營養研究的溫床。舒特兄弟發現維生素E是治療心臟病的絕佳療方。有人可能會認爲對這樣重要的發現，唯一可能且專業的回應應該是感激地接受，並刊登在期刊上廣爲流傳，但是事實卻相反。藥品療法從便宜的維生素療法中只能得到少數利益，不但不能申請專利，也無法從高價中獲利。觀察家也觀察到許多醫生轉向自然療法的缺點：他們的病人更感激他們，但也失去很多研究經費。

舒特兄弟早就知道結果會是如此，便自行籌款。他們於倫敦和安大略創立了自己的研究基金會、治療機構（舒特機構）（the Shute Institute），以及自己的期刊，叫做「概要」（The Summary），也因此自己製造了與醫療專業對立的問題。舒特機構維持他們的非商業立場，並不從販賣維生素中獲利，以表個人的正直。奇怪的是，在1948年，舒特機構實際上卻宣導維生素E爲處方用藥。或者這是可以理解的，因爲舒特機構早在世紀中期已經見到使用這類廣效奇藥的病患因此康復。

1936年：富含維生素E的小麥芽油**治癒心絞痛**（angina）。

1940年：維生素E被猜測能夠預防纖維瘤和**子宮內膜異位**，還能當作**治療動脈粥狀硬化**的藥品。

1945年：維生素E顯示能夠**治療皮膚和黏膜出血**，還能**降低糖尿病患對胰島素的需求**。

1946年：維生素E大幅**改善傷口癒合**程度，包括皮膚潰爛。一樣的療效也顯現在治療**間歇性跛行**、**急性腎炎**、**血栓症**、**肝硬化**和**靜脈炎**。維生素E也能強化並**調節心跳**。

1947年：維生素E成功被運用為**壞疽**（gangrene）和**血管發炎**（布爾格氏症）（Buerger's disease）、**視網膜炎**（retinitis）和**絡膜炎**（choroiditis）的療方。

1948年：維生素E幫助**紅斑性狼瘡**和**呼吸短促**的病患紓緩病情。

1950年：維生素E顯示能夠有效治療**靜脈曲張**和**重度燒傷**。

在1950年代，舒特機構出版醫療教科書「α-生育醇對心臟病的應用」，還有主流出版品「心臟與維生素E」。要看到這種保證療效受到長久忽視很不容易，但事實的確是如此。艾文斯・舒特博士對於做作且頑固的醫學專業人員感到沮喪，並赤裸地表達在書中：「現在想要在學術界有未來的人幾乎不可能會擁護維生素E，以此為處方藥，或建議病人使用。那會使一個人立刻變成一位江湖郎中（quack）。」（註7）美國醫療協會甚至拒絕讓舒特兄弟在全國醫學大會上展示他們的發現。在1960年代早期，美國郵政甚至成功的阻止郵寄維生素E。在1980年代中期，鮑林博士寫道「在過去40年裡，醫界不願承認維生素E能控制心臟病的價值，這項過失要為許多病患所承受不必要的痛苦和之前許多死亡的案例負責。」醫界全力打壓舒特兄弟發現維生素E的有趣故事，顯現了組織醫學對營養學療法能幫助病患改善健康的驚人偏見。（註8）

真希望到了今天事情會好轉，但並非如此。沒錯，美國大眾的確不需要處方箋就能買到維生素E（甚至是用郵寄的）。但我們不知道的是，任何燒燙傷診所應該外敷維生素E作為首要的治療方法。我們尚未看過「高劑量維生素E治癒心血管疾病」的廣告在電視上出現，或是在急診室裡看到過任何一罐維生素E。自從維生素E被證實能夠幫助糖尿病和心血管疾病患者，至今已經將近60年了，而直至最近的醫療研究才「發現」了一丁點兒維生素E的價值。半個世紀以來，維生素E已被用在治療間歇性跛行、心絞痛、預防和幫助心臟病復原、血栓靜脈炎，還廣泛應用在其他嚴重的疾病上。

「我們並不支持持續使用維生素E療法，也不鼓勵未來將維生素E作為冠狀動脈心臟病高危險群的主要和輔助預防試驗。」（註9）這是2003年發表的一篇分析所出現的聲明，這篇分析是根據使用每天攝取量為50～800個國際單位的研究所寫的。然而，自從1940年代以來，臨床醫生的報告中已指出，**維生素E劑量要在450～1,600個國際單位之間（甚至更多）才能發揮效用，治療心血管疾病**。我們很樂意看到舒特兄弟的統計分析（meta-analysis），他們用**450～1,600**個國際單位的劑量治療**冠狀動脈血栓塞**和**心絞痛**，而治療**血栓靜脈炎**（thrombophlebitis）則用了**600～1,600**個國際單位的維生素E。（註10）最近的統計分析並未包括前項這些數據。這些研究的案例選擇所使用劑量多寡並不難預料。研究者和分析家很清楚高劑量會達到和低劑量不同的結果。所以，無意義的研究數據分析鮮少會產生有意義的結果。

然而，即使是傳統營養學教科書也承認這些利用維生素E成功治療間歇性跛行的大量科學證據。雖然有些絕對特殊的動脈區域比較難打通，像是膝蓋和腳踝之間，然而維生素E就沒有減緩其他動脈的栓塞嗎？65年前，舒特兄弟使用維生素E成功治療數千位病人的循環疾病，使用劑量高達3,200個國際單位，這是有一套原理的。因為這個成就，他們受到病患稱讚，卻因此被排擠出正統醫生的行列。

舒特兄弟的論點是正確的，這一點到了1971年時，就越來越清楚。間歇性跛行現在被視為是**末梢動脈疾病**的可靠徵兆，也曾經透過雙盲研究顯示，可以利用維生素E來減少**66%**的症狀。以上每日要攝取的劑量是**1,600**毫克。（註11）生育醇在1920年代被人們所發現並研究，通常會讓懷孕婦女服用少劑量的生育醇，以確保達到足月妊娠。沒有舒特兄弟的高劑量臨床實驗，特別是在心臟病學，今日沒有人會知道高劑量維生素E療法。我們欠他們一個道謝，而許多人則因他們重獲新生。

維生素 E 如何協助你？

維生素E補充品有下列好處：

- 降低組織的耗氧量（註12）
- 逐漸融化剛形成的血塊，預防栓塞。（註13）
- 改善側肢循環（註14）
- 傷口癒合時，預防疤痕收縮（scar contraction）（註15）
- 降低糖尿病對胰島素需求達到四分之一（註16）
- 刺激肌力（註17）
- 保護微血管壁（註18）
- 降低C-反應蛋白（CRP）及其他和發炎有關的指標。（註19）
- 降低罹患攝護癌和阿茲海默症的機率（註20）

如果所有美國人每天都補充維生素E、好的綜合維生素/綜合礦物、加上多補充維生素C，我們相信每個月都能挽救數千條人命。

心臟病

心臟病是美國頭號殺手，而且有許多壓倒性的證據顯示維生素E能有效預防並逆轉心臟病。過去數10年來，舒特兄弟治療了30,000位病患，發現平均來說，人們攝取800個國際單位的d-α-生育醇維生素E，對健康來說能得到最大益處。維生素E已被證實對預防及治療許多心臟疾病有實際效果。根據威弗列德·舒特博士所言：「完全或近乎完全預防心絞痛發病，是使用d-α-生育醇療法經常且理應會產生的結果」。（註21）他開立維生素E的處方劑量每天最高達到1,600個國際單位，成功治療**急性冠狀動脈栓塞**、**急性風濕熱**、**慢性風濕性心臟病**和**高血壓性心臟病**的病人。

兩個研究里程碑被刊登在新英格蘭醫學雜誌（New England Journal of Medicine）上，研究包含125,000位男女健康照護專業人員，總共研究時間達到839,000個人/年。（註22）他們發現每日最少服用100個國際單位維生素E的人，罹患心臟病的風險能降低**59%～66%**。因為個人生活型態不同，所以研究有所調整（像是吸煙習慣、生理活動、飲食上纖維的攝取、使用阿斯匹靈與否），才能以此確定維生素E補充品對心臟的影響。因為富含維生素E食物比起一般飲食，只能稍微產生保護心臟的作用，因此作者強調維生素E補充品的重要。英國劍橋大學的研究人員報告指出，被診斷出罹患冠狀動脈硬化的病人，如果每日服用天然型態的維生素E（d-α-生育醇）400～800個國際單位，心臟病發的機率就會降低77%。（註23）

維生素E是很強的抗氧化劑，特別發揮在人體脂肪相（lipid phase）中。它能夠**預防低密度脂蛋白膽固醇（LDL）被自由基氧化**。它的功能是**保護細胞膜不被氧化**，這是預防並逆轉心臟病的重要關鍵。它有抗發炎的特性，這也被證明是預防心臟病的重要因素。此外，**維生素E能抑制血栓產生**（血小板聚集和黏合），還能**預防血小板擴大和破裂**。

維生素E能強化心跳並使其規律（像是洋地黃和類似的藥物），每天攝取的範圍調節在800～3,000個國際單位。維生素E還能防止心臟耗損太多氧氣，使心臟能做更多工作。維生素E對因心臟病發而康復中的病人有很多好處，每天攝取1,200～2,000個國際單位對紓緩心絞痛有很好的效果。安德魯・索爾的父親被正確地診斷出有心絞痛，幾個禮拜內，便慢慢將劑量調整到1,600個國際單位。他的心絞痛症狀再也沒有出現過。以此為例，他的成功經歷就和舒特兄弟那數千位病人一模一樣。

血栓症

在50多年前，杜蘭大學的奧斯拿醫生（Dr. Alton Ochsner）開始給予接受手術的病患大量維生素E。（註24）結果血塊變少了，很明顯地是因爲維生素E能夠抑制血小板聚合在一起。在一項瑞士的研究中發現，每天攝取300毫克的維生素E，連續6個星期之後，**可以延長血漿凝固的時間**。（註25）

維生素E延長了凝血酶原時間（PT, prothrombin time，血凝檢查項目），降低血小板黏附作用，並有部分的「血液稀釋」作用。這就是舒特兄弟使用維生素E（每天1,000～2,000個國際單位）治療血栓靜脈炎和相關疾病的原因。製藥業和醫學專業人員很清楚維生素E的**抗凝血**特性，而且「**大量使用這種維生素，能和抗凝血藥互相協同使用**」。（註26）然而，這也代表**維生素E能夠全部或部分代替這些藥**，而且還更安全。研究人員也指出，應該試著用**維生素E取代阿斯匹靈**來當作抗血栓形成的媒介，這可能會**降低使用口服避孕藥的女性罹患血栓症的風險**。（註27）

高血壓

研究人員已指出，**維生素E能夠幫助高血壓回歸正常**。（註28）高血壓被稱作「寧靜殺手」，幾乎三分之一的成人罹患高血壓，即使因爲太多人有高血壓，所以根本沒有被發現，並接受治療。倡導維生素E的每日建議補充量對大眾健康政策有益，然而數十年來，維生素E被調侃爲「找病來醫」，事實上對已知它益處的廣大民眾而言，是所謂「沉默的療方」。

舒特兄弟會比較喜歡哈佛健康學報（Harvard Health Letter）最近的評論：「研究內容一致地指出維生素E能保護人體對抗心臟疾病……

資料總體顯示，都指出每天服用100～800個國際單位的劑量，能降低30%～40%罹患心臟病的風險。」（註29）超過半個世紀以前，舒特兄弟和同僚的研究顯示，使用高劑量以及堅持使用天然維生素E的話，效果也會比較好。

對有些罹患心臟病的人來說，開始服用高劑量維生素E可能會造成血壓稍微暫時性升高，如果持續服用，應該就會下降。解決方法就是慢慢增加維生素劑量，再配合上糖尿病患原本就需要的適時追蹤病況。

血管疾病

維生素E在血管疾病的應用恐怕是引起最多爭議的部分。醫生分成兩派：大多數的醫生並不會建議病患使用維生素E（雖然許多醫生為了自己的健康，每天都固定服用維生素E），另一小部分的醫生則每天使用400～1,600個國際單位的維生素E做為治療，跟隨著舒特兄弟的指示。他們透過舒特兄弟的研究、維生素E的抗氧化特性，還有從他們的病患見證其療效，已徹底信服。不管是任何病患，都應先花夠長的時間服用足夠的維生素E，再決定論斷其是否有療效。**我們相信拒絕嘗試使用維生素E的醫生，都是怠忽職守的醫生。**

保護肺部

研究發現維生素E可以保護老鼠對抗空氣裡的臭氧。（註30）在某些空氣污染嚴重的地區，它似乎也一樣能夠保護人類。

阿茲海默症

哥倫比亞大學研究指出，**阿茲海默症病人每天服用高劑量（2,000個國際單位）的維生素E，時間長達兩年，的確能夠明顯減緩阿茲海默症的發展。**（註31）維生素E比希利治林（selegiline）更有效，希利治林是治療老年性癡呆的藥方。阿茲海默症研究中的病患也要忍受維生素E的劑量。對老年人來說，也許連續兩年每天服用2,000個國際單位的維生素E是大家默認安全的劑量。

癌症

最近的研究顯示，有**大腸癌**（colon cancer）病患連續兩週每天服用750毫克的維生素E。短期內服用高劑量補充品使得**CD4:CD8指數的比值增加**，也加強**T細胞**製造細胞激素（cytokines）的2號間白素（interleukin-2）和**人類丙型干擾素**（IFN-gamma）的功能，這些都能幫助人體對抗癌症。12位病人中的10位，T細胞產生2號間白素的比例平均提升22%，這個效果僅僅只在服用**兩週**補充品後就產生了。作者的結論是「**每天服用維生素E能幫助改善末期癌症病患的免疫功能。**」（註32）短短兩週內就能達到這樣的改善，值得特別的關注。

糖尿病

維生素E是一種溫**和的血管擴張劑，有益於提升末梢血管循環及視網膜的保護**，所以能帶給糖尿病患相當多的好處，減輕致命併發症的產生。（註33）舒特兄弟使用每天約800個國際單位或者更多的維生素E，根據病患需求以調整劑量。因此及其他的理由，艾文斯‧舒特博士，也就是上百篇專題論文的作者，被美國郵政認為是個騙子。在1961年的法庭上，法官判定「糖尿病導致的血管退化用任何劑量的維生素E來治療都沒有效……維生素E已被徹底研究，無論如何，它的確沒有功效，這是毫無疑問的。」（註34）這個聲明言之過早，至少可以這麼說。到了1961年為止，都尚未出現對維生素「徹底研究」的完整資訊。38年過後，一項交叉研究中，有36位病人患有第一型糖尿病，而且視網膜血管血流比沒有罹患糖尿病的人都還要低得多，他們每日服用1,800個國際單位的維生素E之後，視網膜血流就回復正常。研究者的結論是「除了用密集胰島素療法能達到效果，維生素E會降低罹患視網膜疾病或腎病的機率。」（註35）維生素E能與胰島素協同作用，以**降低糖尿病患的高血壓**。（註36）

癲癇

病童**使用抗癲癇藥物會降低血漿中的維生素E濃度**，也就是維生素E缺乏的症狀。

所以，多倫多大學的醫生讓癲癇病童每天服用400個國際單位的維生素E，時間長達數月，與原有藥物搭配。這個綜合療法使得大部分病童的發病率降低了超過60%。半數以上的病童發病率則降低了90%～100%，而且沒有不良的副作用。（註37）這個驚人的結果也證明了孩子每天服用400個國際單位的維生素E是安全的（相當於成人每日至少800～1,200個國際單位）。這也是藥物造成維生素缺乏的例子，此舉使補充品得到毫無爭議的正當性。

早產兒視網膜病變

因為在保溫箱中對氧氣的過度暴露是造成晶狀體後纖維增生症（早產兒視網膜病變）的主因，也造成早產兒失明。針對保溫箱所造成的早產兒視網膜損害，可讓早產兒服用維生素E來預防，每多一公斤就增加100毫克。（相當於成人的7,000個國際單位。）根據研究人員指出，此療法沒有負面副作用。（註38）

吸收不良症候群

有脂肪吸收不良症候群的患者也會有脂溶性維生素吸收的問題，包括維生素E。這很嚴重，因為它會**導致神經系統疾病和其他維生素E缺**

乏症的後果。這類病童透過水溶性維生素E，再配合服用含有能消化脂肪酶的消化酵素補給品，大多能改善病情。國家衛生研究院（National Institutes of Health）指出，**克隆氏症**（Crohn's disease）和**纖維囊腫**（cystic fibrosis）兩者都是「因為腸道功能失調，導致無法吸收維生素E，可藉由維生素E補充品來改善。」（註39）

燒傷／曬傷

　　維生素E可以塗抹在燒燙傷的傷口表面，它能夠有效地減輕痛苦並加速傷口癒合。深層且小範圍的燒燙傷會癒合得連傷疤都不會留下。許多人持續將維生素E塗抹在任何**燒燙傷處**包括**曬傷**。有一次我（安德魯‧索爾）去渡假，不小心在陽光下睡著，而且忘了擦防曬油。結果是可以預料的，我將維生素E外敷於全身，但是還沒擦到右腿時，就用完了。隔天，我一醒來，發現我看起來就像個小丑。我全身都已曬成棕色，卻配上一條閃亮粉紅的右腿。幾年後，我女兒和一位朋友也有相同的經驗。他們都在皮膚上塗上維生素E，隔天就看不出來有曬傷的跡象。唯一的不同是，我女兒的朋友忘記在嘴唇塗上維生素E，結果嘴唇被曬傷到起水泡。由這些經驗，我們學到兩件事：一是要更注意用一般方法防曬，二是維生素E也是很好的救援工具。

免疫功能

　　伊曼紐‧切拉斯金博士（Emanuel Cheraskin, M.D.）透過安慰劑控制的雙盲實驗，檢視23位健康人士（60歲以上）服用維生素E對免疫系統反應的影響。**每天服用維生素E補充品（800個國際單位的 α - 生育醇）連續30天就能改善免疫反應**。（註40）在第二個實驗中，一樣使用雙盲實驗，實驗中的兩組分別服用安慰劑和維生素E（每天800毫克），以研究免疫反應。而血液中維生素E濃度較高時驗證了免疫活性

就會提高的論點。（註41）

抗老化

服用維生素E的人比較長壽，這是根據一項長達19年，對象是29,092位男性吸菸者的實驗所得到的結果。國家癌症研究院的研究員做出結論，「在正常範圍內，天然維生素E，較高的 α-生育醇（d- α tocopherol）濃度，便能降低總體死亡率和原因別死亡率（cause-specific mortality）」（註42）研究也發現維生素E能降低各種原因的死亡率，包括癌症和心血管疾病。

大多數的老化理論都和活性「**自由基**」分子形成過多有關，這是由氧化或輻射所造成，像是紫外線或X光輻射。如果自由基存留於體內，會快速與其他分子產生破壞或造成不正常的生理變化。如果長鏈蛋白質分子藉由與自由基反應（**硫化氫鍵**）（sulfhydril bonds）來形成串聯，會造成流動率降低。同理，橡膠是透過連接一個接一個自由長鏈分子來達到**硫化**（vulcanized）。事實上，老年或曬傷的皮膚有一些特色和過度硫化的橡皮一樣：**失去彈性**。

維生素E能抑制自由基，就像其他抗氧化劑一樣，且藉此降低老化對身體的傷害。也許維生素E也可以協助血管壁承受張力；透過增強彈力，以降低冠狀心血管疾病的罹患率。頭髮變白也是另一個老化的明顯象徵。附帶一提，我們在服用維生素E多年的同時，另外也逆轉了頭髮變白的狀況。如果這僅是安慰劑效應，我們得高興地說我們對此沒有抱怨。

服用維生素 E

和其他營養素一樣，最適合的維生素E劑量變化很大。對於多數健康的人而言，每天服用200～400個國際單位就已足夠。對於有老化跡象的人來說，要服用800個國際單位或更多會比較好。而患病的人所需的劑量就更高了，而且經常會急遽增加。我（亞柏罕・賀弗）曾給患有**亨丁頓舞蹈症**（huntington's disease）的患者每天服用**4,000**個國際單位，再配合高劑量B$_3$。即使是最精心設計的飲食，如果沒有補充品，一個人很難每天攝取到100個國際單位的維生素E。因為現代人從**現代飲食中根本無法攝取足夠的維生素E**；所以一定要服用補充品。

天然維生素E分子（**天然生育醇，d-α tocopheral**）通常呈現**右旋**（dextro）型態。反之，合成維生素E則是綜合八個相同比例的異構體（isomer）並只包含12.5%的d-α-生育醇。比起其他普通的維生素E，dl-α-生育醇（合成）的型態含有較少量的維生素E。天然的維生素E可由蔬菜油中萃取（如：小麥胚芽油或玄米油）；而非天然的維生素E則是從煤焦油（coal tar）中合成而來的。（註43）

無法複製成功的維生素E療法的一般原因是因為使用的劑量不夠多，或是使用非天然的維生素E，或是兩者都有。舉例來說，有一項一再被提及的負面實驗中，研究人員給病患300毫克的合成維生素E，這位病患後來心臟病發，並未產生有益的效果。（註44）這樣的失敗案例是可預料的，因為你可以故意設計讓任何實驗都失敗。你絕不可能用五加侖的劣質汽油從紐約開到加州，無論是實驗設計有多精密。對於心臟病發的病人來說，舒特兄弟只會使用天然的維生素E，而且劑量達到四倍之多。

潛在副作用

因為維生素E有抗凝血的特性，服用抗凝血藥物的人應該在服用維生素E之前，先告知他們的健康照護諮詢人員。服用適量的維生素E之後，可以預料到必需減少或不用醫師開立的抗凝血劑。健康的人因為沒有服用那一類的藥物，所以可以決定自己的劑量。對於風濕性心臟病的患者來說，舒特兄弟一開始會給予少劑量（90個國際單位）的維生素E並慢慢地增加劑量。一樣的原則也適用於心臟衰竭的病患身上。一開始的劑量都很少，然後漸漸的增加，最後會達到800～1,200個國際單位。（註45）

毒物管制統計從未提出過維生素E的致死案例。（註46）**維生素E是一種安全，且特別不具毒性的物質**。雖然國家科學學院醫學會的兩千年報告反對補充維生素E補充品，而且特別提出1,000毫克（1,500個國際單位）是「能容忍的最高服用劑量……對大多數的人來說，這樣的劑量較不可能產生風險。」（註47）舒特兄弟觀察的結果是，就算每天服用的劑量高達8,000個國際單位，也沒有證據顯示會對人體產生任何傷害。

維生素 A

　　維生素A，來自胡蘿蔔汁中的胡蘿蔔素（Carotene）或魚油，能讓黏膜、免疫系統保持健康狀態，並**預防癌症**。維生素A對於維持身體表面的完整性很重要，所以缺乏維生素A會降低黏膜分泌物，而且會容易感冒。補充品能縮短感冒的患病時間和嚴重程度。維生素A對於正常視力也很重要。它能夠形成視力色素（visual pigments）中的視紫質（rhodopsin）和視紫藍質（iodopsin），對**上皮組織**也很重要。維生素A可被視為一種**表面隔膜**（surface membrane）維生素，對於皮膚和連結部位的健康十分重要，像是嘴部、呼吸道、腸道和生殖泌尿道。

　　β-胡蘿蔔素（Beta-carotene）和合成維生素A相似，都被視為有效抗癌物。血液中維生素A含量低的人，會更容易罹患癌症。（註1）（**編審註**：由於維生素A是支援人體上皮組織（epithelial tissue）新陳代謝最關鍵的營養素，因此維生素A缺乏與上皮細胞異常相關的癌症如：子宮頸癌、口腔癌關係特別密切。）

　　這些要素會抑制腫瘤產生，並阻止腫瘤的進展，且逆轉某些腫瘤。有些合成的類維生素A能更有效地預防與治療癌症。

　　維生素A主要能在動物及魚的肝臟、牛奶、奶油和雞蛋中發現。黃色、橘色和綠色植物也含有胡蘿蔔素，能夠在體內轉化成維生素A。β-胡蘿蔔素比起α-胡蘿蔔素更常見，只有在少數物種裡才有α-胡蘿蔔素。維生素A醛（Vitamin A aldehyde）在柑橘類水果和綠色植物中可以找到。

　　在體內，維生素A酯會被轉化成酒精並被儲存為維生素A棕櫚酸鹽或是轉換為維生素A醛類。胡蘿蔔素被轉換成醛，醛能夠被轉化成維生素A酸或是被轉化成視紫質。人體內約有50%的維生素A是來自胡蘿蔔素，正常的血清濃度大約每100毫升有50微克。維生素A會被轉化成脂蛋白且儲存於肝臟。胡蘿蔔素則儲存在身體脂肪中，讓脂肪呈現黃色（如果吃太多胡蘿蔔，會呈現胡蘿蔔顏色的體脂肪但無害健康）。維生素A和胡蘿蔔素都很容易被氧化，但是這樣的過程會被抗氧化劑保護住，特別是脂溶性的維生素E。

　　既然維生素A是脂溶性的，就可以儲存在人體中。如果每天攝取的劑量超過使用或達到破壞人體的劑量，就會累積並達到有害的程度。此時會有許多症狀，像是皮膚癢、肌肉僵硬和許多神經系統的改變；然而，要產生毒性，通常需要長期攝取高劑量才會發生。而且帶來的改變是可回復的。過多的胡蘿蔔素會使皮膚變色，若未服用過多，則對人體無害。（編審註：癌症自然療法中的葛森療法強調以新鮮現榨胡蘿蔔汁飲用來補充維生素A的前趨物β-carotene，如此便可以足量補足身體所需而無維生素A劑量過高的問題。）

　　維生素A缺乏症則更嚴重，也更普遍。缺乏症會造成眼睛疾病、夜盲症、乾眼症和角膜軟化，這些疾病都會造成嚴重的角膜退化和穿孔症狀。皮膚會變得乾燥發癢且容易受感染；同時黏膜分泌物也會減少，腸道則會產生吸收不良。呼吸系統也會因為黏膜分泌物減少，所以容易受感染。在生殖泌尿系統中，會容易產生結石。另一個症狀是重複罹患感冒，而且對抗壞血酸沒有反應。

　　卡爾·瑞奇醫師（Carl Reich, M.D.）用高劑量**維生素A**和維生素**D₃**治療**氣喘**和**關節炎**。（註2）他也結合**鈣**、**磷**和**鎂**作成骨粉或是白雲石狀的型態。他使用**鱈魚肝油**、**比目魚肝油**或是合成的相似物質，當作維生素A的來源。最好的維生素來源是**魚油**。最適合劑量是由傷處對維生素的反應來決定，還有患者的感受。有人可以一開始就每天服用10,000個國際單位的維生素，然後慢慢增加。不過每天使用超過50,000個國際單位的情況很少發生。一旦確定最適合劑量,就可以慢慢減少到能維持控制病情的劑量。

服用維生素 A 或胡蘿蔔素

維生素的成人建議攝取量(RDA)是每天5,000個國際單位;每日建議攝取量(DRI)則是3,000個國際單位。維生素A一般認為相當安全,通常可以在一般藥局買到的是10,000個國際單位的藥錠。懷孕時,每天服用**10,000**個國際單位是安全的上限劑量;其他情況的人,可能需要服用更多。我(亞柏罕‧賀弗)曾給過病患每天50,000個國際單位的劑量,其中只有一個病人有些微的不適反應(她的手指發癢)。另一個病患,服用500,000個國際單位以對抗癌症,因為她拒絕化療、手術或放射治療。過了幾個月後,她的頭髮掉落,而且肝臟變大。我立刻停止讓她服用維生素,幾個月後,這些副作用都消失了。她的頭髮又長了回來,而且肝臟也回復正常大小。所以不論是任何一種營養素,劑量都因人而異。

一篇長達50年的維生素研究指出,研究人員寫著「在美國,每年最多只有10~15個維生素A中毒的案例被提報,通常劑量大多高於100,000個國際單位。而 *β*-**胡蘿蔔素則沒有被提報任何副作用**。」(註3)在首次看到這篇確認了其安全性的評論之後,仍需要一些解釋。首先,「毒性反應」和「致命」是很不同的。如果在這些「毒性反應」的案例中有致死案例,作者一定會記載下來。美國毒物管制統計局一直都無法找出任何一宗因服用維生素A而致死的案例。

懷孕婦女的情況較特殊,如果持續服用太多魚油來源的的維生素A(維生素A的衍生物),即使劑量相對較低(每日25,000個國際單位以下)可能會傷害胚胎。不過有趣的是,吃進七盎司的小牛肝,就可以攝取超過100,000個國際單位的維生素A。因為對牠們有益,所以那些小牛的肝臟才存有這麼多的維生素A。在懷孕和嬰兒時期缺乏維生素A，反而會引起更大的風險。一般已知發育中的胎兒若缺乏維生素A會有**先天缺陷、牙齒琺瑯質不佳、免疫系統較弱**等毛病，每年還有超過十萬個嬰兒患有眼盲。高劑量維生素A使用於新生兒是很安全的，可以給予新生兒維生素A，以預防新生兒死亡和疾病。（註4）

硫胺素（維生素 B₁）

1912年，硫胺素（Thiamine）是第一個被卡西米爾・馮克醫生（Casimir Funk）稱為維生素的微量營養素。當時想要說服大家食物不能提供足夠營養的概念，就像現在想要說服醫生細胞分子矯正的概念一樣，是不可能的事。派翠克．曼森爵士相信腳氣病是一種接觸性傳染疾病，即使他知道日本海軍已經透過改善飲食，杜絕這種疾病了。硫胺素的發現是因為食品科技——去米糠的米——造成缺乏症，進而引發腳氣病。人吃去米糠的米會罹患腳氣病，而吃糙米或蒸熟米（parboiled rice）的鄰居則安然無恙。煮熟的過程會使硫胺素從米糠和胚芽轉移到核心。羅傑・威廉斯（Roger. R. Williams）首先在1936年合成了硫胺素。

沒有硫胺素就不能代謝碳水化合物。丙酮酸（Pyruvic acid）增加至中毒濃度，對有些人就會產生**乳酸酸中毒**。在遠東地區有些地方的人會罹患腳氣病，在其他地區**酒精中毒**（乙醇為最精緻的碳水化合物）、吸收不良、嚴重腹瀉和無法控制嘔吐症狀的人也同時罹患腳氣病。

缺乏症的早期症狀是疲倦、體重減輕和沒有胃口。之後，腸道和神經系統的徵兆會出現，像是**腳會感到發麻**、疼痛和皮膚感覺異常。持續這種飲食習慣在數年之後會造成慢性、**乾燥**且萎縮的症狀。病患會產生**肌肉神經性**的病症，像是腳踝或是**足下垂、腳趾下垂**和**聲帶麻痺**

（paralysis）。**心跳過速**（Tachycardia）也是常見的症狀。在許多腳氣病狀況普遍的國家中，吃母奶的嬰兒會有極大的風險：他們有便秘、偶爾嘔吐、腹部鼓脹，會使嬰兒不時哭泣和無法安靜，還有可能會抽蓄。

　　腳氣病在美國和加拿大很罕見，但是亞臨床型（症狀輕微）的病症卻很常見。在白麵粉中加入硫胺素，主要是想將硫胺素的濃度提升到和全麥麵粉一樣多——每公克四微克左右。在全麥和添加養分的麥片、豆類蔬菜、營養充足的動物肉類，還有酵母中，都有硫胺素。亞臨床型腳氣病經常為**酗酒者身上**發現，還有攝取太多**精緻糖份**或**澱粉**，導致吸收不良的人也會罹患這種疾病。在現代醫院裡的許多病患也都有可能罹患此病。

　　硫胺素被視為是治療魏尼克腦病（Wernicke-Korsakoff syndrome）的特定療方。（註5）對於治療神經病患的許多種精神錯亂症狀，硫胺素是很有幫助的，而維生素B$_3$則對心理疾病較有效。最理想的狀況是，每種精神錯亂（delirium）的症狀應該用足夠劑量的硫胺素、維生素B$_3$和**抗壞血酸**（有抗壓特性），再配合礦物質補充品，特別是**鋅**。但在現實生活中，不會只單單缺乏一種營養素。任何造成有機態或毒物性的精神混亂狀態（精神錯亂）都會造成多重維生素和礦物質缺乏症和/或是依賴症（dependencies）。

　　硫胺素應該被用來治療**酗酒**。J‧F‧凱德（J. F. Cade）使用200毫克的硫胺素配合多種維生素來進行**靜脈注射**（點滴）。在他的醫院於1945～1950年間死於酗酒的病患有86位，但他發現開始使用硫胺素之後，在1956～1960之間，只有8人死亡，在那之後，就**沒有任何因酗酒死亡**，即使酗酒的人越來越多。（註6）同樣異常有效的反應也發生在維生素B$_3$和**抗壞血酸**上，也許三者都應該同時被使用。

　　細胞分子矯正精神病醫生用硫胺素來戒斷患者渴望使用安非他命的症狀，而且也對某些**憂鬱症**病患產生效用。不管是使用多種或是單一維

生素療法，要治療**多發性硬化症**（MS. Multiple Sclerosis）需要用到很高的劑量。（註7）

服用維生素 B$_1$

官方建議飲食攝取量/每日建議攝取量（RDA）的維生素B$_1$劑量是每日2毫克，而高劑量硫胺素的攝取劑量是每日**100～3,000**毫克不等。每日劑量通常是低於1,000毫克。硫胺素的安全性紀錄十分良好，口服硫胺素也不具毒性，味道嚐起來有點怪，像是大蒜（硫化物）一樣。當你打開一罐綜合維生素，聞起來的味道可能就像是硫胺素。如果服用高劑量，身體也可能會發出類似大蒜的氣味。服用高劑量最常見的副作用就是會感到嘔吐感，但是這不常見。硫胺素也可以用注射的。對於有些症狀，像是酒精中毒和其相關併發症，最好一病發就利用**注射**的方式來攝取維生素B$_1$。

核黃素（維生素 B$_2$）

核黃素（Riboflavin）在細胞分子矯正醫學裡扮演一個小角色，但是這即將有所改變。

也許是慢性鎮靜（chrunic tranquilizer）藥物造成其中一種副作用——**誘導性核黃素缺乏症**。臨床上，很難認出核黃素缺乏症，因為缺乏核黃素並沒有特殊症狀，而且這類病患通常也患有其他的維生素缺乏症。另一個和維生素B$_2$缺乏症相關，更難以治療的是先天維生素缺乏症，因為此症牽涉範圍很廣，這也是由核黃素核苷酸缺乏症所引起。這個關聯性在動物身上很容易建立，但卻不容易在人體上確認。不過這也在我們的意料之中，特別是**新生兒的母親服用鎮靜劑，長期使用高劑量鎮靜劑會造成核黃素缺乏症**。（註8）

　　富含核黃素的食物有牛奶、肝臟、肉類、乳酪、蛋和綠色植物。自從1942年起，白麵粉也添加了核黃素。牛奶已經不再裝在玻璃瓶中的原因之一，是因為光線會破壞維生素。因為**核黃素會輕易地被光線破壞**，綠色食物應該儲存在暗處。綠色植物**發芽時**，含有更多維生素B_2，似乎是要配合葉綠素形成。未發芽的植物所含的維生素B_2比較少。

　　核黃素缺乏症的第一種症狀是**喉嚨酸痛**和**口角炎**。之後，病患會出現**舌炎**、臉上則有**脂漏性皮膚炎**，軀幹和四肢上也會有皮膚炎。皮膚會萎縮、角化和增生。有些病患的眼角膜會血管化（vascularized），可能會形成**白內障**。接著，會產生**血色素性貧血症**（normochromic anemia）和**血球性貧血症**（normocytic anemia）。

服用核黃素（維生素 B_2）

　　官方的成人建議飲食攝取量／每日建議攝取量（RDA）的維生素B_2低於1.5毫克。這樣的建議劑量猶如杯水車薪，不過官方建議卻從來都不採用有控制組的人類研究報告。

　　許多維生素B複合補充品能提供50毫克的劑量，而這對大部分人來說已經足夠。更高劑量的使用方法尚未被嚴格的檢驗過。

　　核黃素並不易溶於水中，也不會被腸道快速吸收。所以最好將劑量平均分配。**如果需要急速吸收，應該用注射的**。在吸收核黃素之後，**尿液會呈現黃色的**。

比哆醇（維生素 B_6）

　　如果用在身體內產生的反應來判斷維生素的重要性，那麼**維生素B_6應該是最重要的**。但是，這當然不是唯一的評判原則。對每個人而言，最重要的維生素就是他／她最需要補充的維生素。因此，比哆醇

（Pyridoxine）對許多有**學習和行為障礙**的孩子以及**精神分裂症**患者來說，就是最重要的維生素。既然人體要透過先導胺基酸（amino acid precursor），也就是**色胺酸**，以獲得足夠的比哆醇來製造維生素B₃，缺乏比哆醇會造成**類似糙皮病**的症狀，要透過攝取比哆醇或維生素B₃才能改善。

許多富含比哆醇的食物有葵花子、麥芽、鮪魚、牛肝和大豆，大多數的食物中也有，甚至連糖漿都含有比哆醇。

B₆能**改善脾氣**，降低罹患心血管疾病的機率，並在臨床上能改善**腕隧道症候群**（carpal tunnel syndrome）。麥克庫利博士（Dr. Kilmer S. McCully）還是哈佛醫學院的病理學教授時，曾提出比哆醇缺乏症牽涉到動脈硬化的病因，特別是**同半胱胺酸**（Homocystine）的濃度提高。（註9）每天服用最多1,000毫克的比哆醇能**預防腎結石**形成，因為它能降低體內草酸鹽的產生。（註10）

博納・瑞蘭博士（Dr. Bernard Rimland）兒童行為研究學會（Institute for Child Behavior Research）創辦者和「自閉症」（Infantile Autism）一書的作者，他是展示比哆醇用在治療嚴重自閉症病患的關鍵人物。他早期的觀察和持續對比多醇的關注成就了12項雙盲控制性實驗，所有的研究結果都指出**維生素B₆能大幅改善自閉症病情**。（註11）

我（亞柏罕・賀弗）曾指出精神分裂症患者尿液中的物質叫做「淡紫色因子」（maove factoc，參閱第4章毒物壓力編審註）。它存在於主要的精神分裂症患者和少數非精神分裂症患者身上。（註12）尿液中有這種因子的患者經過臨床測試之後，很明顯的是，不論是否罹患精神分裂症，和其他並未排泄出「淡紫色因子」的同組病患相比，這些病患的症狀更為相似。

再者，淡紫色因子中透過化學鑑定，是一種隱吡咯（kryptopyrrole，簡稱KP），是動物體中的一種引起精神異常（幻覺）的因子。

其他研究者也證實這種因子的存在。（註13）淡紫色因子似乎來自於脂質（腎上腺素）和蛋白質氧化的損害。大量的KP在身體裡，會造成B₆和**鋅缺乏症**。這種新疾病就是**焦谷氨尿症**（pyroluria），臨床上的診斷顯示尿液中有太多KP，需要大量的維生素B₆。利用**鋅**、維生素B₆和大量的**抗氧化劑**（維生素C）就能成功治癒。數千名病患的病情因為這個療法而好轉，而且改善迅速。而測試也發現，**一半的自閉症患者的病情因此而改善**。（編審註：在亞柏罕·賀弗醫師治療精神疾患相關的處方中，除了上述的維生素B₆、鋅、維生素C以外，B₃、鎂與μΩ3（亞麻仁油）皆是處方的重點，同樣處方亦適用於常見的幼兒精神疾患，如：自閉症、ADD或ADHD、學習障礙等。）

經前不悅症、因懷孕而**孕吐**和**妊娠毒血**病的病患，同時用維生素B₆和鋅一起治療，是我們知道最好的療方。通常在經過三次療程之後，經前不悅症會消失或減緩到可忍受範圍。每日的建議劑量是低於1,000毫克，通常服用劑量是250毫克或更少，也有許多人每天服用500毫克。

服用維生素 B₆

比哆醇比起其他藥物，較不具毒性。比起其他化學物質，很少有因服用比哆醇而招致嚴重毒性的案例被提報，但任何一種化學物質，只要過度服用就會造成問題，如果不是阻擾體內生化反應，就是造成其他營養素的缺乏。每日的維生素B₆劑量通常低於1,000毫克，但是大部分病患服用的每日劑量是介於100～500毫克之間。這樣的劑量會讓少數孩子更過動，但是只出現在**鎂**攝取量不足的兒童身上。

每天服用2,000～6,000毫克的維生素B₆可能會產生副作用（也就是美國官方建議攝取劑量的1,200～3,600倍的劑量）。如果攝取過多的劑量，曾有人提報會產生暫時性神經性症狀，像是四肢感到沉重、刺痛或是肢體麻木。我們要知道這樣的案例**極為罕見**，如果真的發生，是因為這些人服用了**極高劑量**的比哆醇。

　　從四個美國醫學院來的研究人員報告指出，因為服用極高劑量比哆醇，有七個人罹患了感官神經病變，**所有人後來都康復了，而且並未影響到腦部。**（註14）其中3人每天服用2,000毫克，另外4人則分別每天服用3,000毫克、4,000毫克、5,000毫克和6,000毫克，其中6個並未服用其他補充品，另一個則有服用綜合維生素。

　　在老鼠和狗身上，每公斤給予200～1,000毫克，就會造成步伐不穩的情況（成人如果重60公斤，則要服用12,000～60,000毫克才會產生相同的結果）。我們認為這是顯示比哆醇有多安全的最佳證據。如果這七個人能更注意使用營養素並留意**鋅**和**鎂**攝取量的話，他們就不需要承受感官神經病變的痛苦。其他研究者指出，只有病患有**維生素B$_3$缺乏症**，才會造成高劑量比哆醇對人體產生的負面症狀。（註15）

　　僅有非常少數每天服用1,000毫克的維生素B$_6$（美國建議攝取量的500倍）或更低的劑量，並產生負面症狀而被提報。如果和完整的維生素B複合補充品一起服用，或是維生素B$_6$只是補充品的一部分，那麼就不能得知是否是因為維生素B$_6$所產生的副作用。每天服用**口服避孕藥**的女性，每天最少服用50～100毫克的維生素B$_6$補充品是很重要的。節育藥劑會造成不正常的生理變化，並造成維生素B$_6$缺乏症，也會降低血液中硫胺素（維生素B$_1$）、核黃素（維生素B$_2$）、菸鹼酸（維生素B$_3$）、葉酸、維生素B$_{12}$和**維生素C**的濃度。

泛酸（B$_5$）

　　泛酸（pantothenic acid）是由輔酶A組成與乙醯基（acetyl groups）的轉換有關。因此，對神經傳遞素的**乙醯膽鹼**（acetylcholine）之合成十分關鍵。泛酸是由羅傑・威廉斯（Roger

Williams）所發現，存在於所有的細胞——因此希臘文的panthos代表「無所不在」，就成了泛酸名稱的一部分。獲取泛酸的最佳食物來源是肉類、魚類、全麥穀片和豆類。每日我們所需的攝取量尚未確立，因為動物不容易罹患泛酸缺乏症。任何一種造成泛酸缺乏症的飲食也同時會造成多種維生素B缺乏症。

泛酸並非細胞分子矯正醫師常用的維生素B之一。在動物體內，泛酸能夠延長生命，而且也被用來治療過敏。我們可以確信泛酸在治療上的角色就是並沒有任何疾病需要透過高劑量泛酸（每天超過250毫克）來治療，但是它確實十分安全。也許未來會發現有更明確的指引。我們認為要預防提早老化和衰老，就可以利用泛酸，這也能幫助患有過敏的人遠離病苦。

在本世紀，因為營養不良和環境污染造成許多壓力，應該要服用最佳劑量的抗壓營養素。腎上腺素和免疫防禦系統也需要泛酸，一項研究中指出，一群男性浸泡在冰水中很長一段時間。在浸泡前後，他們前後都接受了多種壓力測試。服用泛酸6週後，同樣的測試和研究對象都顯示他們更能夠承受壓力。（註16）

服用泛酸

最普遍的泛酸建議劑量是每日服用30毫克。據報告，服用更多能夠降低疼痛感。（註17）高劑量可能會提高組織胺濃度，通常一天服用高達750毫克而不會產生副作用。

葉酸（B_9）和維生素 B_{12}

維生素B_{12}包括許多化合物，其中一種叫做鈷胺素（cobalamines）。**羥鈷胺**（Hydroxocobalamin）是人體內最活躍並且是主要存在的型態。

這種型態也最**適合醫療用**，比起其他種維生素，醫生更了解維他B$_{12}$和葉酸。 醫生通常會使用高劑量的維生素B$_{12}$（注射1,000微克，等於每日攝取量的1,000倍），因為維生素B$_{12}$治療**惡性貧血**和一般疲倦非常有效，而且不會產生任何副作用。

當維生素B$_{12}$在進行轉甲基反應時葉酸就很重要，所以兩者最好一起服用。

飲食造成缺乏維生素B$_{12}$的情形並不多見，最有可能發生在嚴謹的素食者（純素食主義者）身上。最重要的徵兆會出現在**動作**或**心理層面**上，即使並沒有罹患惡性貧血而且血濃度正常。 （編審註：絕大部分的B$_{12}$缺乏症並非來自於飲食，而是來自於菌相不佳的腸道，以致於沒有足夠的益菌來分解製造出維生素B$_{12}$供人體吸收使用。除此之外，潛在的腸道寄生蟲問題也會造成B$_{12}$的缺乏，二者亦經常伴隨惡性貧血（大紅血球型貧血，可從血液檢查CBC中的紅血球M、C、V指數中得知，嚴重的B$_{12}$缺乏症常見的心理狀態為「莫名的罪惡感」與「缺乏信心」，同時亦可能產生末稍循環及心血管的問題，從血液檢查中的同半胱胺酸（Howocystine）指數便可得知患者罹患心血管疾病的風險與維生素B$_6$、B$_{12}$、葉酸的缺乏程度。）） 許多精神病患可能會需要維生素B$_{12}$：**有半數住進精神病院的病患可能都有B$_{12}$缺乏症，卻沒有惡性貧血的症狀**。建議長期患有憂鬱、神經衰弱或是患有精神病的病人應該要服用B$_{12}$；還有罹患週期性精神病或是非典型躁鬱症，或是有家族遺傳**癌症**的**躁鬱症**病患、**少年白**、**自體免疫**疾病和**精神官能**疾病（特別是老年性癡呆或經常發生憂鬱情形）── 這些病患都需要進行血清維生素B$_{12}$濃度測試。（註18）研究人員發現，有些被確診的精神病患，患有器質性精神障礙（organic psychosis）、內源性憂鬱症（endogenous depression）或是精神分裂和精神官能性憂鬱症（neurotic depression），他們體內的維生素B$_{12}$及**葉酸**都很少。少數病人也同時患有惡性貧血。（註19）

一般人每天需要約0.4毫克的葉酸。一般人的飲食中只能提供約一半的葉酸，直到最近食品才開始添加葉酸。最好的食物來源是肝臟、酵母和深綠色的葉菜類蔬菜（folic這個字源於拉丁文的葉子，像是枝葉（foliage））。許多調查顯示，**懷孕婦女很容易罹患葉酸缺乏症**，她們每天需要600微克的葉酸，以預防胎兒神經管缺陷。（她們同時也需要其他維生素。）

需要額外葉酸的人包括老年人、有吸收不良症狀的人、**過度飲酒**、服用抗抗癲癇藥物（anticonvulsants）或**避孕藥**的人，以及患有惡性貧血和精神病患者，特別是精神分裂患者。對於預防**中風**和**癌症**葉酸也很重要。（註20）

服用維生素 B$_{12}$ 和葉酸

維生素B$_{12}$的每日建議劑量約為2.5微克。這並不多，因為微克就是公克的百萬分之一（而一公克大約是四分之一茶匙）。最佳的劑量決定於其他因素，舉例來說，維生素B$_{12}$大多用在治療惡性貧血，因為**維生素B$_{12}$不容易被腸道完全吸收**，因此醫生會幫病人注射1毫克（1,000微克）的維生素B$_{12}$來**預防疲勞**、**全身無力**、**憂鬱**和各種症狀產生，還有一些難以應付的症狀。現在這麼做已經越來越不符合潮流（編審註：以上症狀皆由維生素B$_{12}$缺乏導致紅血球體積過大，以致於無法進入末梢微細循環（四肢、大腦）所導致。技術上而言，亦是一種「缺氧」的症狀），因為醫生越來越依賴實驗室的檢驗，而非以自身臨床經驗來做判斷。對許多慢性疾病來說，包括慢性疲勞，每周注射1,000～5,000毫克（編審註：應該是微克）數次，就會對病情很有幫助。我們從未見過副作用產生。

比起食物中的葉酸，從加強配方的食物或是補充品中取得葉酸，事實上會更自然地被吸收。雖然這很少發生，不過只要經常服用葉酸1,000微克就可以舒緩惡性貧血的症狀，而不需要矯正病因（缺乏維生素B_{12}）。這就是為什麼要同時服用葉酸和維生素B_{12}是很不錯的想法，特別是超過50歲的病患。

膽鹼

膽鹼是腦部四大神經傳導素之一 —— 乙醯膽鹼（acetylcholine）的前驅物質亦是卵磷脂的一部分。有些膽鹼會被傳送到腦中，也就是由膽鹼乙醯轉移酶催化而成的乙醯輔酶A形成乙醯膽鹼的地方，腦中的磷脂醯膽鹼會釋放更多膽鹼。

一般飲食中只含有很少量的膽鹼。食物中的膽鹼或卵磷脂會控制血液中和腦中的膽鹼濃度。攝取較多的膽鹼會提升腦中的乙醯膽鹼濃度。這代表補充卵磷脂就能補腦（改善腦中乙醯膽鹼濃度較低的相關疾病）。

阿茲海默症和後續的老年性癡呆患者的體內，都能找到膽鹼轉移酶的蹤跡。愛丁堡的一個研究團隊讓7個阿茲海默症病患服用膽鹼。

在頭2週，每天服用5公克的氯化膽鹼（choline chloride）的患者，在其後2週服用了兩倍的劑量。他們的症狀有明顯的改善。在另一個實驗中，**每日服用25公克的卵磷脂**則在**四周**後，讓7位阿茲海默症病人中的3位獲得改善。他們的學習能力改善了，更能了解別人給的指令，而且更願意合作。再次實驗也得到相似的結果，他們讓病患每天服用20克膽鹼或**100克卵磷脂**。（註22）要記得這些劑量很高；一湯匙的卵磷脂顆粒就是7.5克。那些指出卵磷脂和或膽鹼沒有療效的報告應該要重新檢視，看看是否是因為劑量太低。

1975年膽鹼首次用於治療**遲發性運動異常**（tardive dyskinesia）。每天服用16克的補充品明顯降低不正常的動作。（註23）

服用膽鹼

　　為了良好健康，建議每天服用約500毫克的膽鹼。超高劑量的膽鹼會引起噁心感、分泌唾液、盜汗和厭食。膽鹼在腸道中經由細菌分解，導致汗水和尿液發出「死魚」味。多數病人偏好服用**卵磷脂**，其中含有**20%～25%**的卵磷脂膽鹼。卵磷脂比較便宜，而且更可口，比起服用膽鹼，會產生更多生理活性。

　　卵磷脂的劑量若每天維持服用超過25克（25,000毫克），則會減低胃口不好、感到噁心、胃脹氣和腹瀉等症狀。人如果需要越多卵磷脂，就愈不太會出現這些副作用。成分越純，就越不會產生副作用。最好的卵磷脂包含愈多卵磷脂膽鹼。（編審註：本書作者之一安德魯・索爾I則建議攝取大量的卵磷脂應與消化酵素同時使用以避免消化不良。）

第 7 章

維生素 D

　　維生素D第一次在1936年從鮪魚油中被分離出來，而在1952年被合成。這是一種身體由去氫膽固醇（7-dehydrocholesterol）在陽光的參與下製造的激素原（prohormone）固醇（sterol）。維生素D_3（膽促鈣醇）（cholecalciferol）如同在魚肝油裡發現的是我們及其他動物所製造的類形。奇怪的是，魚類無法合成維生素D，他們從前段的食物鏈中，也就是浮游藻類中取得。大魚吃小魚，而我們吃大魚。維生素D_2是從麥角固醇（ergosterol）中得來，而非膽固醇，所以稱為鈣化醇（ergocalciferol）。這是在植物中找到的型態，它們透過紫外線照射角固醇而產生；這種營養素會被加到牛奶裡，也在許多美國營養補充品中被發現。維生素D_3在歐洲的補充品中更常使用。（註1）雖然維生素D_2和D_3只有一個碳原子不同，但是有證據顯示D_3在動物和人體中能更有效的被利用。（註2）

　　有兩物種中可以獲取**天然的維生素D_3：魚肝油**和從**羊毛萃取出的油脂**。如果產品標示上寫著「維生素D_3（膽促鈣醇）」，就是從羊毛油中取得。這可以被稱為是一種素食的來源（因為羊只有被剪毛而已），但絕不是一個嚴謹素食主義者的來源。如果是魚肝油來源，就會用括號標示出來。動物能從舔舐自己的毛來獲取維生素D，而人類的軟骨症則可以塗抹鱈魚肝油在皮膚獲得改善。

　　除了富含油脂的魚外，食物並未含有大量維生素D。食用魚肉的建議並不切實際，因為擔心汞濃度會過高，即使其中並未含汞，普遍來說，鱈魚肝油還是不受大家喜愛。自1930年起，維生素D就被加入美國超市中的牛奶，但並未加入其它奶製品中。近年來，麵粉就加入了維生

素D，以降低英國移民的軟骨病罹患率。（註3）

因為維生素D既便宜又可靠，能夠讓人們自己從配方食物中取得。數十年來，碘、鐵和其他維生素B群也是其他被加入食物中的營養素。我們應該要看這個行動的本質：國家政策承認許多人的飲食太不妥當，所以不能避免這些典型營養缺乏症的後果，包括缺乏碘造成的甲狀腺腫大、缺乏鐵造成的貧血和糙皮病。就拿維生素D來當例子，添加維生素D的背後也基於國家默認其安全性。每夸脫就添加400個國際單位的維生素D，每天都喝牛奶的青少年一天很容易就攝取了飲食建議攝取量200個國際單位四倍之多的維生素D。少數營養學家很擔心許多人固定且實質地攝取超過政府建議的維生素D劑量。

維生素D不足會造成骨質減少、骨質軟化和骨質疏鬆症是大家都公認的事。維生素D缺乏症當然會發生在不攝取補充品的人身上，他們很少曬太陽，也不喝添加維生素D的牛奶。四分之一骨頭正在成長的青少年可能缺乏維生素D。此外，許多藥品也阻礙了維生素D的吸收和利用，包括苯妥英（phenytoin）（癲能停）（Dilantin）、苯巴比妥（phenobarbital）（治療突發性癲癇）、類固醇、希每得定錠（cimetidine，治療胃潰瘍）和肝磷脂（heparin，抗凝血劑）。（註4）維生素D缺乏症在老人身上很普遍，他們大多飲食習慣很差，吃最多藥，曬最少太陽。此外，正常的老化過程就會降低因曬太陽而製造維生素D的功能。在任何的年齡層中，即使是比較平衡的飲食中，大量食用穀類澱粉的人，體內的維生素D也會減少。（註5）

因維生素 D 受益的症狀

維生素D能預防發展中的骨質疏鬆症和癌症，它同時也是一種抗憂鬱劑。關於維生素D療法的爭議，使得研究和原本知識架構之間的距離越來越大。越來越多證據顯示，「陽光維生素D」對人體健康的影響，遠比原本想像及一般認知的更加重要很多。維生素D代謝物（1,25-二羥化維生素D）（1,25-dihydroxyvitamin D）的接受器（VDR）不只出現在腸道和骨頭中，許多其他的組織也有，包括腦部、心臟、胰臟、白血球、皮膚和生殖腺幾乎遍布全身。**慢性維生素D缺乏症會提高罹患高血壓、多發性硬化、癌症（直腸、前列腺、乳房、皮膚和卵巢）和糖尿病的罹患率。**（註6）

骨質疏鬆症

數十年來，喝牛奶（被牛奶產業教育）的民眾們普遍注意到鈣質的重要，但卻忽略了「其他」對預防骨質疏鬆症重要的因素 —— 維生素D。

不只是身體吸收鈣質需要維生素D，它還能在第一時間讓鈣質進入體內。（註7）許多**骨質疏鬆症患者體內維生素D濃度都很低。**

每天服用800個國際單位的**維生素D**並搭配**鈣**質，這樣的組合在一項雙盲安慰劑控制性實驗中顯示能**增加骨質密度**，並降低43%的臀部骨折風險。（註8）骨折和其併發症是造成老人死亡的主要原因。**高達27%的臀部骨折傷患者在跌倒後6個月內死亡，通常是手術或感染引發的合併症**（編審註：臀部（髖關節）骨折之患者由於無法行走，腿部的大肌肉群因無法運動收縮而停止，讓患者易於引發感染，製造一種可以有效抗發炎的肌肉激素（Myokins））。（註9）每年超過25萬人65歲以上的臀部骨折患者其中的90%的人是因為骨質疏鬆。（註10）若讓上了年紀的人服用維生素D補充品，在站立或走路時較不會晃動，因此較少跌倒。

維生素D療法可以挽回許多生命及改善骨質。老人的維生素D攝取量被提高到一般每日建議攝取量的**三倍**，這顯示並非沒有人知道這個事實。一位71歲的老人攝取600個國際單位的維生素D可能會太少，且對某些人來說也太遲了。我（安德魯·索爾）的母親幾乎就經歷過這樣的例子，她是位癲癇患者，服用苯妥英（phenytoin／Dilantin，癲能停）已有將近50年的時間。當她慢慢衰老時，就很容易骨折。這個問題在她服用鈣質和維生素D補充品後仍然持續著。但是當她每日維生素D攝取量提高到2,000個國際單位之後，就再也沒有骨折過，即使她有時仍會跌倒，且有時候受傷還需要住院。**癲癇患者需要每天服用4,000個國際單位的維生素D。**（註11）

軟骨症

兒童軟骨症至今仍是可能超乎預期的大眾健康問題。臨床和生化實驗發現，判定**先天軟骨症**的指標是患者**肌肉軟弱無力、頭骨的軟度和厚度不正常，短暫顫抖現象、鈣質過低、甲狀腺功能亢進、癲癇、**血清中**25-羥基維生素D**（25- hydroxyvitamin D）**濃度降低，但是1,25-二羥化維生素D的濃度卻正常。**由母親的病史可以顯示在營養上是否有維生素D的缺乏。如果能預先確診並給予治療，就能預防病情複雜化。

軟骨症近來在美國有被密切的觀察，在包括德州和北卡羅萊納州，自1990年代起，就有30位的觀察病患。所有的病患都是**非裔**美國人的孩童，他們食用母乳，然而沒有額外補充維生素D。（註12）母乳有許多重要的營養素，但是裡面的維生素D卻無法達到每日攝取量。**非裔人種深色的皮膚會阻擋95％的紫外線輻射，使得紫外線無法深入深層皮膚，因此不能促進合成天然維生素D**（編審註：防曬乳的使用並不恰當，因為大部分的防曬乳阻擋了紫外線中的UV-B（製造維生素D的波段），而讓UVA（造成皮膚癌的波段）進入皮膚）。此外，嚴重的空氣污染透過兩種矛盾的途徑，來阻擋維生素D的合成：污染中的微粒（霾害）阻擋人們應該照射的陽光，而臭氧層的破壞也造成人們對抗太陽退避三舍。當人們蓋住皮膚以避免皮膚癌時，同時也會減少體內的維生素D的合成。

肥胖

對**過重**的人來說，所需要的是維生素D補充品，而非陽光，因為他們利用透過皮膚合成維生素D_3的能力，比瘦的人少一半以上。既然有三分之二的美國人過重或是肥胖，顯示這是個非常重要的大眾健康問題。研究發現，**肥胖的人利用口服維生素D所產生的生物有效性比吸收陽光產生的維生素D更好。**有可能是維生素D被身體脂肪所包覆，導致身體無法利用維生素D。（註13）這樣的疾病可藉由維生素D補充來改善。

多發性硬化症（簡稱 MS）

罹患多發性硬化症的人通常都缺乏維生素D，骨質密度明顯偏低。

這類骨質流失主因是維生素D不足所造成，透過定期補充維生素D來改善這個情況，安全不需要花大錢，這點並不讓人感到驚訝。（註14）

更重要的是，**維生素D對治療多發性硬化症的發展扮演著相當關鍵的角色。**根據研究指出，賀爾蒙型態的維生素D_3能預防白老鼠產生因自體免疫引發的腦瘠髓炎（encephalomyelitis），這是一種廣泛被認可的多發性硬化症的實驗鼠類型。**維生素D_3是自體免疫系統調節者**，能抑制自體免疫疾病。因此，**陽光曝曬不足造成維生素D_3不足的症狀，可能就是造成多發性硬化症的原因。**這也能解釋多發性硬化症病例的地理分布，**大多數的病例都不會出現在赤道附近，卻隨著緯度升高而病例遽增。**因為遺傳感染的多發性硬化症患者可以在患病初期就利用足量的激素型維生素D_3（1,25-二羥化維生素D_3）來預防多發性硬化症。（註15）

研究人員長期以來就認為低陽光照射量和多發性硬化症有密切關係，原因就是產生維生素D的量太低了。同時，在陽光少的地區，像是挪威，多發性硬化症的發病率明顯較低，可用當地飲食影響維生素D來解釋：**攝取魚類的數量多（增加了維生素D）**和攝取穀類的數量少（因爲植酸（phytates）的作用，會減少維生素D）。

　　遺傳的多發性硬化症患者可能比一般人需要更多的維生素D劑量——幼年時期缺乏維生素D可能會造成髓鞘（myelin）缺陷。（註16）

　　臨床實驗證實，**維生素D配合鈣和鎂能減少人類多發性硬化症的復發率**。（註17）柯蘭納醫生的報告指出，在30年前，他成功地使用維生素D和**礦物質**療法治療多發性硬化症。（註18）我（安德魯・索爾）觀察到柯蘭納醫生的療法是如此有效，有一位之前還需要坐輪椅的多發性硬化症患者，在使用高劑量營養療法之後，兩週內能站起來，靠著助行架走路。最近，我（亞柏罕・賀弗）見證一位多發性硬化症的男性患者使用了一年的細胞分子矯正營養療法之後完全康復，他每天服用的營養素中，包括12,000個國際單位的維生素D_3，多發性硬化症對他腦中所造成的傷害已經完全移除並維持著健康的狀態。

心臟疾病

　　維生素D對心血管的健康扮演很重要的角色。像是維生素D不只能夠預防高血壓，還能**治療高血壓**。不論一開始是否缺乏維生素D，服用維生素D補充品都能改善高血壓病情。（註19）

　　充血性心臟衰竭（Congestive heart failure）（簡稱CHF）也可能是因為維生素D缺乏症。維生素D濃度太低能解釋充血性心臟衰竭病患體內的礦物質代謝（編審註：根據美加地區近年來的研究發現，幾乎人體內器官細胞的細胞膜上皆存在有維生素D的受體，因此維生素D可能比過去所知，扮演更多功能，尤其是鈣質調節，人體的鈣質分布中約有1%存在於細胞內外，進出肌肉細胞以控制肌肉的收縮與舒張）**的改變和心肌功能失調，這是充血性心臟衰竭的發病機制之一**。（註20）這不令人感到驚訝，因為**骨質流失**也和充血性心臟衰竭有關。（註21）擴張型心肌病變（Dilated cardiomyopathy）和軟骨症也有相關，以上同時補充維生素D和鈣質也

會有所反應。（註22）

癌症

　　許多人都覺得皮膚炎可以藉由避免曝曬陽光來預防。（註23）克利斯賓・蘇利文（Krispin Sullivan）是《中午時分的曝曬：了解陽光和維生素D》的作者，他在書中寫到：「預防皮膚癌的重要保護要素，就是維生素D。對於多數美國人來說，陽光就是維生素D的主要來源。UV-B是光線中唯一能產生維生素D的波段，在美國，大量的UV-B光線會在夏季的中午出現，至於在其他時間，我們應該盡量避免陽光照射。請注意，**UV-B會被防曬乳所阻擋**。」（註24）過度曝曬於陽光下並不會引發維生素D的毒性，但是陽光曝曬所造成的議題使得口服維生素補充品持續備受關注。

　　直腸癌很明顯地與維生素D不足有關。（註25）維生素D濃度不足也和**卵巢癌**以及**多囊性卵巢症候群**（PLOS，polycystic ovary syndrome）有關。（註26）

　　國家醫學圖書館（美國國家醫學資料庫Medline）也搜尋出近300份的文獻，都是關於利用維生素D和相關物質治療**攝護腺癌**，並有將近400份文獻，則是與利用維生素D治療**乳癌**有關。

氣喘

　　卡爾・瑞奇博士（Dr. Carl Reich）的報告指出，結合維生素D_3、維生素**A**、**鈣**質以及**磷酸鹽**，能夠治療**慢性氣喘**。（註27）他的相關研究很多，大約有五千位病人，在開始使用他的治療法之前，幾乎所有的病人都接受過傳統治療。如果是成人病患，瑞奇博士每天會給予5,000～14,000個國際單位的維生素D_3和28,000～75,000個國際單位的維生素**A**。同時，病人還要服用骨粉錠（bone meal，即鈣質）每天6～8錠。一且達到治療的目標，就將劑量減去一半或三分之一。他有將近有**90%**的病患都獲得改善。我（亞柏罕・賀弗）曾見過一些他的病患，他們獲得的幫助是無庸置疑的，而其他醫生也確認了這些病患的改善。瑞奇博士使用高劑量，卻未見到毒性產生；少數的不適症狀也鮮少被記錄，而且一旦劑量降低，這些不適症狀就會消失。

其他症狀

糖尿病——患有**第一型糖尿病的嬰兒服用**維生素D補充品之後，病情改善狀況達到**80%**。（註28）

季節性情緒失調（**Seasonal Affective Disorder**）——患有季節性情緒失調（簡稱SAD）的病患被發現體內的維生素D濃度都比較低。（註29）

它能穩定情緒，所以我們建議在冬季情緒低落的人，按照慣例，應該要服用此維生素。即使像在美國南方這種陽光較多的地區，也有許多人因為缺少照射陽光而患有缺乏症（多為非裔）。既然維生素D_3在皮膚的合成是來自前驅物質，所以要服用多少劑量與陽光有關，更確切地說，是與紫外線有關。冬天時，在許多紫外線被煙霧阻擋的地方，或是高緯度地區（紫外線因為被大氣層所過濾），就需要更多維生素D。

硬皮症和牛皮癬——硬皮症對於長期口服維生素D_3（1,25-雙羥基膽鈣化醇）療法有很好的反應。（註30）牛皮癬已經成功地利用維生素D類似物，還有**外敷維生素D_3**來治療。（註31）

發炎性腸病——維生素D缺乏症是發炎性腸病（IBD，Iuflammatory Bowel Disease）的可能成因之一，或許能證明是種有效療法。（註32）

狼瘡——超過50年前，一般性狼瘡（lupus vulgaris，皮膚結核病）

在報告中被指出，若是每天使用**150,000**個國際單位的維生素D，6～8個月之後，就能成功被治癒。（註33）

副甲狀腺機能亢進症（Hyperparathyroidism） —— 每天攝取**50,000～200,000**個國際單位的維生素D，就能夠成功治癒此症。34

服用維生素 D

維生素D缺乏症會引發許多種疾病，其中很多疾病表面上和骨頭相關的疾病無關。這種維生素對所有人而言是如此重要，因此將它加入牛奶當中是必要手段。多數人從陽光中沒有獲取足夠的維生素D，這對**肥胖族**和**銀髮族**會造成更大的問題。對於這兩個族群，還有任何服用處方藥的人們來說，服用維生素D補充品是絕對必要的。

目前美國飲食建議攝取量（RDI）中的維生素D劑量如下。（註35）

- 0～12個月大的嬰兒，200個國際單位（5微克）
- 1～50歲的男性和女性，200個國際單位（5微克）
- 51～70歲的人，400個國際單位（10微克）
- 71歲以上的老人，600個國際單位（15微克）
- 懷孕及哺乳中的婦女，200個國際單位（5微克）

之前美國政府公佈的老人維生素D建議攝取量（RDA）只有5微克（200個國際單位）。現在的建議攝取量已經改善了，但是有證據顯示，**即使攝取比建議攝取量三倍之多的劑量，對曝曬陽光不足的人來說還是不夠。**（註36）**維生素D$_3$建議攝取量大約是每天400個國際單位。**

根據許多臨床證據來看，政府建議攝取量，也就是每日200～600個國際單位，其實明顯不足。政府的「可容忍」（tolerable）或「安全上限攝取量」（safe upper intake levels）是每日1,000～2,000個國際單位也是太低，而且沒有毒物學證據可大力支持。每日飲食建議量和建議攝取劑量都不夠，除非你只想預防嬰兒罹患軟骨症。所有現代臨床研究都顯示，我們需要吸收更多維生素D，像是10,000～20,000個國際單位這種經過一整天曝曬陽光下，皮膚就會合成的量。

最適合的建議攝取量針對所有來源加起來每日1,000～4,000個國際單位，這對大多數健康的成人來說並不為過。

然而，這項估計的劑量只適用於健康的人。如果是病人，攝取量的多寡就不一定，就像是其他的營養素一樣，醫生應該要根據每位病患決定不同的最適合劑量。每日的安全劑量最高可達10,000個國際單位，如果罹患多發性硬化症，那就需要更多。每日建議攝取量絕不會有任何療效，因為治療軟骨症每天就需要攝取1,600個國際單位，如果是產生吸收阻抗（resistant）的病患，每天可能需要攝取50,000～300,000個國際單位。（註37）當使用高劑量維生素D時，我們建議要進行適度的測試和監督。

如果過度避免照射陽光，或是情緒上害怕高劑量維生素的副作用，而非根據科學證據拒絕使用維生素，只會造成更多軟骨症的孩子和老是骨折的老人而已。過度或完全相信維生素D的「潛在毒性」只是讓藥廠大發利市，進而大賣類似維生素D機轉的藥物而已，而且他們絕不會放過這個機會。

潛在副作用

幾乎所有和維生素D相關的報導都和維生素D_2（麥角固醇）有關。這些報導是在放射性麥角固醇變成商品之後，才迅速出現。維生素D_2通常被加在維生素D強化食品中，也經常出現在多種維生素補充品裡。許多醫生提出證據，指出攝取過多維生素D_2會造成動脈粥狀硬

化、關節炎、週邊血管疾病（peripheral vascular disease）、高鈣血症
（hypercalcemia）、鎂和磷酸鹽的代謝不平衡和重金屬中毒。維生素D$_3$
通常出現在**魚油**中，很明顯地，尚未有報告指出維生素D$_3$有毒性，也很
少有報導指出魚肝油的有害副作用。

就像是所有的維生素一樣，維生素D的安全性和療效一直都存在辯
論中。最後，這些議題終將會把焦點放在劑量多寡上。因為人體可以製
造維生素D，只要照射足夠的陽光，所以維生素D經常被當成一種激素
（賀爾蒙），而非維生素的一種。這種見解對於考慮高劑量療法實在是
一件不利的事。

在此必須提出一個極具教育性的觀點，在1939年，有些病例使用
了超高劑量的維生素D，而致死率比遠比我們想像中低很多。在許多國
家，許多嬰兒，包括早產的嬰兒，每次注射或口服200,000～600,000個
單位的維生素D，但仍存活下來。

這些劑量高得嚇人，特別是以早產嬰兒的重量來計算。（註38）懷
孕婦女在第七和第八個月，會服用兩次超高劑量口服維生素D（600,000
個國際單位）。（註39）最近，英國醫學雜誌（British Medical Journal）
刊登了一個雙盲控制性實驗，對象為超過**2,000位**老年病患，每隔4個月
他們被給予100,000個國際單位的口服維生素D$_3$，為期5年。作者報告中
指出，**除了大量降低骨折的機率之外，高劑量維生素療法「對男性與女
性來說，都沒有負面副作用。」**（註40）

維生素D有時被視為最有可能含有毒性的維生素。在2001年的一篇
文章中，馬克‧羅森布隆醫師（Mark Rosenbloom, M.D.）**並未舉出任
何維生素致死的案例**，而且內容寫著單次維生素D的劑量並不明確，卻
估計會造成成人慢性中毒的劑量是每天超過50,000個國際單位。然而，
他指出對於孩童來說，每日400個國際單位就會造成「潛在性中毒」。
（註41）默克手冊（Merck Manual）卻有著稍微不同的觀點，上面寫著嬰

兒每天服用40,000個國際單位的維生素D會在1～4個月內產生毒性，每日少於3,000個國際單位的維生素D經年服用亦會產生毒性。因此，最低「毒性」的數字是發生在嬰兒身上，卻比羅森布隆醫師指出會引發「潛在性中毒」的400個國際單位還高。**「潛在毒性」**和**「中毒」**是不同的。此外，**「中毒」**和**「死亡」**也相當不一樣。使用中毒這個字，會傳達錯誤的印象，讓人以為會面臨馬上死亡的危險，而事實上，在嚴重中毒前，人體早會產生許多警告症狀。

已被承認的是，**偶爾服用高劑量維生素D並不足以產生毒性，因為維生素D是脂溶性的，能夠被身體儲存起來，但是如果連續幾個月都服用超高劑量，可能會產生軟組織鈣化，像是肺部和腎臟**。「過量」、「中毒」和「致命」都是很強烈的字眼，三個字義都不同，但是維生素補充品的批評者都會任意交換使用這些字。在許多情況裡，服用過量並不代表會中毒，而大部分中毒也不會致命。全身的陽光曝曬量能夠每天輕鬆提供10,000個國際單位的維生素D，這是一般生理學的建議極限。

《營養學桌上指南（Nutrition Desk Reference）》指出，維生素D「每日依照體重，每公斤服用500～600微克才會開始產生毒性」。（註42）毒性在這個特殊狀況指的是「死亡」，而這個數字是根據美國環境保護局公佈，實驗室母鼠口服半數致死劑量（LD50, lethal dose）為每公斤619毫克，按此比例,人類每日對等劑量是**每公斤要服用20,000～24,000個國際單位**。（註43）根據這個對照實驗，代表一個（70公斤）的成人要每日服用1,400,000～1,680,000個國際單位的超高計量，才有可能會產生毒性！

就算是這個數字不能直接適用於人類，**維生素D仍然是最不具毒性的物質**。但是，使用時仍然有需要留意的地方。患有以下疾病的患者：**副甲狀腺功能亢進、淋巴癌、紅斑性狼瘡（LSE）、肺結核（TB）、類肉瘤症（sarcoidosis）、腎臟疾病**或是正在服用洋地黃

（digital）、**鈣離子阻斷劑**（calcium channel blockers，脈優等降血壓藥）、**利尿劑**（thiazide diuretics）的人，在服用更多維生素D之前，請先諮詢醫生。當使用高劑量維生素D時，強烈建議要進行定期檢測。

其他重要營養素

肌醇

　　肌醇通常被視為**維生素B群家族**的非正式成員。它是在每一個碳上面聯接一個氫和一個羥基所組成的苯環。肌醇（Myoinositol）是代表9種已知異構體所的有效型態，有時會被稱為維生素B_8。肌醇磷脂（Inositol phosphatide）裡的六個碳連接了一個以上的磷酸鹽群組。如果六個碳都和磷酸鹽組合，就會被稱為植酸（phytic acid）或肌醇六磷酸（inositol hexaphosphate）（簡稱IP6）。萌芽中的種子自植酸中釋放磷酸鹽，通常會出現在穀粒、豆類蔬菜和其他食物中。酵母發酵後，植酸會產生磷酸鹽和連接的金屬鍵來拉住礦物質，這就是為什麼尚未發酵的麵包比較容易產生缺乏**鋅**、**鈣**和**鎂**的問題。

　　肌醇六磷酸這種抗氧化劑幾乎可在所有組織中找到，在**腦**和**心臟**中的濃度較高。肌醇六磷酸能降低血清中的膽固醇和三酸甘油脂，也能**抑制腫瘤擴張**。因此，肌醇六磷酸對於治療**高血脂**和**癌症**是很重要的療方。（註1）每天攝取3,000毫克肌醇能降低血清中的脂類和膽固醇。（註2）肌醇也能幫助病患對抗充滿垃圾食物的飲食習慣：實驗鼠被餵食許多糖分後，同時服用肌醇，體內的肝脂肪、膽固醇和血清中的三酸甘油脂並未增加。（註3）

　　普爾費佛博士發現肌醇有**抗焦慮**的特性，也能夠幫助病患減少使用鎮靜藥煩寧（valium）。（註4）他也使用肌醇治療**精神分裂症**，還有血清中的銅濃度過高，鋅卻太低的患者（如：威爾森氏症）。肌醇六磷酸對於多種神經傳遞素、賀爾蒙和生長激素也很重要。（註5）多磷酸肌醇

（polyphosphoinositide）的活化作用會產生兩種傳遞素（二酸甘油酯和肌醇三磷酸），能引發細胞反應。肌醇也參與磷酸鹽循環（phosphate cycle）。**鋰**會抑制肌醇轉移磷酸鹽，而這樣的缺點應該會讓所有肌醇磷脂（inositol phosphatides）調節的反應作用變慢。初期研究證據指出，最容易被積極刺激的細胞，對鋰作用最敏感。這是否就是**鋰能控制狂躁症（mania）的原因**呢?也許我們已經找到能夠解釋普爾費佛博士所見反應的原因了。

憂鬱症患者的腦脊液肌醇濃度較低。伊朗內蓋夫的班古理安大學（Ben Gurion University）教授R・H・貝爾馬克（R. H. Belmaker）對補充肌醇的醫療價值有所研究。使用高劑量肌醇，每天攝取6,000～18,000毫克（或更多），能有效對抗許多**精神疾病**（註6），包括**狂躁症、憂鬱症、強迫症**（OCD）（註7）、曠野恐懼症（agoraphobia）和恐慌症（註8）的發作。

服用肌醇

每日飲食大約能提供人體300～**1,000**毫克的肌醇，但是**大量的咖啡因會稀釋體內的肌醇**。肌醇通常以植酸的型態出現在動物和植物來源。身體也可以自行製造部分肌醇。最好的肌醇食物來源是麥芽、糙米、燕麥和堅果。**卵磷脂也是補充有效肌醇劑量的好來源**，因為有磷酸肌醇磷脂（phosphatidyl inositol）。

每天服用1～2克的肌醇補充品不太可能會有任何副作用發生。如果持續服用超高劑量肌醇，有時會造成疲憊、腹瀉、頭痛、嘔吐感和頭暈。

生物類黃酮

生物類黃酮（bioflavonoids）是一種黃酮，或叫作**維生素P**。這個族群包含黃酮、類黃酮醇、黃酮醇、異黃酮、花青素、兒茶素、橘皮苷、楊梅素、芸香素和槲黃素。事實上，**超過兩萬種**不同的類黃酮已被找出來了。它們讓我們看到的花卉、水果和蔬菜變成**藍色和紅色**。（胡蘿蔔素，或類胡蘿蔔素會產生黃色和橘色；葉綠素則是綠色。）水果和蔬菜是好的飲食來源，這點並不令人意外。

普爾費佛博士指出，生物類黃酮中的芸香素可從**蕎麥**中取得，能幫助人體移除**鋅**和**銅**，但不會移除**鐵**。（註9）他也發現芸香素有溫和的**鎮靜劑**功能。**生物類黃酮的醫學用途是消炎製劑，也可當作抗過敏藥。**

生物類黃酮其中一個最令人振奮的療效是能**治療精神分裂症**。像是一位年輕的精神分裂症患者對鎮靜劑沒有反應，但是服用了兩種苯並㖕喃酮（benzopyrones）混合物，像是芸香素和香豆素的生物類黃酮，幾天之後就有明顯改善。後來近3年時間，每個禮拜他都服用香豆素混合鎮靜劑氟奮乃靜癸酸酯（fluphenazine decanoate），這讓他幾乎痊癒了。在加入香豆素之前，鎮靜劑根本沒用。（註10）

另一項研究則針對苯並㖕喃酮對慢性病患的影響。一共有16位和父母同住的病患接受測驗。其中85%的病患已經罹患精神分裂症超過5年。病患被配對成雙，隨機分為安慰劑組和治療組。他們被給予托克蘆丁（Paroven，一種神經系統用藥），每日三等分劑量，一共服用12週。托克蘆丁是一種混合的蘆丁（rutosides），在歐洲還有其他地方很常使用，用來**控制水腫**。這一組的效果比安慰劑組的效果就改善了許多。他們在簡易精神病評定量表上的成績比安慰劑組高出27%，但是他們在其他3種評量表上的成績卻提高了將近**50%**。（註11）

其中一位病患對此療方反應極佳，但在使用五週安慰劑之後，就再度復發，必須要住院。另一位病患則回復正常，但是他沒有深入了解情況，而且拒絕再次接受其他療法。即使是回復健康的精神分裂患者都會產生一種想法，就是他們已經恢復健康了，不會再度生病。有些人多年後仍維持良好健康，但有些則在幾天或幾週後又復發了。所有完成此次雙盲試驗的病患認為他們比在使用Paroven時好多了。這可能包括許多發病機制的反應，像是改善免疫防禦系統、產生**抗氧化效應**（會**降低氧化去甲腎上腺素**和**氧化腎上腺素**的形成）、**強化維生素C的效果**，或修復前列腺素的活動力。不幸的是，這些特殊的生物類黃酮在北美無法取得。

有些類黃酮是抗氧化劑，像是紅酒中的多酚（phenols）。類黃酮能幫助降低膽固醇，預防低密度脂蛋白膽固醇氧化，還能**預防血小板凝聚**在一起。許多研究（包括Zutphen Elderly的研究和7國研究）指出，只攝取少量類黃酮的人比較可能死於冠狀動脈心臟病。

大豆異黃酮能預防癌症。所有食用大豆食品的人，血液中都有大量的異黃酮；如果是男性，異黃酮則容易累積在前列腺中。素食的基督復臨安息日會男性成員飲用豆漿，罹患前列腺癌的機率就比其他男性低很多。日本男性食用豆腐的機會比西方人多，所以因前列腺癌死亡的死亡率比西方人低很多。儘管有些研究者不認同此觀點，但是數十個研究的證據充分顯示異黃酮能抑制癌症細胞。

服用生物類黃酮

省下用來買補充品的錢吧：食用許多水果和蔬菜（尤其是色澤鮮艷的椒類）能確保你吸收許多生物類黃酮。食用蔬果絕不會讓你過量。

如果服用高劑量類黃酮，上千種類黃酮的其中幾種會引起過敏或是腸道副作用，但是如果自食物中攝取類黃酮，或是固定劑量服用補充品，就不太可能引起這些症狀。

硫辛酸

身體使用大量的活性抗氧化劑，像是維生素C和E、茄紅素、類胡蘿蔔素和輔酶Q10。**硫辛酸是最有效的抗氧化劑之一**，這是一種結構中含有硫原子的脂肪酸。簡化型是二氫硫辛酸（簡稱DHLA），無論是簡化型或非簡化型都是水溶性的，而且廣泛的分布在體內。

硫辛酸能幫助身體再生其他抗氧化劑，包括**穀胱甘肽**（glutathione）。因此，可以使用硫辛酸來治療很多疾病的發現並不令人意外，因為許多疾病都是因為氧化壓力所造成的。硫辛酸能幫助**糖尿精神病患者**，而這個療方在德國已經被核准使用。每天口服600毫克，也可以利用靜脈注射服用硫辛酸。**服用硫辛酸的糖尿病患要調整注射的胰島素劑量，因為硫辛酸可能會降低身體對胰島素的需求量。**硫辛酸對於治療**愛滋病**感染、**神經組織退化**疾病，及降低因**吸菸**產生的身體傷害和**汞**中毒都很重要。也許最重要的是硫辛酸可以抑制愛滋病毒增生：每天服用3次，每次150毫克能幫助愛滋病患回復抗氧化的狀態，像是回復穀胱甘肽的濃度，穀胱甘肽是對抗愛滋病的主要拮抗劑。（註12）

硫辛酸對於治療**慢性肝炎**也很有用。許多病患使用**硫辛酸**和**水飛薊**（乳薊草）及**硒**來治療**C型肝炎**。治療毒鵝膏（Amanita）中毒也可以用這樣的配方來治療。毒鵝膏是一種毒性劇烈的**磨菇**，會損害肝臟。**肝炎**或其他**病毒感染**的患者可以用硫辛酸來增加體內的整體抗氧化功能。

服用硫辛酸

含有硫辛酸的食物有菠菜、花椰菜、啤酒酵母和內臟肉類。一般每日口服補充劑量從幾百毫克到數克都有可能。根據報告，硫辛酸不會產生嚴重的副作用，在人體內也不具毒性。

必需脂肪酸

在1990年代被稱作「必需脂肪酸的黃金十年」。唐納‧魯丁醫師和侯洛賓（David F. Horrobin）醫師是醫界開始注意必須脂肪酸的關鍵人物，他們是必需脂肪酸最主要的臨床研究者。就像是維生素、胺基酸和礦物質一樣，必需脂肪酸是人體保持健康的重要營養素。必需脂肪酸分為3種，omega-3、omega-6和omega-9。（本書不討論omega-9，因為人體能夠利用其他兩種必需脂肪酸來製造omega-9。）

omega-3代表第一個碳鏈的雙鍵是位於距離每個分子最遠的三個碳。你食用的多數植物油都含有omega-6脂肪酸（像是亞麻油酸（linoleic acid））。兩種最常見的魚油omega-3脂肪酸是二十碳五烯酸（eicosapentaenoic acid）（簡稱**EPA**）和二十二碳六烯酸（docosahexaenoic acid）（簡稱**DHA**）。不吃魚的人應該要知道又稱第三種素食的omega-3，叫做次亞麻油酸（linolenic acid）。這種omega-3的油類可以在亞麻（**亞麻籽**）油中發現，而且在部分綠色葉茱類（台灣俗稱豬母乳的草）和胡桃中也有很多。次亞麻油酸會在人體內慢慢轉換成DHA和EPA（編審註：透過肝臟的轉換）。

含油脂高的魚（鱒魚、鯖魚和鮭魚）都是omega-3的最佳食物來源。含油脂低的魚（鱈魚、比目魚和黑線鱈）也很值得食用，但是要吃的比較多。

Omega-3必需脂肪酸是很容易被活化的脂肪酸，有些會在人體內被轉換成前列腺素（PGE3）。成長、細胞膜的完整性和其他體內許多作用，都需要omega-3。omega-3在更容易有化學反應，熔點較低（在室溫裡含有更多液態），而且因為在寒冷氣候的植物裡形成，所以比較能夠**抗凍**。然而，人體內的omega-3和omega-6的比例要平衡，因為omega-6對於維持健康也有相同作用。這兩種必需脂肪酸在75年前就從我們的飲食中消失了，**在今日常態飲食中，只能獲得我們所需的20％**。魯丁和侯洛賓博士都認爲Ω3脂肪酸是營養學中「消失的一環」，他們提出的許多證據也顯示，缺乏這些營養素，是造成今日人類許多疾病的主因。

omega-3脂肪酸缺乏症造成許多中樞神經系統的負面影響。

低血脂（尤其是高密度膽固醇HDL過低）和多種精神疾病有關，包括**注意力不足過動症（ADHD）**，**阿茲海默症**，**精神分裂症**和**憂鬱症**。許多已公開的報告指出，攝取單獨或混合多種omega-3的補充品對許多種精神疾病很有益處。

必需脂肪酸能協助人體製造γ-次亞麻油酸（簡稱GLA存在於月見草油與琉璃苣油），這是一種omega-6脂肪酸。侯洛賓醫師列出許多能藉由γ-次亞麻油酸改善的症狀，像是**異位性皮膚炎**（atopic eczema）、**糖尿病神經病變**、**經前症候群**、**乳房疼痛**、**前列腺肥大**、**風濕性關節炎**、各種形式的**發炎症狀**、**硬化症**、**修格蘭症**候群（乾躁症，Sjögren's syndrome）、隱形眼鏡造成的**乾眼症**、**消化道不適**（包括潰瘍性大腸炎和克隆氏症）、**病毒感染**以及**病毒感染後疲倦症候群**、**子宮內膜異位**、**精神分裂症**、**學習和行為障礙**、**酒精中毒**、**心血管疾病**、**癌症**、**腎臟**和**肝臟**疾病。

多年前，我（亞柏罕‧賀弗）擔任赫胥黎生物社會學研究中心主任時，盧丁醫師申請了一項費用不高的研究經費。他的報告中指出，他利用亞麻仁油（flaxseed oil）治療幾位精神病患，而觀察到令人驚訝的反應。他希望能將那些資料彙整之後出版，但是他需要先停止臨床工作才能進行。我了解他的研究在使用必需脂肪酸的領域裡有多麼重要，因而我將他視爲一位眞正的先鋒當然他也獲得了那筆經費。

糙皮病也是因爲缺乏**前列腺素**所造成；會發生這樣的狀況，原因有二：造成缺乏症的其他原因，像是缺乏維生素B_3，通常是造成糙皮病最爲人所知的原因；或是**缺乏必需脂肪酸Ω3**，這兩個因素都會使前列腺素製造不足（**糙皮病的生成基礎**）。（註13）這兩種原因所造成的兩種糙皮病會引發許多慢性疾病，包括心理和生理的疾病。盧丁醫師認為**一定要製造這些前列腺素（PGE1、PGE3）才能夠改善或是逆轉糙皮病**。在一篇早期發表的必需脂肪酸文章中，盧丁醫師提出一個論點就是**omega-3必需脂肪酸缺乏症可能會成為糙皮病（B$_3$缺乏症）的生成基礎**，即使病患已經從食物中攝取充足的維生素B$_3$。要記得，我們所需的omega-3在現代飲食中只佔了20%，所以糙皮病的生成基礎會在某些容易感染個體中滋長。糙皮病的生成基礎特點是會改變思考（**精神分裂症**）、改變情緒（**躁鬱症**）和神經質的恐懼（**曠野恐懼症**）。**腸躁症**（irritable bowel syndrome），**皮膚炎**（dermatitis），**耳鳴**和**疲倦**也是症狀之一。盧丁醫師的研究中指出，四個曾罹患曠野恐懼症長達十年或十年以上的病患在服用亞麻仁油2～3個月之後，其中三人都有所改善。**每天服用的亞麻仁油劑量是2～6茶匙左右**，其中的50%含有 α-次亞麻油酸（alpha-linolenic acid）。

對於慢性病患來說，魚油也能大量替代亞麻仁籽油來使用，包括心血管疾病和精神疾病。舉例來說，對付和/或預防**心律不整**（cardiac arrhythmias）最好的方法，就是每天補充**魚油**或**亞麻仁油**。控制性實驗顯示，服用魚油的病患能體驗調節體內脂質的好處，這包括降低三酸甘油脂、總膽固醇、低密度脂蛋白膽固醇、血栓素B$_2$（thromboxane B$_2$），並提高高密度脂蛋白膽固醇的濃度。服用魚油的研究對象發生心律不整（心跳不固定）的機率也較低。這些研究都顯示，魚油與亞麻仁油補充品有**抗心律不整**的效果，也會**降**低致死性心臟病和**心猝死**（sudden cardiac death）的發生率。（註14）一項魚油補充品的統合分析結果指出，11個臨床實驗顯示，服用能產生療效的魚油劑量之病患，心臟病致死率（因為心臟疾病死亡）大幅降低了32%，總體死亡率則降低了23%。（註15）

服用必需脂肪酸

　　重不到100磅的人一開始可以每天攝取**20cc**的**亞麻仁油**,而不到200磅的人可以服用**40cc**。不要一次飲用過量的亞麻仁油或其他油品,**少量多次**是很重要的原則,否則會產生一些**消化不良**的副作用,像是嘔吐感、腹脹和軟便。魚油可能會讓你的口氣聞起來像你家的貓。確定你的飲食富含維生素和礦物質。根據你的經驗來調整攝取量,以持續進行這項治療計畫:補充的油量應該是能夠維持健康的最少劑量。冬季時,你會需要更多的omega-3,而夏季時,需求量就會減少。但記得,只吃且只買新鮮的油,相信你的鼻子和舌頭:如果油品嚐起來新鮮,聞起來也新鮮,那就是新鮮的油。你可以在每罐油裡加入400個國際單位的維生素E膠囊,來延長開封後油品的保存期限。**亞麻仁油應該要冷藏**。

　　魚油和月見草油都很不錯,因為也含有重要的omega-6必需脂肪酸。要獲得 γ -次亞麻油酸(GLA)最簡單的方法就是服用月見草油。其他富含 γ -次亞麻油酸的油有黑醋粟籽油和琉璃苣油。

　　攝取劑量範圍從每日1,000毫克～10,000毫克,若是病情嚴重的話。**如果是素食者病患因為健康因素想攝取omega-3必需脂肪酸,可以每天攝取亞麻仁油2～6茶匙**。雖然魚油在生化結構上富含的omega-3效果較大(包括**EPA和DHA**),但在使用上仍需留意重金屬殘留的風險。若以每單位有效劑量而言,魚油治療**心血管疾病**和**神經行為疾病**的療效較大,但使用劑量受限於每日3公克之內,而亞麻仁油則因安全使用用劑量可以放大而且更便宜更有效(盧丁醫師研究)。要治療精神疾病,每天攝取的魚油量最少應該含有1,000毫克的EPA,如果能攝取含有更多EPA和DHA的魚油劑量,就能達到更好的療效。針對治療和保護心血管疾病的最適合劑量來說,每日魚油攝取量應該要能提供人體450～1,000毫克的EPA及DHA(每日最少的有效劑量是400毫克的

EPA和200毫克的DHA）。

　　當你在閱讀油類食品補充品的營養標示時，要記得瓶身前標示的每毫克重量也許是每個膠囊裡所含的油類含量，而不是油品本身所含的必需脂肪酸重量。如果你檢查瓶子側標，就會寫出每個膠囊裡真正包含的必需脂肪酸含量。

礦物質

人體中有許多礦物質。如果沒有才奇怪，因為生命起源於海洋，而海洋中幾乎含有所有的礦物質。細胞需要花費許多能量才能將礦物質屏除在外，但如果將礦物質轉化成酶（酵素）反應的一部分，與蛋白質分子合作，就能省下許多能量。最初始的海洋中有大量礦物質，會被不同的生命型態所利用，或許有極少量物質扮演不重要的角色。理論上，每種礦物質都會被利用，所以在不同的生命型態中，各有最適合的存在範圍，在各種生命型態的形成過程中，也扮演不同的角色。

當最適合劑量接近零時，這些元素的需要量就是微量。若是最適合劑量較多，就需要攝取數毫克或數公克。最適合劑量是依照移除這些元素，身體仍感舒適的最少劑量，或是身體機制被設計出能處理的劑量。舉例來說，每天人體所需要的銅是2毫克，少於此劑量就會產生缺乏症，過多於此劑量，就會引發銅中毒。每天需要的鋅則是15毫克，少於此劑量也會產生缺乏症，**但是鋅可溶於水，也很容易被排出體外**，所以身體能忍受的劑量比較高。男性每天需要10毫克的鐵。如果一個男性多年來每天都攝取20毫克，就會造成問題，但是女性每天需要20毫克的鐵，因為經期時都會流失鐵。

在本章中，我們只會討論少數幾種礦物質，像是人體比較需要的礦物質或會造成人體潛在傷害的礦物質。

鋅

成人體內含有2～3公克的鋅，大多都儲存在骨骼裡，其替換率很低。血液裡的鋅濃度比較穩定，大約每公升的血清中含有**800～1100**微克。食物中比較缺乏鋅，是因爲水溶性的鋅會滲透到土壤中；食物處理的過程中，也會把食物中富含的鋅移除掉，像是胚芽和麥麩；烹飪過程也會把鋅溶解，最後會跟著不要的水流失掉；處理過的食物也會含有化學物質，像是乙二胺四乙酸（EDTA）會與鋅螯合（chelate）。

鋅是人體內80種金屬酶的其中一種。然而，即使人體缺乏鋅，這些酶還是能互相作用。也許稍微減少在許多酶種參與的作用中和大量減少少數酶種相比，兩者同樣危險。

鋅缺乏症的首要症狀是長得矮小、生殖腺功能不良，且無法達到性成熟。

其他的徵兆是：

- 不論男性或女性，皮膚會出現溝紋（延展的痕跡），頭髮和指甲生長遲緩，指甲易損，而且上面會長出**白色不透明的斑點**。容易長青春痘。
- 經期時，體內激素會遭到干擾，有經前緊張症。
- 血壓升高。
- 關節疼痛和末梢發冷。
- 傷口復原速度緩慢。
- 失去味覺和嗅覺。
- 缺乏鋅的母親所生的新生兒出生會有缺陷。
- 精神病症狀。
- 腸病變性肢端皮膚炎（Acrodermatitis enteropathica）。
- 隨著年紀逐漸喪失聽力。

服用鋅

成人每天需要**15毫克**的鋅；**大多數的飲食都不足此量**。通常每天服用一錠或少於一錠的硫酸鋅、葡萄糖酸鋅或螯合鋅錠即可，只有少量的鋅會被吸收。50毫克的葡萄糖酸鋅能提供15毫克的鋅。

　　雖然不確定某些疾病是否和鋅濃度過高有關，但可以確定的是每天多於2克（2,000毫克）的鋅可能會造成傷害。所幸目前沒有任何臨床疾病需要如此高劑量的鋅。**目前臨床方面所需的最高量硫酸鋅是220毫克，每天服用三次，用來治療關節炎。**這樣的劑量有可能會造成腹瀉

鋅與銅

　　鋅補充品會降低銅濃度。結合抗壞血酸（維生素C），鋅能夠降低血清中的銅濃度。普爾費佛醫師維持銅和鋅的濃度個別為每100毫升90到100微克，以及120～140微克。懷孕、何杰金氏症（Hodgkin's disease）、服用口服避孕藥、感染和白血病患者，應該讓銅的比例高於鋅。衰老也和過多的銅和缺乏鋅有關。

銅

　　銅對於形成**血紅素**很重要，血紅素是血液裡含鐵的色素，用來運輸氧氣。它是許多酶的成分之一，和許多器官的發展和功能有關。銅缺乏症很罕見；人類多會因為攝取較多的銅而不適。

　　人體內含有約125毫克的銅，平均每人每天消化3～5毫克。因為只需2毫克的銅，所以**銅會在體內累積。銅會累積是因為鋅濃度太低**，或是因為具軟性和酸性的水將銅管中的銅溶解出來。**人腦中的銅相對於錳、鋅或鎂其濃度是身體其他部位的兩倍。**普爾費佛醫師的報告指出，在正常人身上5毫克的銅和5毫克的**右旋苯丙胺**（dexedrine）產生的刺激作用相同，同時也會造成**失眠**。（註1）許多老年病患，患有高血壓，銅

濃度也會提高。**當銅濃度降低時，所需的抗高血壓藥物也會減少。**

懷孕時，體內傾向含有過多的銅，使藍包漿素（ceruloplasmin）增加，藍包漿素是一種攜帶銅的蛋白質，如果血清中的銅從正常範圍裡的100微克增加到250微克左右，這可能會引發**產後精神病**（postpartum psychosis）、**妊娠毒血症**和服用**口服避孕藥所產生的憂鬱症**。過多的銅和精神病以及心臟病，以及威爾森氏症（Wilson's disease）有關。

銅濃度過量的治療

以下幾種方法能降低過多的銅：

- 讓鋅和錳的比例是20比1（例：50毫克的鋅與2.5毫克的錳）
- 使用一般劑量的抗壞血酸
- 使用毒素螯合劑，像是青黴胺（penicillamine）和乙二胺四乙酸（EDTA）
- 高纖飲食

（編審註：體內銅濃度不足則易引起動脈血管瘤〈aneurism〉其外型特徵為過量白髮與鬆垮肌肉。）

硒

北美大平原和洛磯山脈地區的土壤裡都富含硒，特別是達科他州和懷俄明州。美國東北部、東部和西北部的硒含量就非常低。因此，這三個地區所養的牲畜，都容易缺乏硒。在中國，克山病（Keshan disease）這種**心肌疾病**，就可以**補充硒**來根除。

硒主要是在腸道中的**十二指腸**吸收，為**半胱胺酸**cysteine或**蛋氨酸**（methionine）所結合，硒可取代半胱胺酸和蛋氨酸中的硫。在活體組織裡，硒的含量極少，血紅素只含有0.65ppm（百萬分之一）；α-2球蛋白則有5.4ppm，胰島素則含有4ppm。硒是少數唯一能和**穀胱甘肽過氧化酶**（glutathione peroxidase）起作用的元素。

男性比女性需要更多的硒。硒有助於生長，能保護人體對抗**汞、鎘、砷、銀**和**銅。人類活在硒含量低的區域，癌症發生率會增加**。硒是一種抗氧化劑，能增強維生素E在體內的作用。人乳中所含的硒是牛乳的六倍。

自動物身上所取得的食物所含的硒會比蔬菜多。**啤酒酵母、大蒜、肝臟**和**雞蛋**都是好的來源。**胚芽**和**麥麩**中也富含硒，不過經過磨碎並精緻之後，大部分的硒就被去除了。許多因素都會影響硒的吸收。每種食物的生物利用率（bioavailability）都不同，像是小麥的生物利用率就比鮪魚高。蛋白質能降低它的毒性。而腸道中的細菌，像是**大腸桿菌，會和硒結合，使硒無法進入體內。**同時，**如果患有缺鐵性貧血**（irondeficiency anemia），**就更難吸收硒**了。如果患有嚴重的營養不良，吸收硒的速度也會變得緩慢。多元不飽和脂肪酸的攝取增加和壓力也會增加對硒的需求量。

- 抗老化——患有**白內障**的水晶體中，硒的含量是正常水晶體的六分之一。正常來說，隨著年齡提高，硒含量也會跟著提高。

- 抗重金屬中毒（砷、銀、汞、鎘和銅）

服用硒（Selenium）

每日建議攝取硒的劑量是55～70微克。每日的補充品應該含有200到500微克的硒，這些補充品可能是富含硒的酵母或是給酵母過敏患者服用的亞硒酸鈉（sodium selenite）或近年來較為常見的蛋氨酸硒（Selenium-methionine）。

鈣

　　沒有鈣，我們就會像水母一樣，因為我們99%的鈣都在骨骼和牙齒裡。每一天都有700毫克的鈣進入並離開體內骨骼。體內剩下的1%是負責控制凝血和肌肉機能、以及神經傳導、維持細胞壁的穿透力和酶的活性。食物中所含的鈣質只有20%～30%會被吸收。透過維生素D_3、蛋白質、乳糖和酸性媒介的攝取就會增加吸收率。如果飲食中的磷太少（鈣和磷的比例少於1.5比1），就會降低鈣的吸收量，但是在西方飲食中，通常磷都很充足，所以這樣的情況很少發生。磷酸通常來自過多的軟性飲料，但是如果喝太多會降低鈣質攝取量。植酸、草酸鹽、食物中和鈣質結合的纖維、咖啡因、過多脂肪或過多蛋白質，還有受到鹼度、飲酒和壓力所影響而降低鈣質吸收量。缺少運動、喝咖啡，包括不含咖啡因的咖啡，都會造成鈣質流失。

　　鈣質不足會使孩童罹患佝僂病，成人則會罹患骨軟骨症。女性最常見的就是骨質疏鬆症，這和鈣質不足有關，但是也有其他的成因，包括**鈣和鎂的比例。急性鈣質缺乏症發生在血清中的鈣濃度驟降，並會造成手腳抽蓄。**

　　骨質疏鬆症影響了北美數百萬名成年人，其中超過一百萬人每年都因骨折所苦。在老年人口中，因骨折引發的死亡率和發病率都很高。骨質疏鬆症會使骨骼更脆弱，因為骨質流失，隨著年齡增長，流失越多，特別是女性，而脊椎傷害是最常見的。到了70歲時，約四分之一的女性都曾有過脊椎骨折。當脊椎前方骨折，後方就會向前彎曲，產生所謂的老婦駝背症（dowager's hump）。其他骨頭壓縮的挫傷則會使人變矮，十年大約減少身高1.5吋。

　　骨骼受傷和年齡、性別、種族、激素狀態、營養狀態和肌肉活動有關。當然，我們無法改變前三種影響因素。激素扮演的角色，就是雌激素，如果**雌激素**（estrogen）減少，就會增加骨質疏鬆症的嚴重程度。

　　雌激素補充療法能夠協助減緩骨質流失，然而對於其安全性及長期影響仍然存在爭議。

愛滋病：營養素缺乏綜合症？

　　尚比亞、烏干達和南非的臨床報告指出，愛滋病能透過補充營養素來遏止。醫療專業團隊成員觀察到，使用**高劑量的微量元素硒**，和胺基酸中的**半胱胺酸**（cysteine）、**色胺酸**（trytophan）和**麩醯胺酸**（glutamine）**能夠快速的逆轉愛滋病症狀**，就如同哈洛德‧D‧佛斯特（Harold D. Foster）博士所做營養上的假設。（註2）

　　這些營養素對於人體產生**穀胱甘肽過氧化酶**（the anzyme qlutathione peroxidase）是必要的，這種酶是一種有效的抗逆轉錄酶（antiretroviral）（是能對抗逆轉錄的藥劑），並能大大減緩愛滋病複製病毒。不幸的是，愛滋病毒已發展出和這四種營養素競爭的能力，因為減少這四種營養素，能使得愛滋病毒更有效率的複製繁衍。特別的是，愛滋病毒有一種基因，能自行產生類似穀胱甘肽過氧化酶的物質。

　　飲食中含有高含量的硒、半胱胺酸、色胺酸和麩醯胺酸對愛滋病患來說，有兩大好處。第一，它們能代替身體中這四種營養素，第二，它們能矯正愛滋病毒所造成的缺乏症（愛滋病就是我們所稱的綜合缺乏症）。**這四種關鍵營養素到達高劑量，就能增加體內穀胱甘肽過氧化酶濃度，使愛滋病毒無法輕易地自我複製**。用營養療法治療雖然患者還是呈現愛滋病病毒陽性，但這些病患似乎都維持良好健康，除非他們又再度改變飲食，造成一種或多種營養素吸收不足。如這種情況發生，穀胱甘肽過氧化酶濃度會降低，愛滋病毒再次繁衍，造成愛滋病的患病週期又再度開始。

　　在有些國家或區域，像是**塞內加爾**和**玻利維亞**就十分幸運，因為他們的天然岩基就富含硒，而且他們的飲食也富含那三種胺基酸。因此，當地人民很少感染愛滋病。其他國家，像是芬蘭，就有智慧地規定在肥料中加入硒，所以產生相似的結果。相反地，在某些地區，像是夸祖魯那他爾省，他們的岩基和泥土所含的硒就很少，飲食中也缺少那三種關鍵營養素的其中一種或多種。像是玉米（玉蜀黍）所含的硒和色胺酸就很少，因此，當地人吃下大量的玉米，很容易感染愛滋病病毒，且會因相關營養素缺乏而快速死亡（AIDS）。

為了遏止愛滋病，並停止愛滋病毒不斷複製，所需的營養素濃度就要很高。舉例來說，第一個月可以服用比建議飲食攝取量（RDA）高上數倍的**硒**。想知道更多詳細的劑量，請參考佛斯特博士所寫的【愛滋病的真實成因】（What Really Causes AIDS）。（註3）

人口的鈣質消耗量與其骨質疏鬆的發生並無關聯。第三世界的國家人口在鈣質的攝取量較低，然而卻僅有極少數的骨質疏鬆症發生。研究人員因而推論，鈣質補充劑對停經後婦女的骨質流失僅有些微影響，無論其是否有骨質疏鬆症。鎂的缺乏可能是骨質疏鬆症與鈣質之間相關性很低的一種解釋。在**鈣**與**鎂**之間存在有一種密切的互補關係，**鎂調節鈣質的主動傳輸，同時鎂的補充也會增加骨質密度**。（註4）其他可以用來解釋鈣質缺乏與骨質疏鬆症之間關連性極低的原因是：因為最重要的因素是缺乏其他營養素。維生素與微量礦物質直接與間接影響了骨質的生長與發展。有一些研究顯示，缺乏**錳**與**銅**會降低破骨細胞的骨質生成活動而導致骨質密度降低。在觀察一個具有骨質疏鬆且已停經的婦女族群與正常婦女族群相比，發現她們的血清有**相當嚴重的鎂缺乏**現象。（註5）**維生素 C 缺乏也會使骨骼衰弱**。（註6）

國家衛生研究院（The National Institutes of Health）指出，佝僂症及軟骨病均為維生素D缺乏的極端例子，而骨質疏鬆是維生素D長期缺乏案例之一。（註7）在一項骨質疏鬆女性因**臀部骨折**而住院的調查，其中**50%**被發現具有**維生素D缺乏**的徵兆。（註8）維生素D_3（歸類為維生素，但更精準的說，是一種賀爾蒙）增加來自腸道當中鈣與磷的吸收。

人們應該攝取最佳劑量之D₃，但是許多人並沒有。（註9）我們認為維生素D補充品（每日1000IU來預防；每日2000～4000IU來治療）可以是一種特別好的方法，它藉由將鈣質放在最恰當的地方以增加骨質密度。

天然的鈣質來源是骨粉、白雲石及牡蠣殼。有些人會自己製作補充品，如將乾的蛋殼溶在醋裏，因為怕市面上的補充品有**鉛**污染。理查德．雅各布斯博士是在美國食品及藥物管理局主管營養劑毒性，他的報告指出，那些三大天然鈣質來源有6ppm的**鉛**污染。但是，我們應該將這報告列為未來需要預防的事件。我們假設成年人每日平均服用1000毫克的白雲石，這也將導致他們同時增加每日6微克鉛的攝取量。

但經由飲食卻也平均提供了每天300微克的鉛，因為鈣會降低鉛的吸收率，因而很有可能在這些天然來源影響之下，即使每天只吸收6微克的鈣，也會導致鉛吸收率降低，在我們的看法，低濃度的鉛無須掛慮，而且鈣的各種來源吸收率都差不多，包括天然或補充品。在使用鈣質補充品時，最好與食物補充時間愈接近愈好，以增加其吸收率。

但是即使需要得更多，修復骨質最好的方法之一就是**伸展運動**，骨骼組織是非常機動的，因而**不去使用它時骨密度就會很快流失**，躺在床上休息及少動都一樣不利骨密度。**負重會增加骨密度**，所以運動員比一般人擁有較佳的骨密度。經常性的伸展運動增加骨骼礦物質的含量，從小時候就經常活動筋骨，可以在成年早期增加骨密，並延緩骨質流失的發生年齡及降低骨質流失率。對處於骨鬆性骨折風險的人，這對處於骨鬆而導致骨折風險的病患提供一種有效的療癒型態。即使是步行也與舉重訓練一樣有益，因為每走一步，身體的重量就會從一隻腳轉移到另一隻。

服用鈣

最佳單一鈣質來源是**牛奶**和其衍生產物，然而乳製品的鎂含量較低

（因此不利人體鈣質的吸收），全穀類也含有鈣，人們如果對牛乳過敏，可以用鈣補充品來取代，例如白雲石（dolomite）和鈣鹽等。成人每天需要大約**1000**毫克的鈣，懷孕及哺乳期間的婦女需求量更大。

以細胞分子矯正飲食來治療骨質疏鬆症，保守做法是每日補充1000～2000毫克的鈣。此外，每日需攝取**500～1000**毫克的**鎂**，10～50毫克的鋅及15～30毫克的錳。我們大部分都已攝取足夠的銅。

市面上有許多含鈣的複合物，如果未能從食物中獲得充足的鈣，就應考慮服用鈣複合物。每個人對鈣的需求量與身體吸收的效率有關。然而，**多餘的鈣留在腸道也可能扮演一個有用的角色，因為它可以降低鉛的吸收**，而在腸道中無法分解的錠劑當然是無效的。鈣的吸收量決定於維生素D$_3$及**乳糖**，這些都會增加鈣的吸收率，但是對乳糖不耐的人例外。草酸鹽，植酸纖維及脂肪代謝不良都會降低鈣質的吸收，太多的**蛋白質**（超過每天142公克）會增加鈣質的析出，而體質偏酸與**酗酒**的人也會從骨頭流失鈣質。

因為鈣質會隨著身體需求的多寡來吸收，多餘鈣質大多數會留在腸道內等待排出，**太多的鈣會引起鎂的不平衡**，因為這二種礦物質在人體吸收上會相互競爭。

鎂

成人體內有50％（大約有**20～30公克**）的鎂，半數存在於**骨質**之中，人體只有三種其他離子比鎂還多，然而鎂卻為絕大多數的醫生所忽略，另外50％不存在於骨質的，大多存在於細胞中。1/3的血漿鎂與蛋白質結合，血清鎂的濃度是每100毫升介於1～3毫克。

人們飲用硬水並攝取到相當多的鎂及鈣，土壤一般只含少量的鎂，然而近代的園藝工作者會添加鎂來增加收成，**食物加工會導致全穀類損**

失不少的鎂，而**水煮的烹調法則會損失更多**，有些含有植酸的食物會與鎂結合，鎂是組成**葉綠素**的金屬元素。

　　鎂可以在腸道中的任何一段被吸收，但主要發生在**小腸**，通常食物中只有1/3的鎂會被吸收，但當身體需要更多時，腸道會吸收更多。**鎂的吸收與鈣的濃度有關**，過多的一種礦物質會降低相關的另一種礦物質的吸收，吸收率也會被過量的**草酸**、**植酸**與**長鏈飽和脂肪酸**所干擾，**鎂也會被腎臟再吸收利用**。很多因素會妨礙鎂的再吸收，並自尿液中流失，其中包含攝取過量的鈉、高血鈣症及見大黴素（gentamicin，抗生素）、順鉑（Cisplatin，化療藥物）、甲狀腺素、降血鈣素、生長賀爾蒙和醛固酮（aldosterone，一種類固醇激素）等物質。

　　因為儲存在骨質中的鎂釋放很慢，血液中的含量會因為飲食中的缺乏而下降，即使身體中的總量正常。另一方面，正常血清鎂濃度也可能在身體總量低下的人身上發生。最精確的量測是研究24小時～48小時的尿中鎂的排放量。醫生可能也會運用臨床診斷來檢查病人對使用鎂來治療的反應。

　　低鎂症的原因包括食物來源的缺乏、吸收障礙，或是流失過量。部份常見的原因有**長期酗酒**、**慢性肝臟疾病**、無法控制的**糖尿病**、過度使用**利尿劑**或**強心配糖體**（Cardiac glycosides），以及**吸收不良**等症狀。（註11）**酒精會抑制腎臟回收鎂的機制**，而且，**慢性肝臟疾病**也會導致繼發性**醛固酮增多症**（hyperaldosteronism），這也是鎂流失增加的原因。缺鎂的早期症狀包含食慾不振、噁心、嘔吐、腹瀉（或便秘）及精神障礙等症狀，過度反應（hyperirritability）的症狀非常普遍，如自發性或繼發性的痙攣，癲癇也常發生。

　　因為沒有研究特別列出針對鎂的缺乏而產生的症狀，所以很容易被大家忽略，除非特別去留意是否缺乏鎂。**神經性**及**心臟**相關症狀可能導因於太少的**鈣**、**鉀**及**鎂**。**鎂的缺乏通常應該要聯想到鉀的缺乏**，即使血清濃度是在正常水平（註12），其中也有一些病例已經被診斷出是多發性硬化症。使用利尿劑及類固醇治療、高血鈣症、腹瀉、酗酒、低血鉀症及液態蛋白飲食等臨床背景，都可能造成鎂的缺乏。

鎂的缺乏是人們容易罹患**癌症**的原因之一，因為鎂在控制細胞成長上扮演一個重要的角色。（註13）癌症替代療法一般都強調**綠色蔬菜**，可能就是由於**葉綠素**正是含**鎂**分子之故。在波蘭，人們發現當土壤及水裡所含的鎂夠多時，罹患白血病的病例就相對減少。（註14）

缺乏鎂和鈣與**高血壓**的成因有關，而鈉卻較少有明顯的關聯因而被罷黜罪魁禍首的地位。因為鈣與鎂會相互關連，這意味這兩種離子都很重要。我們可以在高血壓的病例中發現病人缺少鎂，而且高血壓的病例在飲用軟性水及土壤含鎂量少的地區特別多。從1925年起就發現鎂可以降低血壓，實驗室的老鼠在缺乏足夠的鎂之下就會產生血壓上升的狀況（從111升至131），如果再進一步到嚴重的缺乏，血壓就會高達143，上升達29個百分點之多。（註15）

服用鎂

當需要補充鎂補充品時，可藉由針劑來迅速的補充或一般口服，市面上鎂製劑非常多，其中最好也是最便宜的就是白雲石，白雲石含有二份的鈣及一份的鎂。

螯合製劑（離子化）是非常理想的，因為它們有較佳的吸收率，當然也較昂貴。鎂的每日建議容許量（RDA）是320～420毫克，然而這應該被當成是最低攝取量，現今文明飲食裏所含鎂的量僅有約每天250毫克，意味著有許多人缺乏鎂。如果有更多的人奉行細胞分子矯正飲食法，使用天然礦物質豐富的食物及未加工的全食物，就會有愈少的人需要購買營養補充品。堅果與全穀類是良好的鎂來源，綠色蔬菜與海鮮也是。含鎂量最豐富的食物來源是杏仁、被充分咀嚼的芝麻、腰果、黃豆、花生、麩皮及小麥胚芽。過量攝取鎂補充品會導致腹瀉。

硼（Boron）

硼是另一種協助強化骨質的微量元素，即使缺乏鈣質來源的老鼠，擁有相對鈣含量較高的椎骨，需要用更多力氣才能折斷（相對於餵食低硼飲食的老鼠，其椎骨的鈣含量相對較低）。（註16）**當人或老鼠的飲食中缺乏硼時，尿液中析出的鈣或鎂的量也就較高。**

服用硼

水果及蔬菜是飲食中硼的主要來源。預防骨質疏鬆所需的硼有多少呢？可能的數字是每天介於0.5～3毫克，通常建議攝取到每日1毫克的量。

錳（Manganese）

人體含有10～20毫克的錳，大約有45%是由飲食中所吸收，一個健康的人每天約排出4毫克的錳，飲食平均提供每天2～9毫克的錳，錳儲存在骨頭、肌肉及皮膚中，它存在於血液的運鐵蛋白 （一種蛋白質載體） 中。

最佳食物來源為堅果、種子及全穀類早餐麥片。脫水乾燥或新鮮的熱帶水果與茶也是錳的來源。栽種在缺乏錳的土質中，作物就會缺乏錳，土壤受到侵蝕、浸泡及過度栽種等，都會降低錳含量。在外觀上看起來健康的作物，也無法保證含有足夠的錳。很明顯的是，植物的生長並不是以滿足人類的營養需求量為目標，而且鹼性土壤會減少植物對錳的吸收。

　　缺乏錳與**生長障礙**、**骨質異常**、假性糖尿病及對抽蓄感受性的增加有關。**大約1/3的癲癇兒童患者的血液錳含量過低**。研究人員發現口服**鋅**劑會增加精神分裂患者的排銅量達三倍之多，如果再加上**錳**，則會排放的更多。使用齊曼滴劑（Ziman drops, 10%的硫酸鋅及0.5%氯化錳）已經證實對治療精神分裂症非常有幫助。（註17）

　　過量的重金屬，包括水銀、銅、鎘及鉛等都導致腦部異常。或許老化就是一種對那些金屬（包括鋁）的毒性反應。**使用鎮定劑而導致的錳缺乏會導致遲發性運動障礙**，這對許多病人是不可逆的，因為這些病人的醫師們都不瞭解錳的作用與機轉。在一項每日使用20～60毫克錳，對象是15位精神分裂且有遲發性運動障礙患者的研究結果，有七位完全痊癒，只有一位沒有反應。有反應的大部分都在數日之內就產生。（註18）部分的患者同時也需要使用**菸鹼酸**（B$_3$），一般來說，遲發性運動障礙在維生素治療之下幾乎完全消失，如果復發也很容易使用**錳**的補充品來治療。

服用錳

　　每天攝取300毫克的錳是相對安全的。通常每日低於100毫克就已足夠。有時候，錳會**拉高血壓**，並產生**緊張性頭痛**（tension headaches），當這些情況發生時，應該立即停止服用錳。

鐵

　　平均每位成人體內含有**3～4克的鐵**。其中**70%**存在於血液中的**血紅素**，剩餘的鐵則存於**骨髓**和**脾臟**中。獲取鐵最好的食物來源，是全麥早餐穀片、肝臟、蛋類和肉類。奶製品、油類、水果或蔬菜中的鐵很少。生鐵鍋具也提供鐵，但是這個來源並不容易被身體利用。

只有10%的鐵會從日常生活中的綜合飲食中被吸收，從肉中攝取**血鐵質**（hemoiron）最容易被吸收，大約佔**30%**。吸收量根據**鐵蛋白**（ferritin）的濃度、食物中血鐵質的量、身體所需的鐵、維生素C濃度和**鈣**的含量而定。食物中所含的非血紅素鐵越高，腸黏膜鐵簾幕（mucosa ferritin curtain）含的鐵過多，磷酸鹽、植酸和草酸以及單寧酸過多，吸收量就會越低。乙二胺四乙酸（EDTA）被加在食物中，能移除酵素中的金屬，以預防食物變質，同時也抑制了金屬的吸收。

許多複方礦物質製劑都含有鐵，這對於缺乏鐵的人來說頗有助益，但對於體內已有足夠的鐵的人（大部分是男性，但也包括過了更年期的女性）來說，卻可能造成傷害。測試血清中的鐵或含鐵蛋白能夠幫助人們決定是否需要含鐵的複方礦物質製劑。

大量失血會造成鐵質流失，尤其是經期中的女性。一般男性每天會流失1毫克的鐵，大多是因為流汗的緣故，但是不用在意。接受**胃部切除手術**和罹患**吸收不良**症候群的病患，**吸收鐵質的能力會變差**。10%～25%的人體內缺鐵，而且大部分是女性。

缺鐵會導致缺鐵性貧血，但是現代醫生很少會忽略掉缺鐵症狀，雖然症狀有點模糊不清，但是固定檢測血液就會發現。每當血紅素的濃度變得太低，都應該要懷疑這是缺乏鐵所造成的問題，不論過去是否曾經有過大量失血的紀錄。

服用鐵

在細胞分子矯正醫學裡，**鐵是不常會使用高劑量的一種營養素**。到目前為止，並沒有疾病或症狀需要使用超過一般劑量的鐵，而且**攝取過多的鐵也很難排出體外**。但是，不管是哪一種營養素，都應該攝取最適合的劑量；這種劑量範圍很小，每天攝取5～20毫克之間，一般男性每天應該攝取10毫克的鐵，女性則是20毫克。

少數病患罹患**先天血鐵沈積症**（idiopathic hemochromatosis）或是攝取過多的人，鐵會在體內累積。食品中的**乳化劑**（emulsifiers）則會降低吸收鐵的能力，男性通常比較會吸收太多。（編審註：人體內鐵的累積愈多，鐵蛋白的濃度愈高。根據一項1992年芬蘭的研究發現，體內含鐵量過高會誘發低密度膽固醇（LDL）的氧化，導致**動脈狹窄及硬化**，進而增加**心血管疾病**的風險，而「**捐血**」可適時降低體內鐵蛋白的濃度，一舉兩得。）

有毒金屬：鋁、鉛、汞和鎘（cadmium）

有些退化性疾病（degenerative diseases）是因為體內累積的重金屬：**鉛、汞、鋁**和**鎘**，還有**銅、鉍**也是可能的成因。老化有可能就是體內一種或多種重金屬過多所導致。普爾費佛博士指出，**銅、鉛和鎘**在體內累積和**記憶力減退**有關。（註19）長久以來，鋁都被視為沒有毒性，但是我們所吃的食物或接觸的環境裡，都有許多鋁，因此有可能造成某些人有**鋁中毒**。在胃食道逆流**制酸劑**（antacids）、**牙膏、蘇打粉**（baking powder）、**止汗劑、烹飪鍋具、補牙銀粉、食品添加物、食品包裝**和**化妝品**中，都含有鋁。**鋁引發的腦病變**和**阿茲海默症**有關，這也是最普遍的老化症狀，這些病人的腦部發生**神經纖維糾結**（neurofibrillary tangles）、**β-類澱粉蛋白斑塊**（β-amyloid protein plaque）產生、**腦部和脊髓液中有過量的鋁**。腦部表面局部暴露接觸到鋁，也會造成相似的病變。

這些重金屬中，沒有一種是用於治療，但是許多病人會需要治療以降低體內的重金屬含量。頭髮和牙齒中的**鉛含量提高**與**孩童行為障礙**有關。在過去，鉛焊的罐子會造成鉛累積在體內，特別是罐裝果汁。車輛排放的**廢氣**是**鉛**的主要來源，在某些交通繁忙的區域，土壤表面仍因車輛廢氣而含有過多的鉛，如果沾附在當地蔬菜上的泥土而沒有被仔細清洗乾淨就會造成鉛中毒。目前人體中鉛的來源有飲用水屬於軟水區（並且合併使用鉛水管）、含鉛的陶器、含鉛的**油漆**和家庭產生的灰塵。

汞是另一種有毒金屬，長久以來和精神錯亂息息相關，有些**精神分裂症**患者就是因為體內**汞**過多才罹患精神病。其實我們大多數人受到的汞污染就在口中——從牙齒填料（又稱為「**銀粉**」，但是**汞**才是主要成分），這比因工廠產生的汞中毒的情況還要普遍。牙醫師和牙科助理人員特別處在這風險之中。在某些魚的體內，也含有汞，在一些亞洲海邊的社區裡，一大比例的孩童都有行為或學習障礙，就是因為攝取太多汞，因為當地的魚類被汞重度污染了。

鎘的毒性也很高，用老舊鍍鋅鐵管輸送的水會受到鎘污染，燃燒的**煤碳**和**二手菸**也含有鎘。體內鎘過多和**高血壓**、**腎臟受損**以及**動脈粥狀硬化**有關。

這些有毒的金屬，包括過多的**銅**，會引發**精神疾病**、**過動**、**痙攣**（convulsions）和**疲倦**。也許是因為它們都會使自由基的負擔增加，由於增加高度被活化分子的數量，所以造成身體細胞被破壞。因為它們是**酵素毒素**（enzyme poisons），會與本應是自由之分子結合使其失去功能，這就是這些金屬元素和老化與衰老有關的可能原因。

治療重金屬中毒

單一金屬中毒並沒有特定的徵兆，最好的診斷測試，就是透過對環境敏感的病史比較和抱著臨床治療的好奇心。**頭髮分析**的方式很有助益，而且最容易持續下去（了解治療方法是否減少體內有毒的金屬物質）。如果可以取得血液的話，**驗血**對於了解**鋅**和**銅**的含量很有用。要**測量汞含量則非常困難**；並沒有特定的測試可以進行，除非有人很確定知道實驗室如何精確測量汞含量。

治療這些重金屬中毒的療法都很類似。首先，必須確定中毒的來源，並去除這項來源。然後患者要去除飲食中所有添加物，這樣會使身體更有效地排除這些金屬。第三，增加飲食中的**纖維**，纖維會與重金屬結合（餵食高量纖維的鳥類體內能忍受更多的鎘）。第四，使用螯合物質，最安全便宜且取得最容易的就是**抗壞血酸（維生素C）**，因為它能與這些金屬結合。**EDTA**和青黴胺（Penicillamine）則是其他選項，以上的螯合物質皆會同時螯合多種主要礦物質使之排出體外，使用時要確定經常更換這些螯合物質或適時補充微量礦物質與鈣、鎂、鋅、鉀等巨量礦物質。第五，**硒**會減少**鎘**和**汞**的毒素，**鋅**和**錳**則能降低**銅**含量，而**鋅**具能排除**鎘**。

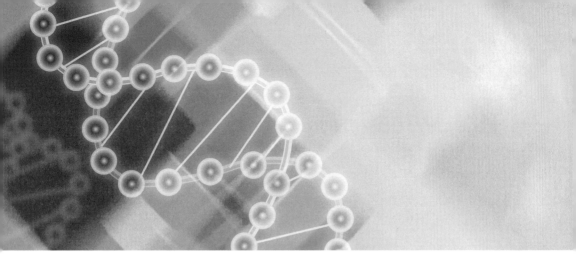

第二部份
治療特定疾病

消化道功能失調

消化道是由單一管道發展而成，逐漸形成連成一體的結構和功能。其功能在於接受食物，準備消化，在消化食物之後，吸取關鍵營養素，並將廢棄物排除體外。消化道由口腔開始，是負責磨碎食物的一端，然後將食物傳送到胃部後，經小腸，大腸和直腸，最後到達肛門。整個消化道就是一個器官，所以臨床上應該要**視為一體**來治療。所以，如果只判定胃部生病，卻認為消化道其他部分是健康的，就不符合邏輯。當其中一部分生病，就要假定整個系統都生病了，直到確定此疾病只局部影響單一區段。口腔健康（牙齦，牙齒和舌頭）就能了解消化道其他器官的健康狀況。比起其他醫生，牙醫可能對病患的消化道健康情形會有更加深入的了解。

消化道有許多附屬的腺體，分布在胃腸壁內部或是外部。這些腺體包括肝臟，負責分泌膽汁到腸子裡；胰臟，負責分泌胰臟酵素到腸子裡，還有腸壁的分泌細胞；唾腺；及胃部，負責分泌鹽酸（hydrochloric acid）和胃蛋白酶。

既然消化道的主要功能是消化並吸收食物，消化道疾病就應該與食物有關。胃腸系統有許多疾病，像是潰瘍，大腸炎，盲腸炎，糖尿病，肥胖和癌症，都只是因為我們的低纖高醣飲食所導致的腸胃道症狀，這些症狀都被稱為糖份代謝症候群（sugar metabolic syndrome）。（註1）

典型美式飲食所引發的胃腸系統疾病如下所列：

- **口腔疾病**──牙齦疾病和齲齒
- **胃部疾病**──胃潰瘍和食道裂孔疝氣（hiatal hernia）
- **腸道疾病**──便秘，大腸炎，盲腸炎，癌症，腹瀉和維生素缺

乏症

- **直腸疾病**——癌症和痔瘡
- **周邊腺體疾病**——因胰腺導致的糖尿病，因脂肪和脂質所引發的膽結石

糖份代謝症候群

口腔疾病

齲齒和**牙周病**是現代飲食引起的疾病，因為現代飲食大多是糖多纖維少的食品。（註2）無論是與數千年的疾病和飲食相比，或是比較今日人們的病例，都可以發現牙齒及牙齦疾病和飲食有很明確的關連。考古證據顯示在英國的**新石器時代**，人們的牙齒齲齒率是**4%**。這些牙齒的齲齒部份是在磨碎高纖食物的地方，而現代的齲齒則是出現在牙齒相連之處。在**英國被羅馬佔領時期**，齲齒發生率達到**12%**。此時羅馬人引進了精製的細磨麵粉，並製作容易取得的精緻食品。數百年後，羅馬人離開了，齲齒的比率因而降至5%。在十六世紀，比率又再度升高，因為**蔗糖**變便宜且更容易取得。到了現在，一半的英國國民到50歲時，所有的牙齒就都掉光了。

這顯示少吃加工食品的人較不易產生齲齒，但是在幾年之內，適應了我們今日的飲食後，幾年內齲齒率便大幅提升。牙齦或牙周疾病也和齲齒有關。

儘管證據明確，仍有許多人不相信且懷疑這個論點，他們不認為我們的飲食會影響齲齒和牙齦疾病的發生。即使如此，兩千多年前的亞里斯多德就曾猜測食物堆積（特別是甜食）在口中，容易造成齲齒，只有少數人會避免食用甜食，以保護牙齒。對於糖類的狂熱和潛在的上癮是

如此嚴重，導致許多人不願相信糖類對我們有害，他們付出的代價就是極度疼痛、不適和健康嚴重受損。

牙齒和牙齦疾病的第一階段是形成牙菌斑（plaque），這是一種以膠狀多醣和蛋白質形成的薄膜，上面密集佈滿細菌，黏著於牙齒上，細菌分解糖分成為酸液，會侵蝕琺瑯質。特定食物非常容易引起齲齒；也就是非常容易引發疾病。最糟的是**蔗糖**（砂糖，table sugar）。白麵粉則是第二元凶，全麥麵粉則好一點。其他能防止齲齒的食物，包括完整的小麥，可能是因為含有相當濃度的植酸（phytate）。

預防措施應該包括口腔衛生：清潔和定期清除牙菌斑，避免食用會引起齲齒的垃圾食物，食用全麥高纖食物和其他能改善抗菌的方法。我們反對在水中加入**氟化物**，是因為這會使得人們對齲齒過度關注，卻完全忽略了牙齦疾病。加入水中的氟化物可能會稍微減輕牙齒損壞的狀況，但**對於牙齦疾病完全沒有作用**。比起沒有喝含氟的水的人，使用含氟的水長大的人，平均只有少填半顆牙的成績。（註3）**依賴氟化物會讓人們因此感到自信，而繼續過度食用糖類**。事實上歐洲所有國家都停止了在水中加氟。

牙齦疾病和齲齒都會導致牙齒掉落，這會造成一輩子食物咀嚼不良的問題，人工假牙也會帶來持續性的困難度。食物未經適當咀嚼會使得未消化的食物碎塊留在消化道中。

其他造成牙齦疾病的原因包括抗**壞血酸（維生素C）**和**維生素B₃（菸鹼酸）**的缺乏。典型的**壞血病**症狀是流血、腫脹和牙齦酸痛，典型壞血病很罕見，但是亞臨床型壞血病就比較常見。許多人注意到可以透過攝取更多的抗壞血酸來改善牙齦健康，不過知道使用菸鹼酸的人就沒那麼多。菸鹼酸不能替代好的牙齒照護和衛生保健（移除黃斑），**但是當牙醫照護和衛生保健不能治癒牙周病時，就應該考慮維生素C與B₃的療法**。（編審註：有鑑於對維生素C有著多年深入研究的諾貝爾化學獎得主——萊納斯‧鮑林博士曾言：「牙周病（牙齦炎）是口腔型壞血病的表現，而動脈粥狀硬化則是血管型壞血病的表現。」若加以賀弗醫師的體驗與觀察，維生素B₃與維生素C兩者之間，可能有著深切的協同強化（synergic）效應存在。）許多型態的營養不良都會造成口腔出現症狀。舉例來說，缺乏核黃素（**維生素B₂**）會造成嘴角發紅損傷（口角炎，cheilosis）以及舌頭發炎（舌炎，glossitis）。缺乏比哆醇（**維生素B₆**）也會造成口角炎和舌炎。

胃部和十二指腸疾病

造成潰瘍的主要原因是**幽門螺旋桿菌**（Helicobacter pylori）感染，通常要用抗生素治療。但是營養也是很重要的因素，患有消化道系統疾病的人對細菌更加敏感。

在潰瘍和感染的關係被發現之前，光是使用營養療法就很有效了。

胃潰瘍和十二指腸潰瘍是不同的疾病，其中**十二指腸潰瘍**和錯誤的**飲食習慣**之間的關聯更加明顯，**胃潰瘍**（Peptic ulcer）則是**糖份代謝症候群**的表象之一，主要發生在胃部靠近幽門的部分和十二指腸內。（註4）許多證據顯示因**食物腐敗**所造成的胃潰瘍是非常強的，但是兩者之間仍有其他的異常之處，可能是因為胃潰瘍流行的原因尚未確定，另一個原因是要研究垃圾食物流行病學很不容易。

很清楚的是，和其他糖分代謝症候群一樣，**吃精製食物的人越來越容易罹患胃潰瘍**。在英國倫敦，1900年以前的胃潰瘍比率是0.1％～0.3％，到了世紀交替之際，大約為1％，自1913年起，就達到2.2％～3.9%之間。主要併發症是嚴重**胃出血**、**胃穿孔**和**幽門狹窄**（pyloric stenosis）。發生率會隨著年齡增加，而大約有20%的人口因胃潰瘍而苦。

胃中缺少蛋白質是造成潰瘍的主要原因，因為如果食物帶來的天然

緩衝作用降低，胃黏膜就接觸到更多酸液而造成潰瘍。我們的人類祖先食用完整新鮮的食物，而且飲食時間間隔縮短，身為採集者或獵人，他們能夠邊搜尋或打獵，同時邊吃食物。蔬菜不需要另外處理，而多數動物的肉類份量很小，大多是蠕蟲和一般蟲類以及小型動物，大型動物並不是人類主要的食物。當取得了食物或飢餓時，便吃食物。開始使用烹飪之後，時間便成了飲食過程的要素——食物必須先煮熟。其後，人們開始在農場和城市養殖動物，而工作的需求使得一日三餐變得愈來越實際，現在這仍是普遍的飲食模式，三餐之間人們會喝飲料和垃圾零食。而我們採集者和獵人的祖先，胃裡只會有富含營養的食物。

隨意食用新鮮或生鮮（living food）的食物是一直以來我們的消化道所適應的飲食方式。這樣的系統機制和現在的飲食習慣不同，我們在短時間內吃進許多東西，一天當中只進食少數幾次。最理想的情況是我們醒著活動時，**穩定地食用少量且生鮮的食物，消化會持續且緩慢的進行，慢慢釋放出食物中的營養，這樣才不會造成消化器官過重負荷，**這種飲食法對消化道裡的菌叢生態有重要影響。生鮮食物所含的細菌數少，因為細菌沒有足夠的時間生長，細菌的數量會因為胃裡的鹽酸變得更少，而耐酸的細菌，像是嗜酸乳桿菌（acidophilus）通過胃部時能夠存活。一旦食物經過小腸，PH值就會變成鹼性，溫暖的體溫，濕潤的環境和許多食物提供細菌一個理想的生存環境，所以它們得以繁衍，消化道越後端就有越多細菌；腸子前段所含的細菌較少，每毫升低於一萬個，而糞便中主要的重量都是細菌。

身體有好幾種能夠抑制細菌生長的方法，至少在消化道的前段是如此。

第一種方法，是胃中的強酸：**如果人們胃中缺乏酸液是很不利的；他們更容易因為細菌和黴菌過度生長而生病。**另一個方法是迴盲瓣（ileocecal valve），它能預防食物逆流回腸子的前段。進入十二指腸時，膽汁和胰液也會抑制細菌，這地方會消毒並幫助人體消化細菌細胞。消化道免疫防禦系統也很重要，最後一步是穩定的腸胃蠕動，這能推進腸胃中的消化物。

細菌會產生毒素，傷害腸壁，進而阻礙營養和水分的吸收。從細菌的角度來看，這就是它們所希望的情況，因為這能持續提供消化道中的細菌營養和水分。體內有一個地方已經無可避免適應細菌在該處生長，因為細菌在該處達到最大的量，那就是**直腸**，吸收能力也最差，。當食物進入直腸，大部分的營養素都已經被萃取出來了。一旦進入直腸，細菌數量會達到最多，但是並不會對人體產生太大的傷害。**高纖飲食**能刺激蠕動，食物在一天左右就通過消化道，**通常直腸在一天內會淨空兩次**，便秘的人需要三天或是更久，提供了細菌更長時間在體內生長。

理想的狀態是，我們的消化道機制能以最少代價（以所需能量來估計）在腸道內細菌能夠造成最大損害的地方讓細菌汙染降到最低，也能讓細菌在它能造成最少傷害的地方成長。但是這需要攝取避免細菌污染的食物和水分——只有在人類食用**生鮮食物**這才可能發生。

所有生物只要生命停止時，就會開始腐敗，儲存食物就會成為一個降低細菌污染的問題。也許古代信仰摩西和其信徒反對血液的禁忌就是因為這個原因，因為血液更容易攜帶污染物，**放過血的肉類會比較容易儲存**。另一個古代技巧是烹飪，這幾乎能消除細菌污染，而且煮熟的肉比較不容易腐爛。這應該是第一種食品科技，喜愛吃煮熟的肉這種喜好是後來慢慢發展而成的：對於第一次吃到煮熟的肉類的人們來說，就像要現代人吃進生肉一樣令人厭惡。所有將食物變成垃圾的現代科技都源自於儲存食物，以及避免食物腐敗（細菌污染）的需要。

大體上，我們已經成功持續供應比較沒有細菌的食物。然而，要付出的代價很大，因為我們將生鮮食物轉變成保存期限較長的加工食品。但至少加工食品沒有細菌污染的問題：許多活在未開發國家的人要應付很多嚴重的細菌污染；他們沒有儲存和保存食物的技術，甚至連飲水也被污染了。通常**在前段腸道的細菌數量很高，就是罹患慢性腹瀉的部位**。綜合垃圾食物和受污染食物及飲水，基本上破壞了消化道能包容細菌的能力。他們的免疫防禦系統也因為營養不良而變得脆弱，蠕動也變得緩慢，而且因缺乏纖維而變弱，這會增加腸道內的細菌數量。因此，術語上屬於未開發國家的這些人們活在兩種危難之中：其一是來自食物和消化道中因腐敗而**過度增長的細菌**，其二是現代**垃圾飲食**。

今日「一日一餐」的飲食模式並非不常見，胃部長期處於沒有食物的狀態。就像在禁食期間，如果重複刺激酸液分泌並未發生，就可以忍受。然而，大量的低纖高糖食品使得胃酸不斷被刺激分泌，通常當食物被咀嚼時，腦部會啟動胃液分泌，食物和胃液才會同時進入胃部。鹽酸主要會和食物中的蛋白質結合，消化作用便會開始，**正常食物的消化作用後不會有多餘的酸液留下來刺激胃壁和十二指腸壁。但是當吞食加工食品時，分泌出的酸液會因為沒有蛋白質或蛋白質過少，而缺少結合對象，糖和澱粉不會和鹽酸結合，更糟的是，汽水含有大量的酸，需要被中和**。每天一份蛋白質餐點只能部份保護腸胃不受酸液傷害。

食物過敏則是另一個原因，任何食物都會造成少部分人的困擾，造成我們過敏的食物大多都是我們食用最多的食物，也就是主要食物。西方人中，在美國和加拿大這種高度仰賴奶製品的地區，最普遍的食物是穀類（特別是小麥），肉，和奶製品，糖則是全球性問題。過敏反應會影響整個消化道，從嘴部腫脹和水腫，到肛門發癢，都是過敏反應。最**普遍的過敏反應是水腫、腫脹和黏膜阻塞，以及肌肉活動過度或不足**。特定症狀和受影響最大的部位相關。在喉部，會**分泌過多黏液**，胃部會缺乏張力或是太快清空，會有過度蠕動的情況發生，造成嚴重**腹瀉**或是蠕動過慢，造成**便秘**（或者這些情況會交替出現）。吃完會造成過敏的食物之後，人們經常會抱怨感到**腹部腫脹**。

食物過敏的症狀並不見得會經常使人感到不適，**人經常會對過敏的食物上癮**，如果沒有每隔一段時間或經常食用這種食物便會感到不舒服。戒斷症狀（Withdrawal symptoms）出現時，會感到焦慮，緊張，強烈感到飢餓，對於特定食物會十分渴望。渴望食用甜食和牛奶是特別常見的症狀，食用這些食物之後，戒斷症狀會很快消除，直到症狀下一次再度出現。造成**餐後疼痛的典型胃潰瘍，通常就是戒斷症狀的一種**，而且可能變得十分嚴重，在突然戒斷糖和牛奶之後，已有焦慮症狀之病患陷入**極度憂鬱**的情況並不少見。

牛奶飲食通常會被用來治療胃潰瘍，以中和過多的胃酸，因為胃酸會和蛋白質結合，但是也會**造成胃潰瘍無法癒合**。有些胃潰瘍病患一直都無法康復，直到他們停止飲（食）用所有的牛奶和奶製品。治療胃潰瘍的療法要包括好的食物——飲食中大部分的食物是全麥穀片和未煮過的蔬菜，少量三餐，中間穿插食用小點心。應該要先了解病患的過敏病史，不該吃的食物應該要禁止食用最少六個月，之後才能開始少量食用。制酸劑（Antacids）很少會需要用到；只有在過度疼痛時才能使用止痛劑。

針對特殊的潰瘍，可以用維生素和礦物質來治療，包括**維生素B₃**、比哆醇（**B₆**）、**抗壞血酸**、維生素E、**鋅**，也許**錳**也能發揮效用。許多人認為他們的潰瘍是因酸液造成，所以害怕攝取酸，他們擔心攝取抗壞血酸和菸鹼酸，但這兩種維生素所含的有機酸都很弱（比鹽酸更加微弱），而且不會增加身體對酸液的負擔。相反地，**菸鹼酸能夠與酸液結合，因此能夠降低人體對酸液的負擔**。有時候，透過菸鹼酸所釋放的組織胺會造成過多的胃液分泌（菸鹼酸所造成的潮紅就是組織胺潮紅），**讓胃潰瘍病患避免使用菸鹼酸是不需要的，因為大部分的人都能忍受。**

當胃酸逆流到食道中時，裂孔疝氣（Hiatal hernia）就產生了，主要症狀是胸骨（sternum）後方感到疼痛，出血和潰瘍，之後可能會有纖維化（fibrosis）和狹窄症（stricture）發生。罹患率約爲人口的30%，隨著年齡漸長，罹患率會增加，從40歲以下的9%，到超過70歲的69%。在發展中國家，這種疾病很罕見，其中一個假設是，裂孔疝氣是因爲便秘，排便時用力，造成腹部內壓力增加所造成（註5），然而最直接的成因就是低纖高糖的飲食。

胰臟疾病

糖尿病是糖份代謝症候群的主要症狀，這種全球性疾病是因爲食用太少纖維和過多精製的碳水化合物，特別是糖。（註6）有兩種攝取精製糖分的方法會危害胰臟，食用**太多**且**太快**——像糖類，很容易在短短幾分鐘內就將一天的分量攝取完畢，然後，胰臟必須要處理血液中大量的糖分，同時還要承受整個消化器官的消化壓力。

在今日的北美，**每人每年攝取大約125磅的糖**，肥胖問題因過度攝取精製糖後跟隨而至，這也和耐糖量（sugar tolerances）下降有關，因此我們懷疑肥胖的人有正常的耐糖量。許多人被診斷出患有成人型糖尿病（adult-onset diabetes），他們不需要胰島素，因爲許多人只要將體重減至正常範圍就不再存在這類糖尿病了。所以，最好將糖尿病的診斷焦點放在需要胰島素的患者身上，這些肥胖的人們，血糖相對過低或胰島素過高，最好的療法就是無糖飲食法，或是無垃圾食物飲食法。

醫學上是很不樂見肥胖的產生，而且肥胖和許多症狀有關，有些症狀直接和過多脂肪負擔或要體重負荷有關，但是其他和肥胖無關的症狀也會出現，這是因飲食習慣所引起的。肥胖和引發的症狀都和攝取過多精製碳水化合物和低纖有關，也許這就是爲何現在仍有許多關於肥胖危險性的辯論，我（亞柏罕·賀弗）曾見過許多肥胖患者還同時罹患許多生理和精神疾病，開始使用細胞分子矯正治療計畫和足夠的運動之後，他們在開始大幅減輕體重前，通常就會感到病情改善。

膽囊疾病

　　膽囊主要疾病是結石，而結石的主要成分是膽固醇，在英國，平均60%的結石是由**膽固醇**構成，在美國則是74%，在瑞士則是88%，**鈣**的成份只佔了一小部份。**膽結石**（Gallstone）的形成始於**飲食過飽**和**膽汁**的產生，加上膽固醇微晶體的沉澱和增加。在西方國家，膽結石是很常見的，自從二次世界大戰後就達到流行病的程度。

　　膽結石在數百年前很罕見，現在變得越來越常見，而且影響的經常是窮人與年輕族群，在發展中國家這種情況並不普遍。一項文獻中指出，從1923年～1955年在迦納進行了4,395次的解剖中，發現沒有人罹患膽結石，當膽結石這種疾病在這些國家中發生時，常在富有和肥胖的人身上發現，因為他們吃的西方飲食較多。當世界上的人們改變成充滿過多糖份和加工食品的飲食時，罹患膽結石的機率就會增加，舉例來說，加拿大的愛斯基摩人很少罹患膽結石，但是現在因膽結石開刀的病例比起其他原因開刀的病例還多。

　　膽結石有許多成因，第一，**膽汁分泌量降低**——充滿精製碳水化合物的飲食會降低動物體內分泌的膽鹽（bile salt），第二，**膽固醇的形成增加，造成過多膽固醇的主因是因為吸收太多精製的糖份**，特別是蔗糖，和缺乏纖維。纖維增加會減少膽固醇含量。

　　很明顯地，**膽結石是一種糖份代謝症候群**，可以透過無垃圾食物飲食法來預防，一旦出現結石，就需藉由手術或溶解膽固醇來移除結石。只吃好的食物便能將復發機率降到最低——也就是無精製碳水化合物的高纖飲食。

小腸及大腸疾病

　　對我們的祖先而言，營養就是食用完整且新鮮的食物。在吞下食物前，一定要完全咀嚼。現在精製食物可以很輕易吞下，不需要咀嚼太久，所以食物中只含有少量唾液。無論如何，糖份也不需要被咀嚼。完整食物被送進胃中的速度較慢，而糖分則會快速地進入胃部，使得消化道無法好好區別並消化它們。纖維是過度飲食的天然預防劑。

在胃中，精製食物的量體比完整食物還小，而且被清空的速度較慢。這導致腹部膨脹空間缺乏也可能是胃食道逆流（心口灼熱和胃酸逆流）的元兇。（註7）**因為糖可溶於水，在胃部其溶液相當強烈，而且有高度滲透力**，和其他食物組成不同。以一餐牛排當實驗，胃中的食物滲透力為250，但在吃進牛奶和甜甜圈後，滲透力增為450。這些強烈溶液會傷害細胞同時降低胃部清空的速度。

毫無疑問地，飲食中的纖維可以控制胃中塊狀食物的量體，**掌控食物通過的時間，並對人體是否會發生慢性便秘產生決定性的影響**。長久以來，人們就知道粗食（bran）是最佳且最安全的通便劑之一。最適合的句子就是「硬的進，軟的出；軟的進，硬的出。」，這句話適切地形容食物在身體裡產生的效應。纖維的功能是能刺激正常蠕動和正常的傳輸食物時間。食用一般高糖低纖的飲食，就會將傳輸食物的時間大幅延長。當腸道中的食物傳輸時間太長，纖維和其他成分就不能正常運作。纖維也能提供細菌一個生存的媒介，並吸收膽色素（bile pigments）和其他身體不需要的剩餘物，纖維也能吸收有毒的礦物質，像是鎘。腸道中的細菌和腸道功能之間的關連很重要。大體而言，細菌與腸道共生，而且無毒。某些狀況（像是霍亂）和部分療法（像是抗生素）會破壞細菌叢集，當破壞達到某種程度時會造成腹瀉而成為一大問題。產生腹瀉的症狀很常見。

像是盲腸（闌尾）長久以來被視為無用的退化器官，現在則被認為有很重要的功用。杜克大學醫學中心調查員建議，**盲腸中存在有益菌，能夠幫助消化，還能不受一次清空腸道的腹瀉而繼續存在**，並重新回到

腸道中。因此，**盲腸就是益菌所在之處**，使其能安然存活，直到它們再度派上用場。（註8）

當體內的纖維太少，這些功能就不能完美的展現。**蠕動緩慢使得排泄物堆積於結腸中，這將會壓迫負責將血液輸送回流的大靜脈，並增加反壓（back pressure）**，這就是造成**痔瘡**和**靜脈曲張**的主要原因之一。因為排泄物滯留在腸道中的時間過長，導致更多的膽色素會被少量的糞便吸收，那些糞便接觸腸壁的時間也較長。這被認為是**腸癌**高罹患率的主要原因，特別是在北美的男性。習慣高纖的人們很少罹患腸癌。食物在消化道停留的時間過長，使得致癌物質（carcinogenic chemicals）因食物腐敗而比較容易形成。

第二個造成腸道疾病的原因是**食物過敏**。對有些人來說，光是將他們過敏的食物放在嘴裡，就會立刻引起不正常的腸胃蠕動。**腹瀉**是最普通的過敏反應，而更常見的是**腹瀉**與**便秘**交替出現。如果主食是牛奶和麵包的人，比較容易有此症狀。就算腹瀉是種過敏反應，要解決腹瀉和便秘不時輪流發生的情況，就是**食用高纖飲食**。最普遍的組織過敏反應是**腫脹和產生分泌物**。**唇舌腫脹**或是**鼻竇黏膜因為分泌而腫脹**。或是腸黏膜變得濃稠，同時刺激腸道。**酒精**的代謝過程和**糖份**在某種程度上相似，可能會造成其他過敏反應。糖份也有類似特性。

結腸憩室症（Diverticular disease）是**糖份代謝症候群**的主要症狀。在1900年前，這種病症很罕見，但在20年內，就成為西方國家的普遍疾病。到了**1930年**，根據估計有**5%**的**40歲**以上人口患有結腸憩室症，這是目前最普遍的結腸疾病，到了**80歲**，有將近**70%**的人口會患有此症。相反地，食用高纖飲食的人罹患率卻非常低，不過一旦他們開始低纖高糖的飲食法，罹患率就會快速提升。在二次世界大戰期間，原本快速提升的罹患率忽然停止，因為當時強制使用高纖麵粉，而且糖類供應不足。

　　結腸憩室症的引發原因，是因為腸道壁被肌纖維擠壓。當腸道中的食物體積大，且質地軟——也就是具纖維的塊狀——壓力就會減少，結腸就不會如此嚴重地被區別分段。這同時也需要較少的腸道壓力和工作負擔來移動腸道內的食物。這就是為何長久以來都利用**溫和的軟質飲食**（soft diet）來治療腸道疾病的原因。過去，粗粒子（coarse particles）被視為會刺激或形成腸道憩室症並造成腸道穿孔的成因之一，粗食及纖維被認為和腸道不適有關，事實上，大部分的飲食都是質軟而低纖的，然而這些食物其實並不是治療方法，相反的，是造成問題的原因。這類飲食只會使症狀惡化並演變成慢性疾病。

　　結腸癌和**直腸癌**都和**糖份代謝症候群**的飲食有關。在北美和許多歐洲國家，比起其他癌症這種癌症，讓更多人喪命。在美國，每年有**70000**筆這樣的新病歷被提報。在發展中國家，這種疾病卻很罕見。**瘜肉**（Polyps）在發展中國家也很少見，但在西方國家卻很普遍。當發展中國家的人習慣**低纖飲食後，**不論是繼續生活在當地，或是移民至西方國家，罹患**癌症**和**瘜肉**的機率便會提高。這有許多成因，其中二個主要原因是**壞菌滋生**和**膽汁濃度變高**（concentration of bile salts）而增加的致癌物數量。在大腸中存留的致癌物則是另一個成因，這是消化食物及糞便停留時間延長所造成。高纖且塊狀的糞便加上停留時間短，就能降低罹患癌症的風險。

　　潰瘍性大腸炎（Ulcerative colitis）是習慣西化飲食的人們存在的一個普遍問題。就像其他糖分代謝症候群一樣，此症和低纖高糖飲食有關。這在仍習慣高纖飲食的發展中國家中很罕見，但在已發展國家中卻非常普遍。**克隆氏症**（Crohn's disease）也和相同的飲食習慣相關。

直腸疾病

　　靜脈曲張（Varicose veins）、**深層靜脈栓塞**（DVT，Deep Vein

Thrombosis）和**痔瘡**都是因爲**便秘**造成，而且是很普遍的疾病。靜脈曲張很麻煩而且會引起疼痛，就像痔瘡一樣，但是深層靜脈栓塞則是造成**肺動脈栓塞**（pulmonary embolism）的最重要成因。半數患有**髂骨靜脈血栓**（ileofemoral thrombosis）的患者，某種程度上也同時患有**肺動脈栓塞**，造成所有醫院中5%～9%的致死率。人們通常會先罹患**痔瘡**，才會引發其他那兩種疾病。這些疾病在發展中國家都很罕見，但是因飲食惡化而漸漸變得普遍，而在已開發國家的飲食通通變成加工食品後，這些疾病的罹患率就會達到巔峰。

主要的原因是**便秘**。爲了排出**硬化的糞便**，一定要增加**腹部的內部壓力**。這種壓力傳送到**腔靜脈**（vena cava）和其分支，如果以上**靜脈瓣**（valves）無法造成足夠的壓力，這壓力的負荷還會傳送到**大腿的靜脈**。**持續增加壓力會慢慢使得這些靜脈的直徑放大，直到靜脈瓣再也無法被關閉**。任何使**血液停滯**更嚴重的因素（血液要送回心臟會有困難）都會使得**靜脈擴大**的情況更加惡化。這包括平日**久坐**，也會增加壓力，因爲充滿消化物的直腸壓迫靜脈，另外還有**懷孕**，而**衣服過緊**也會增加壓力。（編審註：除了上述致病因素外，心臟衰竭、肝臟疾病（導致門靜脈阻塞）、腹部腫瘤、手術創傷、口服避孕藥、抽菸等因素，皆會使血管彈性不足，加上維生素C缺乏，更容易引發上述靜脈疾病，除了痛、麻、熱感以外，嚴重的靜脈栓塞疾病很難被事先診斷出來，醫師通常藉由其他異常症狀發現：如蜂窩性組織炎或動脈栓塞性疾病。）

治療方法一定會包括細胞分子矯正營養療法及高纖無糖飲食，這會紓緩慢性便秘的症狀。如果透過高纖飲食仍無法舒緩症狀，**抗壞血酸（維生素C）**的劑量應該要增加，直到**糞便變軟爲止**。這也能加強療癒組織**發炎**的情況。

其他的治療營養素也應該同時被使用，特別要用足夠劑量的維生素E。維生素E能直接**塗抹在肛門口**上以舒緩**痔瘡**所導致的**搔癢感**。如果罹患痔瘡已久，也可能需要利用其他醫學療法，以舒緩疼痛和感染；手術有時也是必須的。然而，未來應該可以透過細胞分子矯正療法來避免痔瘡和靜脈曲張。我（安德魯‧索爾）曾觀察過許多病患，他們的小腿和腳踝長期（五年或更久）患有**靜脈曲張**，在使用**維生素E**之後，便完全康復了。

其他療法

基本療法一定要包括恢復食用消化道已經習慣的食物，避免食用引起過敏的食物，在需要時要攝取最佳劑量的營養素。新鮮的飲食（living diet）能預防這些疾病的發生。一旦罹患這些疾病，光是改變飲食的效用不足，但是患者應該要開始遵守以下規則，

- **只吃天然健康食品——完全不吃垃圾食物**
- **不吃會引起過敏反應的食物**

此外，應該攝取營養補充品的主要理由有二。第一，即使飲食中有營養素，但患病的消化道不能有效率地吸收它們，何況典型的垃圾飲食中，只有極少量的必需維生素及礦物質。第二，我們需要補充品，因為不論罹患任何疾病，都需要更大劑量的營養素才足以啟動（矯正）體內的正常修復程序。

維生素**B群**也應該大量攝取，可以服用現代**高劑量**綜合維生素錠，大部分的水溶性維生素B群都包含在此種營養錠中，含量約為50～100毫克。高劑量抗壞血酸有**軟便**功能，還能控制便秘狀況，幫助療癒受傷組織。維生素E則需要使用800～4,000個國際單位（IU）。在一項研究中，有一位患有**克隆氏症**的患者對於其他療方皆無反應，但卻因為使用**高劑量維生素E**而治癒了。（註9）患者也應該服用綜合維生素錠和內含

大量**鋅**和**錳**的補充品。現代療法中，只要能控制疼痛或感染的方法都不該被忽略，如果病況無法改善，就需要使用手術或其他療法。

　　然而，消化道中具特殊功能的區域會產生特別的反應，也需要其他療法。

口腔健康

　　牙醫診斷並治療牙齒、牙周組織，偶爾包括下顎的位置（顳顎關節功能失調，temporomandibular joint dysfunction）。一旦發現以上症狀時，除了患者心理問題之外，營養不良的問題其實早就存在已久。為了維持口腔健康，牙齒應該要好好清潔，且清除病原菌（pathogenic organisms）。維持口腔清潔的好處是眾所皆知的事。但較少人知道，在吞下食物之前，就需要在選擇食物上下功夫。食物應該要含有足夠的纖維質，這關係著自我清潔功能 —— 完整、生鮮（或新鮮）、各形各色且無毒的食物，就能達到此標準。

　　許多口腔疾病也需要營養素補充品：

- **牙周疾病，像是腫脹和牙齦出血 —— 牙齦出血是壞血病的常見症狀**，但是在經濟發達的已開發國家裡，嚴重的壞血病例已經很少見。透過改善牙齦組織自我修復的能力，也能治療牙齦出血。**抗壞血酸**和**菸鹼酸**是治療牙齦疾病的最佳利器。**抗壞血酸鈣**是**無酸**的維生素C，**可以直接塗抹在牙齦組織上**。我（安德魯‧索爾）知道許多病患皆透過此療法並讓醫生取消了原本計畫的牙齦手術。

（編審註：牙週病與根管治療後牙齒防治A、B、C。根據統計：在文明國家中90%的人口有牙週病的問題，多數人已罹患牙週病而不自知。有關為何牙醫無法有效治療牙週病，利維醫師指出：觀察中重度牙週病患者牙齦切片顯示，牙齦組織中找不到任何維生素C成份存在（健康的人體組織與免疫系運作皆含有一定存量的維生素C否則會逐漸陷入壞血病的狀態），這證實牙週病即是口腔型壞血病的表現，這也解釋了為何牙週病患者必須忍受無止盡的發炎、膿腫、感染、牙齦萎縮、牙根曝露、腐壞，最後患者失去所有的牙齒，這也是常期吸煙者與古典壞血病患者所必須經歷的臨床症狀。

Ascorbic足量補充維生素C才能治好牙週病與牙齦發炎

利維醫師（Dr. Tomas Levy）指出若要根治牙週病，病患必須積極補充維生素C（與其他抗氧化劑），牙週病發炎的嚴重程度或根管治療牙齒的數量與體內維生素C的半衰期（halftime）成反比，即數量越多發炎越嚴重，體內的維生素C半衰期越短，除非腸胃道狀況不佳，患者通常需要補充非常大的劑量才會呈現軟便（飽和）的情形。半衰期極短者（或少數腸胃道不適者）則需使用微脂粒劑型或進行靜脈注射，以達到快速療癒的效果（患者可預估每顆感染的根管治療牙齒約耗損掉內服劑量4000mg的維生素C）。除此之外，患者應準備沖牙機一台，將濃度3%的雙氧水以5倍的淨水稀釋，沖洗牙齦與齒縫，每日數次，初期兩週之內牙齒局部可能會增加出血量，但持續兩週之後出血量即逐漸減少，患者也會觀察到牙齦顏色逐漸由暗紅轉為粉嫩，並長出新生的組織。

Brushing自製抗發炎、防牙齦萎縮漱口水、牙粉或牙膏

將2/3匙的粉狀維生素C與1匙的食用級無鋁小蘇打充份混合後，即可做為刷牙用牙粉（因混合劑易受潮，建議一次用完）。加入適量的植物油混合至膏狀，即可做為牙膏使用。使用時透過唾液催化進行酸鹼中和釋出柔細二氧化碳泡沫可達到極佳的清潔、殺菌、美白效果。額外滴入薄荷、丁香或牛至精油可加強護理之功效。每日刷牙數次，可提高改善效果，市售牙膏通常含有多種不當的化學物質，不建議使用。以相同比例加入30cc淨水，即可做為漱口水使用，漱口10～15分鐘。

Coconut oil執行油漱療法

油漱法已在古老印度阿蘇吠陀療法中延用上千年，其目的在進行口腔的徹底清潔，植物油（椰子油、亞麻仁油或玄米油等）20～30cc漱口15～20分鐘後吐

掉，每日數次。根據近代科學研究顯示，透過脂肪酸與唾液的充份混合使之產生「皂化」的作用，以脂肪酸分解細菌的脂質外膜進而達到清潔與殺菌的效果。牙週病患者的口臭可選擇使用含較多天然維生素E成份的玄米油。椰子油中的月桂酸則是強效的天然黴菌殺菌劑，適合念珠菌感染患者使用。

Q10膠囊（劑量：30～50mg）取出內含粉狀或膏狀之Q10塗抹牙齦與牙縫中，可藉由它抗氧化及增強細胞能量（ATP）的特性，睡前使用可提高牙週病的療癒效果，塗抹抗壞血酸鈣亦可有效防止牙齦進一步萎縮。

積極補充益生菌避免壞菌過度滋生擴大感染及中毒的機率，積極重建消化道（包括口腔與腸胃道）菌叢生態與生理功能。避免使用抗生素、戒煙並在飲食避免避免精緻糖、精緻澱粉，留意完整營養的攝取以減少蛀牙的產生機率。）

- **口角炎** —— 維生素缺乏症（嘴角裂傷和嘴唇乾裂脫皮）表示需要核黃素（維生素B$_2$）。其他缺乏症會反應在舌部，但這和特定的營養素缺乏症並無相關。維生素A和B$_2$對於全身的上皮細胞（epithelial cell）完整度和正常代謝很重要，包括口腔內部。

- **口腔黏膜腫脹，過度分泌黏液，和唾液分泌阻塞** —— 這些疾病是通常與過敏有關，而比較少因感染而起。多數經常復發的流鼻涕症狀，在沒有發燒和虛弱的症狀下，通常是過敏反應，而非普通感冒。最好的方法就是除去產生不適的過敏原，但透過高劑量維生素A和C也具療效。**牛奶是最普遍的過敏原之一**，會造成慢性鼻竇炎、呼吸困難、週期性「感冒」、痰和鼻涕倒流。有部份是因為對牛奶過敏而導致學習和行為障礙的孩子，會將**腫大的腺體**（adenoids）和**發炎的扁桃腺**切除。因為**腺體增生**和**扁桃腺腫大**是食物過敏的普遍反應。此外，通常這些孩子會有經常性**耳朵痛**和**感染**的病史。

- **黏膜白斑症（Leukoplakia）** —— 可能出現在口腔黏膜，這是潛

在的**癌前病變**，可以利用維生素B₃治療。（註10）

胃部

　　胃潰瘍和裂孔疝氣是因爲現代飲食糖份和澱粉多，纖維和蛋白質少的緣故。（註11）甜甜圈就是現在加工食品的代表，因爲只含有白麵粉、糖和加工過的油。無酒精飲料代表不含蛋白質和纖維，但是含糖量卻很高的「食物」。任何食物都會刺激消化酶和胃酸分泌，如果只含有少量蛋白質，就不能吸收胃酸，這會刺激胃壁形成**胃潰瘍**。裂孔疝氣（hiatal hernia）是由於**便秘**和壓力增加了回壓而形成，並產生在消化道隔膜的虛弱連結點。另一個造成**胃潰瘍**的普遍原因是**食物過敏**。

　　所需療法幾乎完全依賴營養素。細胞分子矯正飲食法是必須的──主要含有完整的食物，而且要新鮮，多樣且無毒，**而且要特別注意避免食用病患已經產生過敏的食物**。維生素能加速療癒，包括維生素A、**抗壞血酸**和維生素E。同時也需要攝取礦物質，特別是**鋅**能夠加速療癒、以及**硒**，因爲它的抗氧化功能。

　　過多的胃酸（鹽酸）分泌不太可能發生，或十分罕見。如果有人患有此症狀，比起一般人有更多剩餘的胃酸，是因爲適合人體的優質食物攝取不足。抱怨酸液過多的人，或是被確診爲胃酸分泌過多的病患，一定要檢視每日飲食，並做出調整。使用**制酸劑**並不是好的對策。胃酸過少（酸液太少）是更常見的問題，特別好發於老年族群。一旦確定不是器官發生病變，像是癌症或代謝異常，**治療胃酸過少的最佳方式就是攝取帶酸的食物**，像是**優格**和**柑橘類**水果，或利用**酸**來治療，像是較弱的鹽酸（編審註：蘋果醋是相當好的輔助品），或是更好的是，利用營養素結合酸的形式。（如抗壞血酸、維生素C）

腸道

　　最普遍的腸道問題，就是**腹瀉**和**便秘**。65歲以上的人大約有三分之一病患使用通便劑。一旦確定不是器官病變，治療便秘最有效的方法就是細胞分子矯正療法。造成便秘最普遍的原因，就是**缺乏纖維**，所以應該透過食用各種含有纖維的食物來治療。穀物，水果和蔬菜裡所含的纖維最多。除了大量攝取纖維，也要飲用足夠的水份。

　　每天建議攝取六～八杯的水份（不包含酒精飲料，茶或咖啡）。有時候攝取足夠纖維質和水份的病患一樣會便秘。此時，**可以攝取抗壞血酸當作通便劑使用**，增加劑量直到糞便軟化通暢。如果這些方法都無效，那麼患者應該要尋找是否為**食物過敏**所造成的腹瀉或便秘（或是兩者交替出現）。大腸炎和其他因便秘所造成的疾病其治療方法相同。

　　慢性腹瀉通常是因為糞便中的水分增加，可能是因為體內保水分子保留的水分滲透出來；或是小腸或大腸中的分泌物增加；也有可能是因為**黏液**或**血液**滲入腸道；以及食糜（chyme，譯註：消化後的食物漿狀物）和腸道吸收表面之間的接觸功能失調之疾病。碳水化合物是滲透劑的主要族群（具有保水作用）。**不能水解乳糖**的病人會產生**腹瀉**症狀，是因為水份被這種雙醣留住（在腸道進而被釋出）。一旦這些醣分進入結腸，因為結腸裡的細菌活動比較活躍，就會被分解並釋放氣體與酸液。任何因食物引起的腹瀉，都能透過**斷食**來治好。分泌性腹瀉是因**細菌毒素、膽酸、脂肪酸**和賀爾蒙所造成。最普遍的細菌就是大腸桿菌（E. coli），有一半的旅遊人士都是因此而腹瀉。

　　以上的治療方法相對比較簡單。如果食物到達結腸時，水解尚未完全，就應該仔細檢視消化過程。患者應該要食用適當的飲食，確認並杜絕會引起過敏的食物，並採用合適的方法以修復正常的細菌叢集。這可以**謹慎地使用抗生素**並配合益生菌製劑的補充來預防**念珠菌**

過度增生（Candidiasis）。不論使用何種抗生素（編審註：在此抗生素的使用屬於處理黴菌感染後的繼發性感染（secondary infection）部分，但並非絕對必要，患者可使用維生素C加無鋁小蘇打混合加水成為抗壞血酸鈉溶劑，做為**漱口水**、**陰道**（念珠菌繁殖最多的部位）**沖洗**、灌腸或飲用，以沖洗尿道及腸道或浸泡香港腳（不同部位使用濃度有些許不同）。念珠菌及各種黴菌感染臨床上非常常見，這與食用太多碳水化合物：**甜食**、**澱粉**類食物有直接相關、**長期使用抗生素**、**化療**、**糖尿病**或體內**重金屬**殘留（尤其是**汞**與婦科的念珠菌感染）有著密切關係。）都應該配合**益生菌**製劑。病患應該持續食用優格或益生菌製劑，使得乳酸菌（Lactobacillus）叢集能重新開始定殖於腸道中。**旅遊者腹瀉**（Travelers' diarrhea）可以藉由服用**嗜酸乳酸菌**（acidophilus）製劑來預防，每餐飯後都使用，在旅行前一週就開始服用。

另一個療方是**斷食**。對大多人來說，為期**四天**的斷食期就能**清空結腸**。這幾乎能迅速地清除腸道內的所有菌體（organisms）。在斷食後，如果食用新鮮乾淨的食物和飲水，腸道內再次定殖的菌體，大部分就是能與人體互利共生的好菌。也許這就是許多人覺得禁食頗有幫助的原因，就算是他們沒有食物過敏，每個月進行為期一天或兩天的斷食，是善待我們體內細菌叢集的好方法。然而，在正常的情況下，一日2～3次排便（bowel movements）就足以維持細菌叢集正常活動。

直腸

最常見的直腸疾病是**痔瘡**。因為靜脈回壓，引發此疾病，而**便秘**經常是造成靜脈回壓的原因。最好的療方是攝取大量纖維和水份，以預防便秘。一旦罹患痔瘡，在發病初期可以用以上相同的方法治療。如果痔瘡受到感染或纖維化（fibrous），就應該透過醫學（手術）方式來治療。維生素能加速療癒，特別是維生素A，維生素C和維生素E，所以也可以搭配使用。

臨床案例療癒分析

個案一

餐後噁心和嘔吐

R.B.長達六個月以來，都飽受餐後噁心和嘔吐的症狀所苦。這和每餐食用的**食物量**和**糖分含量**有關。甜食令她立刻感到作嘔。她唯一能隨意食用的食物是麵包。如果她強迫自己吞下食物，她便會感到非常不舒服。六個多月以來，她已經掉了12磅（約5.4公斤）。她指出不僅冰淇淋和乳酪還有大蒜和洋蔥都會讓她生病。如果下午四點前沒有進食，她就會產生嚴重的頭痛。如果吃的是減重餐，因爲攝取牛奶量少，就會感覺好些。七年前的她曾連續六個月都不斷經歷類似這樣的狀況。此外，她的手指和膝蓋患有關節炎，總是又痛又腫。根據我的經驗，對**牛奶過敏**的患者經常需要比哆醇（Vitamin B$_6$）和**鋅**。她的某些症狀兼具這兩種營養素缺乏症的特色，包括身上有妊娠紋（stretch marks），**指甲上有白色斑塊**，還長了**青春痘**。

我（亞柏罕‧賀弗）建議她先杜絕所有含糖食物，所有奶製品和牛肉，還讓她攝取抗壞血酸（維生素C），比哆醇（B$_6$），葡萄糖酸**鋅**，還有綜合維生素錠。六週後，每天只會出現一次噁心和嘔吐。她發現自己對柳橙，蘋果，香蕉和花生過敏，但是她可以吃其他食物，像是蛋和羊奶。我第一次見到她的兩個月半後，她已經回復正常，但仍患有關節炎。之後我又讓她增加服用菸鹼醯胺（niacinamide，B$_3$）。

個案二

大腸炎

我見到D.C.的九個月前，他患有潰瘍，且服用泰胃美（Tagamet）來做治療。一個月後，疼痛大幅減緩了，但是開始有腹瀉的狀況，即使是停藥後也未改善。每天都拉三次肚子，糞便多為水便（watery stools），後來逐漸減至每日一次。有時候他卻因為便秘而感到疼痛。我見到他的三個月前，他的飲食中杜絕小麥，牛奶和雞蛋。令他驚訝的是，他不再鼻塞，而且三個月來都沒罹患感冒。

他的合適體重是145磅（約66公斤），但我第一次見到他時，他只有123磅（約55.8公斤）。以他181公分的身高來看，他瘦到會危及健康。因為他太瘦弱，他不能工作，不能承受會增加腸道不適的體能活動，包括彎腰。在之前的三個月中，他的憂鬱症康復了，雖然偶而仍會感到緊張和緊繃。

根據他的狀況，我認為他已經開始正確的療法，並建議他持續食用無糖無奶的飲食。此外，我還加了抗**壞血酸**，維生素E，**綜合維生素**和**綜合礦物質**製劑，以及更多的**鋅**。一個月之後，他的病情已經頗有改善，到了不需要再來看診的程度。他也能夠吃優格，但仍無法忍受礦物質製劑，而且會感到些微疼痛。

個案三

慢性腹瀉和排氣

E.S.在遇見我的三十年前，她已在中東地區度過三個寒暑，且患有嚴重痢疾，但在回國時就已經康復。幾年後，她經常在排便時夾雜大量氣體和液體。此症狀一直跟隨著她，直到她來看診，即使是經常地調查病況，但仍找不出身體有任何患病徵兆。她曾採用無糖高纖飲食，但是只要她實施越徹底，腹瀉就越嚴重。她也指出牛奶和小麥會使她打噴嚏。關節炎也逐漸困擾著她。

我並未更換她的飲食，但建議她同時攝取下列維生素：菸鹼酸B_3，抗**壞血酸，葉酸**（vitamin B_9），維生素B_{12}，維生素E，維生素A和綜合**礦物質製劑**。一個月後，病情有所改善。她還發現她對魚和蛋過敏。不過仍維持良好健康，約一年左右。然後她開始攝取稀釋的鹽酸，不過卻讓她的病情惡化。她的體重減輕，然後中斷整個治療計畫，所以我再度見到她時，她並未服用任何營養素補充品。她的胃口差，皮膚乾燥。接著，她再度開始已停止的維生素治療計畫，一個月後，她的體重增加了4磅（約1.8公斤），而且感覺良好。

個案四

潰瘍性大腸炎

大約18年前，J.S.經歷了兩個悲慘的人生經驗，他失去了一雙子女。他十分憂鬱，並首次罹患潰瘍性大腸炎。他和妻子相互扶持，抒發彼此的情緒，但一年後，他的妻子去世了。這又再度導致他罹患嚴重的焦慮和憂鬱症，同時潰瘍性大腸炎也變得非常嚴重，造成腸道阻塞（bowel obstruction）。他動了手術，出院時，已做了結腸造口術（colostomy），但希望透過這次手術，最終讓病情逆轉。然而，只有一部份的病變處被治癒，手術留下的疤痕代表病況逆轉的機率降低。

在向我求診的六個月前，他已經自行開始進行細胞分子矯正療法，而且發現效果不錯。求診前的兩個月，他開始使用三環抗憂鬱藥（tricyclic antidepressant）。他也改善飲食，並**杜絕所有紅肉**。我建議他試著**不要食用奶製品**，並繼續服用原本維生素之外，我更加入了**菸**

鹼醯胺、硒、和增加**抗壞血酸**份量。六週後，他的病情穩定地改善，大腸炎也好多了，人也更有精力。六個月前，他連站上人行道旁的石磚都有困難，但是現在他能毫無困難地爬上階梯。他的身體損傷已經治癒，情況好到讓他更有自信能夠逆轉病情。後來，他的病情不斷好轉，直到康復。

個案五

克隆氏症

十年前，G.S.發現**排尿時會疼痛**，這顯然是他第一個**克隆氏症**徵兆。兩年前，他的疼痛感越來越嚴重，需要進行手術。手術時，才發現他的**腸道**和**膀胱**發生**沾黏**（adherent）。手術後，他的腸道仍有些問題，他也擔心病情有可能會復發。

於是，我讓他開始進行**無糖**的飲食法，並建議他增加**抗壞血酸**、維生素E、**硫酸鋅**和一顆綜合維生素錠。一年後，他就康復了，而且克隆氏症完全沒有復發的跡象。

台灣地區 (編審補充)

個案六

除汞降血壓/邱瓊斐 https://www.youtube.com/watch?v=u95DOhTWtCo

第11章

心血管疾病

循環系統（包括心臟）的功用在於維持血液流通至全身，承受心跳脈搏和血流流動並當損壞時有自我修復的功能。它能讓營養素和體內廢物穿越管壁。它也必須和組織一同成長與退化。心臟是循環系統的一個特殊部位。血管系統內有一組內部與外部的控制系統，無論人體處於睡眠或快跑的狀態，都可以維持正常的血壓。當身體特定區域需要更多血液，血管系統就會給予支援。在正常的腦部中，**額葉**（frontal lobes）在人**清醒**時，所接收的**血液較多**；當**睡眠**時，**血液則較少**。在**精神分裂**患者身上，此正常模式被擾亂；他們額葉中的血流相對較少，當清醒時，血流也沒有增加。

當血管壁（動脈和靜脈）失去彈性（太脆弱或太堅硬），或是穩定控制失效時，循環系統就會失去作用，人就會罹患**高血壓**。血液本身必須能維持正確的**黏稠度**或**流動性**，而且能夠自行讓出血的血管癒合，並維持許多不同種類的血球細胞在血液中之正確比例。關於血管系統的討論，至少應該包括——**血管壁彈性**、**血壓控制**和**血液品質**——但在本書中，我們只討論可以使用細胞分子矯正醫學治療的層面。

面對循環系統的主要問題是如何維持血管的完整性。血管壁一定要能夠保持其彈性與力量，還要注意血管壁對能控制**血壓**的刺激並反應之。最普遍的血管壁病變是**動脈粥狀硬化**，當**斑塊**（plaques）在血管壁中形成時，會使血管寬度變窄，血液流速減緩，並增加**血栓**（血塊 thrombus/clot）形成的可能性。接著，血栓也會使**冠狀動脈**，頸、動脈**腦部**或其他大動脈破裂的機率增加。病理上，我們想要預防動脈粥狀硬化，並同時預防其他老化病變的一個重點是「**脂質（脂肪）代謝**」，如果脂質代謝維持正常，就不會引起動脈粥狀硬化。

高血脂（膽固醇）

　　心血管疾病和兩種血脂有關，也就是**膽固醇**和**三酸甘油脂**。膽固醇是一種相當複雜的分子，是一種固醇（sterol）。這種重要的固醇是人體許多賀爾蒙的前驅物，像是性**荷爾蒙**與**類固醇**（corticosteroids）。**身體可以透過代謝糖份與澱粉，來製造膽固醇（占總膽固醇之95%），也能直接使用食物中的膽固醇（只占總膽固醇製造的5%）。如果食物中膽固醇含量較多，則身體製造的會變少。**因為人體能夠製造膽固醇，**所以食物中吃進來的與血液中增加的膽固醇並無強烈關聯（低於5%）。**食物中的膽固醇含量需要比一日所需多，而且也比人體能處理的含量還多，才會使得膽固醇在體內累積。

　　兩種膽固醇的主要來源中——食物所含的量和人體利用糖份所製造的量——然而糖份與澱粉已經完全被忽略了。糖份代謝症候群患者的高糖、高澱粉飲食習慣，是造成體內過多膽固醇的最主要原因。當人體攝取大量蔗糖或澱粉時，大部分的蔗糖（澱粉或酒精）會立刻轉換成脂肪和膽固醇。營養不足的飲食不僅導致攝取過多卡路里，引發肥胖，也會使血脂升高。纖維能夠降低血脂，所以現代飲食缺乏纖維，是造成血脂拉升的另重要原因。

　　壞膽固醇（LDL）是動脈粥狀硬化的其中一項主要成因。多年來，許多人都猜測膽固醇是主要原因，但其實這只是其中一項成因。這就是為何血膽固醇指數和動脈粥狀硬化的在數據上看起來關連性不高的原因。但可以確定的事，如果膽固醇指數太低，像是每100毫升中只有100毫克，那麼要累積在斑塊中就很困難了。如果指數很高，像是超過400毫克，就一定會累積在斑塊中。

　　三項和動脈粥狀硬化相關的指數一定要經過檢驗，因為它們之間會相互關連：動脈粥狀硬化和血脂；血脂和飲食中的脂肪；及動脈粥狀硬化和飲食中的脂肪。這些關聯性十分複雜，因為這些指數至少都含有以下性質：

- 飲食中脂肪的含量
- 脂肪的品質（不飽和度）
- 卵磷脂有多少
- 食物如何被加工
- 飲食中，纖維和糖的含量
- 個人習慣的運動量之多寡
- 賀爾蒙的狀態

　　也有幾個其他可能影響因素，但未曾有過任何研究將這些因素列入考慮，未來也可能不會有人這麼做。**三酸甘油脂**的指數也和**動脈粥狀硬化**有關。三酸甘油脂是一種脂肪酸，附在每個氫氧基（hydroxyl group）的甘油上。脂肪酸的長度範圍從四個碳分子相接的化學鍵，到二十個碳分子以上組成的化學鍵。它們可能**完全飽和**，像是丁酸（bu-tyric acid），或是**不飽和**，像是亞麻油酸（linoleic acid）。

　　如果採用細胞分子矯正飲食法，沒有必要擔心會攝取過多脂肪。唯有飲食中含有加工或人工食物，才有可能發生脂肪過量的情況，像是奶油、植物油和乳瑪琳（人造奶油）。如果均衡攝取細胞分子矯正營養素，脂肪攝取過少也不太可能發生，即使其中富含澱粉的食物也含有脂肪。此外，如果有良好的飲食習慣，就不需要擔心飽和脂肪和不飽和脂肪的比例，因為混合肉類和蔬菜能確保不會攝取太少或太多的脂肪。

膽固醇濃度和心臟疾病罹患率		每100毫升／毫克
AGE 年齡	MODERATE RISK 一般風險	HIGH RISK 高風險
20到29歲	200	220
30到39歲	220	240
40歲及40歲以上	240	260

　　此類飲食主要包含了複合多醣，少量的單一碳水化合物（simple carbohydrates）（由水果中攝取）及少量甜味蔬菜。比現代飲食所含的纖維還要多更多。有關膽固醇與食物之關連的討論也同時適用於三酸甘油脂。

　　最後，也許基本問題一般是出在脂肪和碳水化合物代謝上，與糖份代謝症候群患者有關，而血脂提高和動脈粥狀硬化都是則是這種飲食習慣所產生的結果。如果沒有移除根本的飲食問題，卻想降低血脂的話，那簡直是天方夜譚。

動脈粥狀硬化

　　導致動脈粥狀硬化的主要原因如下：（1）導致糖份代謝症候群的**低纖高糖，精製碳水化合物**的飲食（糖與澱粉或酒精）。（2）發生在血液流過部位的**創傷（或疤痕）**和發炎會增加血液流動上的撞擊（進而造成**淤積**）；以及（3）血管最內層的**血管內膜**（intima）**自我修復能力**

降低。

　　高膽固醇引發動脈粥狀硬化的假說，是廣受大部分醫生所接受也是降膽固醇的藥物製造商創意營造的氛圍，但膽固醇只是眾多的致病原因之一。這就是膽固醇指數和心血管疾病之間的簡單關聯永遠無法被真正釐清的原因。在史蒂芬‧Ｔ‧席納塔醫師（Stephen T. Sinatra, M.D.）和詹姆士‧Ｃ‧羅勃茲醫師（James C. Roberts, M.D.）的優秀著作「馬上逆轉心臟疾病」（Reverse Heart Disease Now）一書中（註1），有針對這些成因的詳盡解釋。書中探討發炎是斑塊形成的因素之一，他們指出只有**氧化的低密度脂蛋白（LDL）會影響發炎**造成血管斑塊的形成。魯道夫‧阿爾楚爾醫師（Rudolf Altschul, M.D.）在1957年就已經預見這一點，他發現如果餵食兔子煮熟的蛋黃，就會引發動脈硬化（arteriosclerosis），但若是餵食未煮熟的雞蛋，就不會罹患此症。其他因素也會造成影響，像是血液中**太多胰島素、高濃度的同半胱胺酸**（homocysteine）、**脂蛋白**（lipoprotein）、**C-反應蛋白**（C-reactive protein）、**氧化壓力**（oxidative stress）、**感染**（如牙週病）、**反式脂肪**（trans fatty acids），也可能是體檢的**輻射線**等等。

　　膽固醇、脂肪和蛋白質之間的關係既優雅又複雜。血液中含有**六種**不同的脂蛋白傳輸系統會和膽固醇結合，並傳輸至全身。細胞從運載系統取走膽固醇之後並讓其成為新的脂蛋白運載者。當抵達肝臟並進而轉化成膽汁（膽鹽），就會從身體中被排除。大部分的脂蛋白會在大腸重新被吸收；有些則會隨著排泄物流失。因為膽固醇一再循環，可能攝取自食物也可能自體合成，所以**血漿膽固醇**和**高脂飲食**並不直接相關（反之高糖飲食比高油脂飲食更容易產生高血脂症），除了少數症狀，如**家族性高膽固醇血症**（familial hypercholesterolemia）患者除外。

　　膽固醇循環始於腸道，就是食物中的脂質被轉換成大型球體，稱為乳糜微粒（chylomicrons）。這會被吸收到**淋巴系統**，並融入到血液系統中。因它們體積過大，所以無法離開血液系統，並會被負責移除三酸甘油脂的脂蛋白受體所代謝。這些受體分佈在脂肪和肌肉組織的毛細血管中。當三酸甘油脂逐漸被移除時，乳糜微粒會越來越小，最終變成殘餘物。縮小的乳糜微粒從脂蛋白受體釋放，並被運送至肝臟並進行代謝。自乳糜微粒殘存下來的膽固醇會轉化成高密度脂蛋白（HDL）。血液中的高密度脂蛋白增加，會降低冠狀動脈心臟病的罹患率。

　　肝臟也會吸收這些殘餘物並以膽汁（膽鹽）的形式析出膽固醇。大部分的膽汁會被大腸再吸收，每天會流失少部份（約1,100毫克）的膽鹽（編審註：已故德國籍醫師Max Gerson早年被細胞分子矯正醫國際協會（ISOM）列入名人堂，他所主張的葛森療法中的**咖啡灌腸**雖然是一種癌症療法，卻也是一種**可有效降低膽固醇**的技術，透過咖啡因與茶葉鹼可讓膽管擴張並促使膽汁排出至腸道，再與灌入的咖啡一起排出體外）。約250毫克的膽固醇來自於食物，其他皆由體內合成。肝臟利用**碳水化合物**（糖、澱粉、酒精）合成三酸甘油脂。特別是蔗糖更能有效地被合成利用。脂質會被儲存為極低密度脂蛋白（very-low-density lipoproteins，VLDLs）。這些脂蛋白會被脂蛋白受體吸收並釋放三酸甘油脂。當極低密度脂蛋白粒子流失脂肪，就會逐漸變小，而剩餘粒子則會變成中密度脂蛋白（intermediate-density lipoproteins，IDLs）。當伴隨乳糜微粒時，這些剩餘粒子中多餘的**磷脂**（phospholipids）和膽固醇會轉化成高密度脂蛋白（**HDL**）。而高密度脂蛋白中多餘的膽固醇會輪流組成中密度脂蛋白，接著流失更多三酸甘油脂而成為低密度脂蛋白（**LDL**），其成分大多為膽固醇。低密度脂蛋白將膽固醇送至肝臟細胞。低密度脂蛋白也會被清道夫細胞（scavenger cells）移除，所以當低密度脂蛋白濃度**提高**時，這些細胞就會更加活躍。當低密度脂蛋白**過多**時，這些細胞會形成**泡沫細胞**（foam cells），這是組成**動脈粥樣硬化斑塊**的成分之一。

　　六種能運送脂質的脂蛋白中的其中三種（①縮小的乳糜微粒

（shrunken chylomicrons），②中間密度脂蛋白（IDL）和③**低密度脂蛋白（LDL）**），在體內如果過多時，就會在人體內快速地產生動脈粥樣硬化。乳糜微粒和極低密度脂蛋白是中性的，而**高密度脂蛋白**（HDL）會減輕動脈粥樣硬化。

如果有任何原因使得脂肪分配機制受到干擾，就會導致動脈粥樣硬化。肝臟脂蛋白受體能移除血液中大量的膽固醇。所以正常人能夠避免每日吸收過多的膽固醇。如果**脂蛋白受體**（lipoprotein receptors）失去功能，每日吸收的膽固醇就會更直接讓血漿膽固醇濃度提高，罹患家族性高膽固醇血症的病患，體內的低密度脂蛋白受體有問題，所以低密度脂蛋白代謝不足。即使食用無膽固醇飲食，這些病患都有高血脂。在西方國家，許多人血液中的低密度脂蛋白都太多，也許是因為飲食中有太多糖和澱粉，脂肪也是可能因素之一。這可能是因為產生太多極低密度脂蛋白，所以被轉換成超過代謝負荷量的低密度脂蛋白。**蔗糖會快速轉換成脂肪。**

透過提高肝臟對膽固醇的需求，會增加低密度脂蛋白受體。這可以藉由結合膽酸螯合劑（bile acid–binding resin）（降膽寧，Colestipol）和膽固醇合成抑制劑（像是菸鹼酸，維生素B$_3$）來產生此需求。在一項研究中，研究員治療13位患有家族性高膽固醇血症的病患，按照飲食法將他們分成三組：一組食用**低膽固醇**且**低脂肪**的飲食計畫，一組除了飲食計畫外並加入降膽寧，另一組同時飲食計畫並加入降膽寧和**菸鹼酸**。在菸鹼酸組中，結果顯示膽固醇比最佳控制組降低了**47%**，而高密度脂蛋白（HDL）也增加了。對大部分的病人來說，這個飲食組合能夠幫助他們恢復正常膽固醇指數。（註2）膽酸螯合劑使得更多低密度脂蛋白瓦解，降低膽固醇濃度，但是因飲食而合成的增加限制了膽固醇濃度的減少量。菸鹼酸事實上會使低密度脂蛋白（LDL）的合成減少並提升HDL。**此飲食與維生素的補充組合首次提供患有家族性高膽固醇血症患**

者的療法，以預防初期形成的動脈粥樣硬化。

理論上來說，如果膽固醇濃度提高，會使動脈粥樣硬化的病情發展更加快速，所以應該透過療法降低這些指數，並預防它們再次拉高。**菸鹼酸**同時都具有**預防性**和**治療性**。在近期國家冠狀動脈藥物計畫中，菸鹼酸，膽固醇和長壽之間的關係再度被重新評估，這項計劃是在1966年到1975年之間由全國冠心病藥物研究計畫（National Coronary Drug Project）主導進行。約有8,500名曾有過一次心臟病發經驗的男性被隨機分組，分別給予安慰劑，甲狀腺激素，雌激素（兩種濃度），安妥明（Atromid）以及菸鹼酸。研究結束時，菸鹼酸組的表現比安妥明組稍微好些。（註3）比起安慰劑組和安妥明組，菸鹼酸組死亡率降低11%，壽命更多出兩年。此研究證實了一個事實，那就是菸鹼酸能增長壽命，並降低死亡率，同時還證明了**降低膽固醇指數與延長壽命無關**。這顯示菸鹼酸更能在基礎層面上降低動脈粥狀硬化。（編審註：近年來的研究已經推翻了降低膽固醇可防止心血管疾病之說，這完全是出於史塔汀藥物（statin）銷售的置入性思維，事實上與心血管疾病較為直接相關的是CRP指數（血管發炎指數）與同半胱胺酸指數（homocystine，血管硬化指數、為B_6，B_{12}、葉酸缺乏症）而非膽固醇指數，若這2種指數沒有異常，則膽固醇並沒有任何健康上的威脅。）

根據此研究，還有其他相關研究，國家衛生研究院建議，如果膽固醇指數升高，應該要開始藉由飲食降低膽固醇，如果光靠飲食還不夠，就應該依照醫生建議，服用像是**菸鹼酸B_3**的物質。**能產生療效的劑量，是每日服用三次，每次為1,000～2,000毫克**。換言之，國家衛生研究院（NIH）成了高劑量維生素（菸鹼酸）療法的宣導者。

預防和治療時，也應該將這些因素列入考量。預防時，只需要兩種方法：細胞分子矯正飲食法及體能和/或運動計畫。當血脂開始升高時，因基因遺傳而有罹患高膽固醇症的患者，應該立即採取額外的預防措施，包括開始服用營養素，像是**菸鹼酸，抗壞血酸（維生素C）**，比哆醇（**維生素B₆**）Ω-3（亞麻仁油），維生素E和**鋅**。

治療通常比較困難。首先，要包括細胞分子矯正飲食和減重。同時也需要運動。因爲這些方法降低血脂的速度較慢，應該要服用營養素補充品，以快速降低升高的血脂指數。這個方法也能降低血液濃稠度，還能即時保命。營養素補充品應該包括**菸鹼酸**（每天3～6克，分成三次服用；如果服用釋放較慢的製劑，每天服用1.5～3.0克就足夠）。**菸鹼酸是一種有用且廣效的降血脂製劑**，能夠使血液中的膽固醇正常化（當過低，則能提高；如果太高，則能降低），還能降低三酸甘油脂以及低密度脂蛋白LDL和增加高密度脂蛋白HDL的含量。

它不只能夠降低脂蛋白和C-反應蛋白（CRP，一種反應發炎的指數）。菸鹼酸同時能藉由清化血液，進而改善循環問題。它還能增加受傷組織血管形成（vascularization），並舒緩**心絞痛**的頻率和疼痛程度。（註4）服用菸鹼酸的有益作用在服用後幾天內會開始出現。（註5）

抗壞血酸也被用來去除動脈粥樣硬化硬塊中的膽固醇（編審註：萊納斯‧鮑林博士曾表示：牙週病就是口腔行的壞血病，而動脈粥狀硬化則是血管型的壞血病）。（註6）抗壞血酸的用處，比較偏向抗發炎與組織修復作用並讓血脂濃度降低。它還有一個對人體有益的作用，和菸鹼酸一樣，能幫助血管內膜自我修復。每天應該服用**至少3公克**的抗壞血酸。比哆醇（**維生素B₆**）已經被發現對於修正被擾亂的脂肪代謝作用十分重要，所以也應該要服用。糖份代謝症候群的飲食中所含的比哆醇較少。人體每天應該攝取至少**100毫克**的比哆醇，如果需要的話，可能要攝取更多。同時補充**葡萄糖酸鋅**（zinc gluconate）也是個不錯的方法（每天**50～100毫克**），或是硫酸鋅（Zinc Sulfate，每天110～220毫克）。最後，我仍建議要攝取**維生素E**（每天至少800個國際單位），因爲維生素E有抗氧化特性。既然**加熱**的脂肪會增加動脈粥狀硬化的特性，最好先使用抗氧化劑以對抗過度的氧化作用，因爲烹煮食物還是主要的加工技術。也許也應該攝取**硒**，以強化維生素**E**的抗氧化效用。

血管內所產生的機械性壓力一定會存在，這點我們毫無他法，但是透過維持血管內膜（intima）高度的修復率、保持血液中流通的脂質處於正常濃度，和透過運動降低心跳頻率（heart rate），我們就算是盡力維護身體健康了。

心臟

心臟是血管系統中一個特殊部位，因此會產生特殊的問題和對應的療法。就冠狀動脈心臟病來說，病因就只是因爲**栓塞硬塊**（plaques with thrombosis）形成而已，這在身體任何一處都會發生。如果一般醫生和外科醫生能在治療期間或前後都使用細胞分子矯正醫學療法，現代醫學和手術的非凡技術就能明顯凸顯出其成功率。如果術前多年就使用細胞分子矯正醫學療法，那麼需要心臟移植及其他冠狀動脈手術的患者可能會少很多或不需要。

心臟移植會產生許多問題，但並不屬於細胞分子矯正醫學的領域。但是，如果將循環系統的一部分——一顆尙未罹患動脈粥樣硬化的心臟——放進一個在代謝上已造成動脈粥樣硬化的人體內，效果仍有待商榷。就算新的心臟未被身體排斥，最後一樣會罹患動脈粥樣硬化，就像第一顆心臟一樣。所以，在進行心臟移植的同時，應該要使用細胞分子矯正醫學療法，使新的心臟不要像舊的心臟一樣被不健康的身體狀況所傷害。理想的情況就是一個人若能攝取適當營養，就不會有心臟移植的需要，而那些可能需要進行心臟移植的病患，也應該立刻使用細胞分子矯正療法。有些患者因此可能就不需要再使用其他療法。等待心臟移植的患者則應該全面使用細胞分子矯正療法，而且在術後也應該要持續使用。

腦部血液循環

　　動脈硬化（Artherosclerosis）會影響所有血管，包括腦部血管。中風的成因，就是因爲腦部血管中有血塊，也許是因爲動脈粥樣硬化所造成硬塊（剝落），也有可能是其他因素，像是血栓（embolus）。和血管以及心臟相關的討論也一樣適用於腦部。但是腦部和其他器官的代謝有一個主要的相異之處——**輸送至腦部的血液中斷的後果會比其他器官更嚴重**，因爲腦部缺氧就不能生存。這就是缺氧幾分鐘就會導致死亡或造成嚴重腦部傷害的原因。

　　腦中使用的氧氣量，在休息時約佔身體的20%，即使重達100～200磅的人體，其腦重量也只有2.5～3磅。流入腦部的血流相對比較持續穩定，無論清醒或沉睡或是思考與否。**如果血流不斷減少，意識就會逐漸降低**。

　　近來有研究顯示缺氧並不會如此危險，只要能夠改變代謝模式。在一項以猴子爲實驗對象，如果沒有給予**葡萄糖**（編審註：根據美國長春藤聯盟羅德島的布朗大學（Brown University）近年來的研究顯示，阿茲海默症被視爲**第三型的糖尿病**，即**腦神經細胞的胰島素阻抗**並且造成類澱粉蛋白沉澱（β-amyloid protein）病理特徵的主要原因。近年來替代葡萄糖的代謝模式研究，多著重在**丙酮代謝模式（Ketongenic）的養成**，尤其在運動員、軍事訓練（美軍海豹部隊的潛水訓練）及對於治療癲癇患者的腦中溶氧問題的解決有相當的成果。利用減少碳水化合物的攝取（尤其是糖和澱粉），在低血糖的狀態啟動人體的丙酮代謝機制（燃燒脂肪而非葡萄糖），進而**提升大腦及運動表現**，由於過程中**產生較少的自由基**，使得**細胞耗氧量大大降低**，此法亦可有效治癒**糖尿病**、**腦部疾病**及**癌症**，被最近年來研究者認爲是較適合人類運作的代謝模式。）在缺氧後，仍然得以生存，而且沒有造成永久傷害的條件之下，能承受的缺氧時間相較於有供給葡萄糖的猴子則延長爲**兩倍**之多。因此，如果剛吃了一頓富含糖分的飲食，血液中的葡萄糖會增多，這時如果發生中風則比較有可能會**造成永久傷害**。（註7）

高血壓

　　血壓一定要控制在窄小的範圍之內。收縮壓是每次心臟收縮後的最大壓力，而舒張壓則是恆定血壓。血管中的壓力相對就比較小──比較需要注意的是動脈血壓。接著，我們會討論受營養療法影響的血壓控制因子。

　　多年來，**鈉**被視爲形成高血壓的重要成因之一。上百萬位病患被醫生要求食用無鹽或低鹽飲食，包括想要預防子癲癇症（preeclampsia）或子癇（eclampsia）的孕婦。但這樣的作法，可能弊多於利。最近有研究證據顯示高血壓和**鈣缺乏**有關，而非鈉太多。減少食用鹽只讓**5%**患有高血壓的人血壓輕微降低（平均每人只降低3.7mm/Hg），而許多高血壓病患已經正在食用低鈉飲食了，少數動物研究甚至還發現**鈉**能夠**降低血壓**。

　　總而言之，**飲食中鈣含量越少，血壓就越高**。（註8）老年人經常受缺鈣之苦，這是造成老年人口罹患高血壓性心血管疾病的病因之一。鈣質並不是唯一讓人遠離心臟病的營養素──**鎂**也很重要。（註9）鈣和鎂應該要平衡攝取（吸收約兩份的鈣，就要攝取一份的鎂）。飲食中提供最少1克的鈣，500毫克的鎂，和正常含量的鈉和鉀，就足以維持血壓正常。細胞分子矯正的全食物且無垃圾食物的飲食法，加上**鈣鎂補充品**，就能提供足量的礦物質。

治療心血管疾病

治療冠狀動脈心臟疾病的兩個主要目標，是爲了**逆轉動脈粥樣硬化**和**降低組織老化**。要治療動脈粥樣硬化，主要的療法就是利用營養素——也就是細胞分子矯正飲食法。有此病變者，應該仰賴**多樣、完整**且**未經加工**的**新鮮食物**，因爲這樣的食物能提供最適量的卡路里，並讓各種必需脂肪酸達到平衡。理想的攝取卡路里方式，會讓人維持在理想體重或比理想體重少一點。這樣的飲食會提供足量的蛋白質、碳水化合物和脂肪，同時也能避免糖份、加工油脂和其他人造食物。單單使用這種飲食法，就能讓許多人遠離動脈粥樣硬化。

如果其他方法仍然行不通，患者可以特別的攝取補充品，以降低**血脂肪**（**菸鹼酸B$_3$**），保護血管壁彈性（**維生素C**），或預防脂肪累積（**比哆醇B$_6$**）。單一或多種補充品的攝取方法如下。

菸鹼酸——每次最少**1克**標準製劑，每天服用**3次**，如果服用慢速釋放的製劑，則每天服用三次，每次攝取0.5克。有時候需要攝取雙倍劑量。這將會降低膽固醇、低密度脂蛋白LDL、三酸甘油脂，並提高高密度脂蛋白HDL。服用到最後，有些硬塊會縮小，血管內腔也會擴大暢通。菸鹼酸也會減低紅血球變濃稠的傾向，也能夠幫助減緩或治**癒心絞痛**。

抗壞血酸——維生素C通常對膽固醇指數沒有影響，但是能夠改善血管壁的健康，在服用一年左右的時候，還會**縮小斑塊**的大小。也許是因爲抗壞血酸有**抗氧化**和抗發炎作用。利用生物類黃酮也是個好方法，因爲它能有效地消除水腫和發炎，並協助抗壞血酸維持在活性狀態。

比哆醇（**維生素B$_6$**）——缺乏比哆醇已經被指出會促使動脈粥樣硬化的**斑塊形成**。通常每天攝取100～250毫克。

維生素E——醫療專業之同業讓艾文斯·舒特（Dr. Evan Shute）博士和威弗列德·舒特（Dr. Wiltred Shute）博士倆兄弟吃足苦頭，因為他們宣稱每天最少服用800個國際單位的維生素E，就能有效治療病患的心臟疾病。這是因為當時大家都認為維生素E沒有效用。但是有更多醫生開始自己使用維生素E，並給予一部份他們的病患使用，因為維生素E真的有效。在今日，我們得到了解答：**維生素E是一種很重要的脂溶性抗氧化劑**。抗氧化劑和自由基一樣越來越受到矚目，因為自由基會造成老化和許多疾病。

冠狀動脈心臟疾病就是老化的一種徵兆，也和**自由基**形成有所關聯。維生素E能夠處理這些脂溶性自由基。

鋅——鋅能夠加強比哆醇B$_6$的效果。有許多病患，患有比哆醇與鋅的雙重缺乏症。通常每日要透過檸檬酸鋅（zinc citrate），葡萄糖酸鋅或硫酸鋅以攝取50毫克的鋅。鋅補充品應該要和食物一同服用。

鈣和鎂——每日1克鈣和500毫克的鎂會降低高血壓的發生率，也因此能降低心臟負荷，要和食物同時一起服用。要治療腦血管疾病（**中風**），可以使用相同的療方（**菸鹼酸、維生素C、維生素B$_6$、維生素E、鋅、鈣和鎂**）。這會降低中風的形成的機會，就算中風發作，**復原時間也**會縮短，並強化腦中未受損的部份，以接替管理部份腦部功能。中風後的病患在開始使用此治療計畫後，病情顯著加速改善。

臨床案例療癒分析

個案一

M.B.曾因冠狀動脈阻塞（coronary occlusion）住院兩週。他看起來已經康復，但是往後的幾年卻感到十分疲累，即使他參加了心臟疾病健身計畫。在走上階梯時，他總會感到呼吸短促，但平時走路卻不會有此症狀。相同地，面對壓力也更加難以適應，這損害了他的高階管理工作能力。在向我求診之前，他已經先改善了飲食。

我（亞柏罕‧賀弗）開始讓他進行無糖飲食，並增加**菸鹼酸、抗壞血酸**、維生素E、比哆醇B₆和**硫酸鋅**。一個月之後，他幾乎回復正常，而且體力也更好了，原本的緊張的情形也大幅改善，而且面對壓力對他來說再也不是問題。

個案二

R.K.，四十歲，在我見到他前他已罹患冠狀動脈疾病兩個月。其中一條動脈已經阻塞，但藉由血管氣球擴張術（angioplasty）消除了。他的情況維持得不錯，不過他很擔心會再度復發。他罹患糖尿病已有27年，但都在掌控之中。他還曾因為左手罹患腕隧道症候群（carpal tunnel syndrome）而進行手術，而同樣的症狀也曾發生在右手。

我建議他飲食中要**杜絕糖份**，並增加複合碳水化合物（即含纖維質的碳水化合物（complex carbohydrates），並補充**菸鹼酸、抗壞血酸、比哆醇B₆和鋅**。一個月之後，他反應因為此治療計畫，他感到好多了。

個案三

N.C.六十歲，向我抱怨著間歇性跛行（intermittent claudication——是罹患動脈粥樣硬化的徵兆），她已經罹患此症長達兩年。左腿比右腿更痛，而且疼痛感延伸至膝蓋。她開始進行無糖飲食法，並攝取**菸鹼酸、抗壞血酸、維生素E和綜合維生素／礦物質**製劑。一個月後，又增加了**葡萄糖酸鋅**，因為她血液中的銅含量太高，鋅則太少。但是她的身體無法忍受礦物質或鋅製劑。六個月後，她還是為疼痛所苦，但是她的腿部卻感到溫熱。她不能耐受菸鹼酸，所以用六煙酸肌醇酯（inositol hexaniacinate，一種不會引發潮紅的菸鹼酸製劑）取代。兩個月後，她終於能夠服用鋅。兩年後，還是很難找出完全沒有副作用的治療計畫。菸鹼酸減低她的膽固醇指數，但是卻引發**腳踝水腫**。之後，她只能服用兩克慢速釋放的菸鹼酸。現在她已康復，不再疼痛也不會感到憂鬱。

個案四

　　W.C.，現年48歲，自翻覆的船游回岸邊後，便開始感到嚴重的胸腔疼痛。進行血管氣球擴張術之後，他的單一動脈血流量從5%增加到70%，膽固醇指數卻也逐漸增加。我建議他食用無糖和無奶製品的飲食法，並服用**菸鹼酸、抗壞血酸、比哆醇**和**硫酸鋅**等補充品。兩個月之後，他覺得身體狀況比過去多年來都好得多。他這輩子都將會保持使用這個治療計畫。

台灣地區 (編審補充)

個案五

動脈硬化免裝支架/謝河興 https://www.youtube.com/watch?v=QEr3iLx8RY8

第*12*章

關節炎

　　人體的關節容易因時常摩擦而磨損或受損。長骨的末端必須在不會損害彼此的情況下相互摩擦，並且必須承受身體的重量。關節必須由堅韌的連結組織、韌帶、以及肌肉所圍繞，將骨頭固定在一個堅韌但同時又有彈性的地方，能夠讓骨頭運動並抵擋強大的外力。當關節中及周圍的組織受損，關節炎就會產生。關節炎的病理症狀可能會影響任何或所有的組織，導致過度的磨損、產生不必要的沉積物、腫脹、發紅、疼痛、活動障礙，最終所有的症狀會永久地伴隨病患，或是產生行動不便以及肢體變形的情形。

　　關節炎影響著一大部份的人，許多是輕微的，也有許多人症狀會反覆出現，還有一些人病況十分嚴重，以致於造成肢體障礙的情形發生。雖然關節炎發生的頻率高，但我們對其成因及治療方式並不太了解。正統醫學將關節炎的成因歸類於以下幾種：**感染**（包含急性或慢性關節炎）、**創傷**、以及自體免疫問題；**賀爾蒙**也包含在內。「美國仙丹」於1950年開始問世，當時可體松（cortisone類固醇）以及促腎上腺素（ACTH）開始受到使用，它們能夠十分有效"治癒"嚴重的關節炎。但這一股熱潮很快地就被懷疑及失望所取代，因為人們發現這種類固醇治療方式效果相當地**短暫**，也會導致**嚴重的副作用**。

　　阿斯匹靈因而成為唯一的疼痛舒緩藥物。其他的治療方式包括一些現代藥物如皮質類固醇（corticosteroids）、金鹽（gold salt）的注射，以及少數較新的合成藥物，像是吲哚新（Indocid）。但數百萬的關節炎患者還是持續因病受苦且衰弱。

　　1950年代的美國仙丹雖然不再被使用，但在關節炎的治療留下永久的印記，它阻止了人們詳細檢驗是否營養狀況是造成關節炎的原因。大部分的風濕病醫師無法讓自己從賀爾蒙的理論模式跳脫出來——這是過去唯一一個用於檢查並治療關節炎的理論。過敏理論現引起某些人們的注意，但尚未從中發展出治療方式，至少還未從古典的免疫學中找出方法。所有的古典治療方式都是舒緩型的治療方式，會讓病患承受嚴重的副作用及毒性影響。少數最新的藥物都太具毒性了。舉例來說，FDA會停止使用**偉克適（Vioxx）**治療關節炎正是因為它導致太多人死亡（據統計約有**7萬人**死亡）。細胞分子矯正療法幾乎沒有風險，當然也不會致死。

關節炎與營養的關係

對於數百萬關節炎患者，他們都應該嘗試每一種新的治療方法，採用同樣的保守治療方法太可悲了。他們仍然激烈的反駁關節炎與營養並無任何關係的論調。這是很可悲的想法，因為有兩種治療方式與類固醇同時發展：大量的維生素B₃（如菸鹼酸）以及特殊的排除飲食，如斷食法。

威廉・考夫曼醫師於1943年發行一本書：《缺乏菸鹼醯胺的常見症狀：菸鹼醯胺缺乏症（The Common Form of Niacin Amide Deficiency Disease: Aniacinamidosis）》。他於書中運用嚴謹的臨床細節，描述許多缺乏維生素B₃的明顯症狀：

- 神經緊張、易怒、不耐煩
- 記憶受損、注意力分散、意識模糊、理解困難
- 不必要的焦慮以及恐懼
- 缺乏主動性
- 偏執個性

- 憂鬱及不適當的情緒
- 失眠
- 平衡感薄弱

　　1943年時，當時將菸鹼醯胺加入麵粉的方法尚未建立，考夫曼醫師的書記錄著**亞臨床糙皮病**症是多麼地普遍。糙皮病是一種缺乏菸鹼酸造成的疾病，有**皮膚炎**、**胃腸失調**、**痢疾**、**早衰**，以及**精神疾病**的特徵，並且會降低免疫力，使患者無法預防許多傳染疾病。

　　這本重要的書裡頭有一個章節正是討論關節炎。亞臨床症狀的糙皮病可能會導致**肌肉力量衰退**，以及影響肌肉運作的最大極限，還會造成關節運動不便，骨膜及軟骨也因此變得較為脆弱。考夫曼醫師在書中寫道：「有菸鹼醯胺缺乏症的人會產生越來越嚴重的臨床症狀，在最後階段會被診斷為關節炎」。考夫曼醫師接著簡述30名「典型關節炎」病人使用菸鹼醯胺治療後所產生的臨床反應：「許多病人都已接受過治療，但並沒有好轉，那些治療包括：電療（diathermy）、熱箱療法（fever cabinet treatment）、X光療法、紅外線及紫外線放射治療、按摩、水療、輸血、靜脈傷寒注射、肌肉內牛奶注射、蜜蜂叮咬、硫的注射、金的注射、高劑量口服及腸道外鹽酸硫胺素（thiamin hydrochlorid），及維生素C以及高劑量的維生素D的服用」。（註1）這些療法裡頭，有4種仍舊在使用當中：紅外線放射、按摩、水療以及金的注射。他觀察到，當病人每日服用低於1,000毫克的菸鹼醯胺時，病情就有顯著的改善，但病人必須持續服用菸鹼醯胺，否則關節炎會再復發。雖然考夫曼博士只有研究菸鹼醯胺的效用，菸鹼酸實際上有同樣的效果，有時甚至更為有效。

　　考夫曼醫師於1949年出版第二本書：《關節功能障礙常見情形（The Common Form of Joint Dysfunction）》，特別針對關節炎做

說明。（註2）

　　這時，亞臨床症狀的糙皮病症，藉著在白麵粉中加入少量菸鹼醯胺，已經多少有所改善。但關節炎症狀還是普遍存在，需要更大量的維生素B₃，每日高達**4,000毫克**（4克），分成3～4次服用。服用後的反應同樣良好。將維生素加入麵粉當中能夠為那些缺乏維生素的人提供充分的補給，但有一大部分的人需要更大量的補充，超過任何飲食所能補給的量。這些人被認為有維生素B₃依賴症的情形，但還不知為何他們會額外需要大量的B₃。考夫曼醫師發現有一大部分的關節炎患者有仰賴維生素B₃的情形。換句話說，關節炎對這些患者而言，是亞臨床症狀糙皮病的主要症狀之一。

　　考夫曼博士的結論是來自455名4～78歲，在1945年的3月～1947年的2月間接受治療的病患身上。要測量主觀的症狀，像是疼痛，是十分困難的，但因為關節炎對關節行動有限制的效果，考夫曼醫師因此測量關節活動的多寡。他推測，正常的關節能夠做所有的動作，因此想出一個簡單、精確的測量方式，測量出所有關節運動的狀況。這些數據之後被轉換成一張索引表，稱為「關節運動幅度索引表」（thiamin hyrochlorid）。當病患病情改善時，分數也隨之增加，而且病情會隨著時間而好轉。考夫曼醫師發現並不是所有的關節炎患者都有菸鹼醯胺缺乏症的情形，他也提到也有因過敏而引起的病例。

　　他對關節炎的診斷以及治療幾乎無人能出其右，並且與現今臨床生態學家所使用的方法雷同。但這個具有前瞻性的成就還未為人知曉，並且幾乎被所有人遺忘，除了少數幾個內科醫師重視他所提出的證據，並開始看到同樣的結果發生在他們的病人身上。今天，每位細胞分子矯正醫師都親眼見證了考夫曼醫師60年前所提出的理論在他們病人身上發生。

　　在1943～1964年間，考夫曼博士發現他95%的病患都有某種程度上的關節行動受損，而有65%的病患力量衰退，最大的肌肉力量也有所衰減，45%的人有失衡的情況，而55歲以上的病患當中，有10%的人有憂鬱傾向，5%的人有過動傾向。3種最常見的症狀為**肌肉衰弱、最大肌肉工作能力減弱**、以及**疲勞感**的增加。這3種症狀會因菸鹼醯胺而快速好轉。考夫曼醫師運用指力練習器衡量病人的力量大小，並且使用特殊計數器來衡量其他兩個變數。計數器需要一磅的壓力才能壓下，而病人需要做的就是在1分鐘內盡他們所能快速地將計數器壓下。正常人能夠在1分鐘內將橫桿壓下220～260次，而不會產生疼痛。

一名52歲的婦人的力量在正常值以下，她總共壓176下（少於正常人20%），在開始壓的10秒過後，她開始感到劇烈疼痛，而30秒過後她的前臂開始抽筋。服用菸鹼醯胺（100毫克）30分鐘以後，該名婦人在前30秒時並不會感到疼痛，而在服用菸鹼醯胺6週之後，她的分數達到了260分。考夫曼醫師在許多病人身上看到相似的結果。這些病人的好轉現象對菸鹼醯胺而言是獨特的，因為其他維生素並不能改變康復率，但其中有30%的病患並沒有產生反應。

化學性異常會干擾軟骨的新陳代謝。顯微鏡病變會顯示軟骨細胞的減少（chondrocytes）、脂肪變性（fatty degeneration）、膠原蛋白（collagen）的改變，以及關節面（articular surface）的不正常。而後伴隨而來的是局部性的表面軟化。運動，特別是大量的運動，會更加損害表面。之後，軟骨若漸漸消減，下面的骨頭便會浮現。新的骨頭形成，在X光的照射下看起來就像骨刺。當軟骨修復的速度無法跟上惡化的速度時，關節炎因而出現。**維生素B$_3$**是組織修復過程中必要的物質，而缺乏B$_3$最早期的症狀就是修復速度變慢。

早在1953年時，我（亞柏罕·賀弗）讓類風濕性關節炎（rheumatoid arthritis）或骨關節炎（orsteoarthritis）病人使用菸鹼醯胺或菸鹼酸時，他們也產生類似的反應。（註3）許多細胞分子矯正醫師在使用維生素B₃治療病患其他症狀時，都很訝異病患的關節炎症狀都因而消失。但維生素B₃並不是唯一能夠改善關節炎的維生素。維生素B₆以及維生素A及D₃的結合也扮演了相當重要的角色，而**鋅**近來也被發現可幫助一些關節炎患者。毫無疑問地，**過敏**導致許多人產生關節炎，而斷食療法則能因此成功減除其症狀。（註4）這顯示著關節炎並非單純由單一缺乏症所引起的單一疾病，而是帶有關節疼痛、發炎，以及會讓行動受限的綜合症。最有效的治療必須包含多方攝取良好的營養（去除人造食物或是垃圾食物），並尋找適當的營養補充品：維生素B₃、維生素B₆、維生素A及D₃，以及/或適當的礦物質（鋅或是鈣/鎂）。戴爾·亞歷山大發現鱈魚肝油（富含維生素A及D₃）在牛奶中乳化，能夠十分有效地治療關節炎。一個雙盲安慰劑控制實驗發現，每日3次服用**220毫克**的**硫酸鋅**能夠幫助改善難以治療的類風濕性關節炎。（註5）

　　類風溼性關節炎較為複雜，病症牽扯到**過敏**、**自體免疫**以及**內分泌**因素。在一個雙盲安慰劑控制實驗當中，研究人員讓類風濕性關節炎病人進行飲食療法，發現飲食治療比安慰劑治療更有效。病情好轉的可能解釋包含：食物耐受性不佳（food intolerance）的狀況改善、胃腸滲透力降低，以及體重下降和因前列腺素分泌而改變的基質吸收所獲得的好處。（註6）有一部分的改善狀況是由安慰劑引起的，但這不足以解釋所有的好轉現象。

　　目前的證據指出關節炎是一種細胞分子矯正疾病。只要這種情況在未來更加深入的研究，我們會毫無疑問地發現各種的缺乏及仰賴症可能會集中反應在關節上，而較少影響身體其他部分。每個病例的症狀都一定和某個身體系統有關聯。我們認為關節炎是營養失調所引起的全身性疾病中最讓人厭惡的症狀之一。所有的營養因素都應納入考量。關節炎的合理治療方式包含良好的診斷、排除其他疾病的症狀，像是痛風（gout）以及感染。如果沒有正當理由，或當風濕科醫師建議使用非專屬療法（阿斯匹靈、金等）時，病人應該檢查自身的營養狀況，並且尋求傾向營養治療的醫師協助，並開始找尋合適的飲食及補充品。

治療關節炎

現代治療關節炎的方式應該師法所有有效治療方法的優點，假使那些方法都不會引起任何傷害。較無毒的治療方式應該要取代毒性較高的藥物。病人應該將目標鎖定在盡快減輕疼痛，因為疼痛不只讓人難以忍受，同時增加水溶性營養素的流失，也降低人體免疫防禦系統機能。同時，治療應該要針對成因，如此一來便可盡可能減少使用那些平常不存在於人體內的藥物。當關節已經有永久性傷害、磨蝕，或變形時，醫學營養治療能夠改善情況，但必定需要手術的修復。一般而言，如果關節運動帶來僅有少量疼痛的話，則不需要動手術。

治療必須要針對所有的成因：應該治療感染，而如果有過敏情形的存在，適當的治療也有必要，其中包含細胞分子矯正營養以及將所有過敏食物從病人飲食中去除。可能有高達10%的關節炎患者是因茄屬植物（nightshade plant）（馬鈴薯、番茄、椒類，以及菸草）過敏而起。如果茄屬植物真是成因，那麼將這些植物從飲食中去除便能大幅度改善病情。

補充品

維生素B$_3$——菸鹼醯胺每日分4次服用，而總量應該要到達最高劑量，通常是由每日500毫克開始增加。攝取過量的菸鹼醯胺會引起噁心的症狀。而「過量」的界線根據個人狀況不同，而有所不同。菸鹼酸（並非菸鹼醯胺）較不容易引起噁心症狀。菸鹼酸也可能更為有效；**有些關節炎患者表示他們很享受菸鹼酸帶來的「潮紅反應」，能夠溫暖他**

們的關節。如果這兩種形式病人都無法忍受，則可以運用肌醇菸鹼酸酯（也稱為六煙酸肌醇酯）。此物質鮮少引起潮紅反應或胃腸不適的症狀，因為其菸鹼酸在體內釋放十分緩慢。

抗壞血酸──從每日攝取3次維生素C，每次1克開始，十分有效。維生素對軟骨組織及椎間盤（intervertebral disc）的健康而言十分重要，而且能夠減緩下背的疼痛。

比哆醇──維生素B_6非常地有效，而且如果有臨床證據顯示需要額外的量，則加量使用。

鋅──礦物質鋅應該與維生素B_6共同使用。硫酸鋅（220毫克）通常能被病人接受。

理想的抗關節炎補充品含有菸鹼醯胺（250毫克）、抗壞血酸（250毫克）、比哆醇（50毫克），以及鋅（10毫克）；每日服用4～5次。維生素A及D_3──卡爾·瑞奇醫師運用維生素A及D_3的結合，與鈣及鎂共同使用，成功地治療許多關節炎病患。（註7）

一般的抗關節炎藥物──阿斯匹靈，為較現代的抗風濕關節炎藥物，如有必要，則可使用類固醇或金，以快速地減輕疼痛。營養素的優點之一，就是它們並不會與任何藥物衝突，也不會干擾任何治療效果，並且能夠加速所有的治療過程；可以漸漸排除藥物的使用，讓飲食及營養素維持病患的健康。

臨床案例療癒分析

個案一

R.B.的關節炎在13年前突然發作，她的手與腳變得腫脹及疼痛不堪。她全身都受到影響，並接受醋酸去氫副腎皮質素（prednisone類固醇）的治療。她的病情迅速好轉，但手腳還是會長期地疼痛。她曾經接受每種已知的治療方式，包含金的注射，而所有的治療方式在一開始都有發揮效用。在每次的治療當中，她變得對治療方式敏感，並產生嚴重的副作用。

　　三年前，她與丈夫離婚後，她的關節炎開始惡化，但於同年她便又回復到可以自行走路及進食的程度。之後她便在關節炎門診中接受3週的果汁斷食法。她坐輪椅進門診，但用雙腳走出門診。不過一旦回復往日飲食，病情又開始迅速惡化。她接著完成10天的斷食療程，又再一次感到好轉。飲食中杜絕牛奶及糖並未減輕症狀，而茶會迅速地增加腫脹的程度

　　我（亞柏罕‧賀弗）建議她避免食用糖份以及去除任何她認為讓她病情惡化的食物，包含茶、咖啡，以及巧克力。除此之外，我讓她開始服用菸鹼醯胺、抗壞血酸、比哆醇、生物類黃酮（bioflavonoids）以及硫酸鋅。兩週後，她回報她已較能輕鬆行走，她的手肘也較能自由地活動。

個案二

　　長達1年半的時間，JH所有的關節，除了臀部以外，都讓她疼痛不堪。她被診斷出類風溼性關節炎，然而對Valdene、阿斯匹靈或那普洛仙（Naproxen）等藥物毫無反應。她的手肘及手腕特別感到疼痛，而且在經期前會更加嚴重；水腫也是她的症狀之一。如果她坐定一段時間，她會變得全身僵硬，並且難以再度行動。她的雙腳既腫脹又疼痛，這導致她每天必須服用8粒的百服寧。

　　她開始食用無糖、無茄屬植物的飲食，輔以菸**鹼醯胺、抗壞血酸、比哆醇、硫酸鋅**以及維生素E。3週後，儘管得知母親罹患癌症帶來極大的壓力，她的症狀仍有好轉。她能夠安然入睡，已不會痛醒，也變

得更加有活力，身體不再那麼僵硬，也不再需要服用那麼多的百服寧。但她的過敏反應因春天的花及草，變得更加地嚴重。我加入骨粉、氧化鎂，以及鱈魚肝油。1個月後，她的情況更加良好，肩膀的疼痛已經消失，但腳踝及腳趾的狀況卻惡化了。在那之後的3個月內，除了雙腳以及膝蓋後方之外，她身上其他地方的疼痛已經消失了。

個案三

V.K.是我行醫以來見過最嚴重的關節炎病患。她的症狀於1952年發作，於1957年被診斷出關節炎。她於1962年之前症狀時好時壞，她被迫花大半的時間坐在輪椅上，直至1973年她的關節炎發展成永久性的關節炎。有一段時間，她還能夠靠雙腳驅動輪椅前進，但之後有多年的時間，她只能靠別人推輪椅。在我見到她之前的3年來，她的丈夫負責照護她的生活起居，偶爾才由居家服務員幫忙。

個案四

而當我見到V.K.時，她坐在輪椅上，肢體嚴重變形，雙腿交叉於身體下，因為她無法伸展她的雙腳。她的雙手嚴重變形而且畸形。她的手臂、臀部，以及背部持續感到嚴重的疼痛而她的雙腳腫脹。她穿著壓力襪，嘗試讓浮腫消退。她聲稱還能自行進食，但那必須消耗她極大的力氣。她無法寫字，感到憂鬱，而且15年來，她無法在無人幫助的情況下於床上坐直；她需要24小時的完全照護以及居家護理。她告訴我她瞭解我可能無法幫助她太多，但她還是希望我能夠減輕她背部極為嚴重的疼痛。

我讓她開始施行**無糖**、無茄屬植物的飲食，並加入**菸鹼醯胺、抗壞血酸、比哆醇、硫酸鋅、亞麻仁油**以及**鱈魚肝油**。1個月後，她被她先生推進來，臉上掛著笑容。她背部的疼痛已經大幅減輕，而她的臀部也不再感到疼痛。她已經能夠伸展雙腳，坐在輪椅上，，。她感到舒服許多。我加入菸肌酯（Linodil）到她的治療方案中，而在那過後的1個月，她的情況更加良好。她已經能夠不靠任何人的幫助於床上坐直，而她的憂鬱症也消失了。10週後，V.K.打電話給我。

我十分訝異會聽到她的聲音，不禁脫口而出：「妳是如何拿到話筒的?」她說她已經能夠獨自靠著輪椅四處走走，因此這並不是件難事。她的病情已經有穩定的進展，但她要問她該為她丈夫做甚麼——他感冒了，而她在照顧他！1年之後，我再度看見她。她已經恢復肌肉的力量以及張力，但她的左臂仍然有些疼痛。她同意與外科會診，尋求矯正手指嚴重變形的可能性。身為一個患有嚴重關節炎，逐漸惡化至少15年的病患，V.K.的例子顯示驚人的反應。

個案五

M.L.在見到我的8個月前突然開始發病。3個月後，她所有的關節都受到影響：她的雙手腫脹，走路疼痛，她既虛弱又疲累。南非鉤麻（Devil's Claw root）、特殊飲食，或阿斯匹靈，皆無法讓病情好轉，但Climesteron可以減緩她的疼痛以及僵硬。當我看到她時，她還能夠彈琴，但雙腕會感到十分疼痛，處於虛弱狀態。二甲基亞　（dimethyl sulfoxide）（DMSO）對關節有所幫助。

我並未建議她改變飲食，但我讓她服用菸鹼醯胺、抗壞血酸、比哆醇、葡萄糖酸鋅以及綜合礦物質製劑。1個月過後，她已不再虛弱，疼痛也消失了。6個月過後，她已經能夠持續彈琴數小時，僅有左腕感到輕微疼痛。

個案六

在16年以前，M.W.在一次受傷而撕裂韌帶之後便產生關節炎。自從那時候，他就一直處於發病的狀態，曾經至1家醫院並接受多種藥物治療。他一直自行服用海藻補充品，並確信這比任何其他物質都來得有效。當我看到他時，他的疼痛狀況並不嚴重，但他的關節僵硬，雙手有類風濕性關節炎的典型變形狀況，他的手指頭也有變形的狀況。他與他的妻子幾年來一直都小心地避免「垃圾」食物。

我建議他避免糖及茄屬植物的攝取並讓他補充**菸鹼醯胺B₅**、**抗壞血酸**（維生素C）、**比哆醇B₆**、**硫酸鋅**、**比目魚肝油**、**骨粉錠**，以及**甲狀腺賀爾蒙**。

他沒有辦法忍受我給的菸鹼酸及抗壞血酸劑量，因此將劑量減至建議量的三分之一。當我在1個月後見到他時，他的病情已經大有好轉，並且已經沒有任何關節炎的症狀，但他仍然感到寒冷。我要求他接著繼續服用菸鹼酸以及抗壞血酸，並且減少骨粉的量。他的情況持續地好轉。

台灣地區 (編審補充)

個案七

自體免疫引起嚴重類風濕性關節炎/趙名妤

https://www.youtube.com/user/cdilohas

第*13*章

癌症

當時，我（亞柏罕・賀弗）在找尋精神分裂症（schizophrenic）病患尿液中淡紫色因子（mauve factor及氧化的腎上腺素，又稱腎上腺素紅adrenochrome）的來源，一名病患意外地從肺癌中康復讓我震驚不已。淡紫色因子可能是**氧化壓力（oxidative stress）**的指標。但在1960年，這項因子不僅可在大多數的精神分裂症病患尿液中發現，非精神分裂症者，也有少數人發生同樣狀況。在檢測非精神病患時，發現一般人有極少一部分會帶有淡紫色因子，而有極大部份的重症病患，像是罹患癌症末期的病人，該因子含量較多。

其中一名年逾70的重症病患，罹患肺癌已經瀕臨死亡邊緣，並在接受鈷輻射緩和性治療（cobalt bomb palliative treatment）。當時他精神也出了狀況，便轉到我們的精神科病房。我們發現他排泄出大量的淡紫色因子。就先前的經驗，這類病患對菸鹼酸（niacin）反應良好，因此讓他開始服用**菸鹼酸**和**維生素C**。3天後，他的精神狀態恢復正常。1960年那時還沒有高劑量的維生素片，所以還特別為這個研究來製造。為了讓這名病患到臨終前都能保持精神正常，他每天每一種維生素都各攝取3,000毫克。他原本只剩1個月的生命，卻多活了30個月，這令每個人都相當的驚訝。此維生素計畫進行1年之後，X光片顯示**其癌細胞全都消失了**。

總結來說，**菸鹼酸（B$_3$）**和**維生素C**為主要治癒癌症的因素。癌症病例自動復原的情況極少，只要有一起復原的案例就能打破醫學慣例：即自然復原不可能發生。同理可證，如果你看到一隻白色烏鴉，那麼天下烏鴉一般黑的原則就不存在了。所以，如果一名病患本來已經確定罹患某種癌症，且可能致命，可是他卻康復了，那麼其他跟他病情似的病患也有很大的可能性會康復。但是，單一一個例子無法使我們得知會有多少相同病變的人產生相同反應。即便是雙盲對照試驗（double-blind controlled trials）也得不到結果。假使現在某個療程本身含劇毒，縱使不會致死，但是只要有點知識的病患都不太可能會接受。但如果此療程本身沒什麼毒性風險，就會有利於那些真的願意放手一搏而接受細胞分子矯正療程的的病患了。

　　我並未打算轉行從研究精神分裂改為研究癌症，但卻無法忘卻以下這個驚人的案例。這一個案例是一個十五、六歲的女孩，手臂患有尤文氏瘤（Ewings tumor 骨肉癌的一種），準備要動截肢手術，這也是當時唯一使用的療法。我要求她的外科醫師將手術延後一個月。接著讓她服用如上同樣的兩種維生素，分別為**菸鹼酸（B₃）**和**維生素C**。女孩因此而痊癒了，也不需動手術了。現有極高可能性顯示，先前的這個案例絕非僥倖。1976年，卡麥隆博士（Ewan Cameron）與鮑林博士（Linus Pauling）發表其鉅作《癌症與維生素C（Cancer and Vitamin C）》（註2），提供大眾最新知識。在這之前，我一直認為菸鹼酸是治療關鍵，但此書出版後，我認為維生素C較可能是主要的變數。兩位作者的實驗控制與其他原創臨床實驗一樣好，且開創了全新重要領域供後人探究。1977年，一位罹患末期**胰臟癌**的婦女讀了卡任（Norman Cousin）的著作《剖析疾病（Anatomy of an Illness）》，開始自行每天口服**10公克**的**維生素C**。她諮詢過我的意見後，我建議她增加劑量至足以致排便順暢的量，她能夠服用維生素C到每日**40公克**。她同時也增加其他營養素的攝取，通常，某患者若極度缺乏某種營養素，很可能也極需補充其他種營養素。在對抗癌症方面，**多種抗氧化劑會比單種營養素更加有效。**（註3）

　　對維生素而言，最佳守則是：多吃點總比少吃點好。但就藥物而言，情況恰恰相反。服用高劑量維生素Ｃ改變了上述女子的命運。六個月後，曾於剖腹檢查上發現的大腫瘤已消失。她又**多活了20年**的壽命。這改變了我和她的生命，她廣為宣傳自己康復的事蹟，於是癌症病人開始朝我湧來尋求治療。

癌症與精神分裂症

　　腎上腺素紅（Adrenochrome）是精神分裂症發病的一大主因。腎上腺素紅為一種腎上腺素的氧化物。我據此提出假設，腎上腺色素（腎上腺素紅）具有誘發幻覺的特性，同時也是有絲分裂毒素（mitotic poison）。因此，癌症與精神分裂症之間似乎存在著自然對立法則，並無法共存。假如某位患者由於氧化過度的問題，製造出過多的腎上腺色素，他（她）可能會罹患精神分裂症，而非癌症，因為**腎上腺色素會抑制細胞分裂**。假如患者的腎上腺色素不足，無法行使其誘發幻覺的特性，患者可能會罹患的是**癌症**，而**非精神分裂症**。

　　自1955年起，我看診超過5,000名精神分裂症患者，及超過1,400名癌症患者。這些病例中，只有10位同時罹患兩種疾病，且經過細胞分子矯正醫學治療後，每一位都得以康復。我未曾見過哪位精神分裂患者死於癌症。這種清楚的對立法則確有證據，但在一等親之間，卻不能以此來類推。在785位癌症患者的親人間，有3位罹患精神分裂症，89位患有癌症。在437位精神分裂症患者的親人間，有29位患了精神分裂症，26位得到癌症。（註1）

　　在芬蘭，一份重要報告發現，和一般人口比較起來，**精神分裂患者較少得到癌症**。這可證實在已發佈文獻中相關的發現。罹癌的精神分裂病患，若接受傳統療法，搭配細胞分子矯正醫學，將能同時治癒兩種疾病。癌症發生率在精神分裂患者身上降低，正可解釋**精神分裂是一種基因突變現象**（a genetic morphism），是一種即使努力壓制其複製但仍繼續肆虐的疾病。它已演化出為對抗癌症的主要防禦機制。胺色素（amino chromes）為兒茶酚胺的氧化衍生物，又稱為有絲分裂抑制劑。此假說須以嚴謹態度加以檢視，因為它提供抗氧化劑治療癌症的用途，已在假說中得到證實。

1977～2006年間，我看診超過1,400位癌症患者。患者皆由醫師轉介，經過其醫師（包括腫瘤醫師）診斷後，由同樣的醫師追蹤。這些患者皆被安排進行一項營養計畫，該計畫早已行之有年，已證實對精神分裂症等病症頗具療效。這些轉介患者多半對主流西醫療法已無反應，且遭診斷為末期病患。他們都經過現代癌症治療的一般療程，如外科手術、放射線、化療，或某些組合療法。僅以量化數據（hard data）評估治療結果。

如何治癒 83 歲腎臟癌病患？

2001年6月，一位無法動手術的腎臟癌病人向我問診。她的症狀始於六個月以前，那時診斷結果發現她的腎臟有大範圍癌變並開始轉移。剖腹檢查顯示，腎臟出現大規模硬塊，並發展至後腹壁（posterior abdominal wall），硬塊被主動脈和腔靜脈包圍，且腎臟出現巨大節點塊（nodal mass）。她的肝臟後葉（posterior lobe）堅硬，觸摸起來像已被腫瘤穿透。這種情況已不能進行手術，也沒有其它有效療法。

我建議她減少糖分攝取，並增加補充以下營養品：

- 維生素C加入果汁裡， 每次2,000毫克，一日六次（共12,000毫克）
- 菸鹼酸，每次100毫克，餐後服用，一日三次
- 綜合維生素B，每次100毫克，一日一次
- 葉酸（Vitamin B₉），每次5毫克，每日一次
- 硒，每次200微克，每日一次

三個月後，情況有所改善，她為此非常高興。2003年8月，因為情況良好，她取消了在臨終關懷醫院和療養院的註冊。她的女兒記載了專

業人員驚訝的程度。

這一病例的情況是難以解釋的。毫無疑問，這位婦女曾罹患嚴重病變，這是直接可見並有據可查的。所有醫藥評估與腫瘤指標都顯示，她即將被送入安寧病房，事實上也的確如此。除了補充營養素以外，她沒有接受醫師任何治療，然而在她首次被診斷出腎臟癌的六年後，她已經沒有任何症狀，並且大體上比我第一次見她時要健康許多。在與個別病患交流時討論，雙盲安慰劑（double-blind placebo controls）與機率統計（probability statistics）是沒有意義的，以下是這位腎臟癌病患療癒的可能因素：

外科手術——但她所接受的手術只是探查病因（exploratory），而非治療。我不相信外科醫生會將剖腹檢查視為治療手段。但他們可能偏好這樣的說辭，也不願承認維生素和礦物質有任何功勞。當然，有可能是這些外科醫生一開始就誤診，無法分辨巨大的腫瘤和普通的器官的不同。

細胞分子矯正——臨床上逐漸增加的證據顯示維生素C與其他的營養素都是重要的治療因子。然而，當然我的根據是來自於1960年以來我所親眼看見的結果。

我的「療癒人格特質」——當我第一次報告患有精神分裂症的病人因服用維生素B$_3$而好轉，很難難使人置信，而我也被病患告知這主要是因為我的「性格」所造成。然而，我的「性格」只有在我的患者服用維生素時出現治療效果，而非在服用安慰劑時。即使我不知道他們所服用的是什麼，我覺得開心的是因為他們對於我療癒效果有很高的評價。

奇蹟——我不是製造奇蹟的專家，對此也沒有評論。我想大多數的腫瘤醫師都會假設這是「**自發性**」的（spontaneous）或是一個奇蹟。他們會傾向於假設維生素或許扮演了某種角色的可能性，就像他們不斷地反對高劑量的維生素C，在醫學上腫瘤自然痊癒的機率相當低，或許還低過腫瘤專家接受這個論點的機率。多年前的一個研究指出，大部分的自發性痊癒的病例事實上是對來自於那些患者對其活動的反應或者對其他已痊癒患者的一種反應。（註4）

騙局一場——患者及她的醫師們串通並演出了一齣如同虛構的情節（機率是微乎其微的）。

所以，這看來更像是這個患有末期腎臟癌的患者是經由細胞分子矯正療程而獲得了康復。當然，還會有更多人產生同樣的效果。

癌症的細胞分子矯正療法

在改善癌症患者的**營養**狀態對於處理病灶上有益處，這方面臨床證據是強而有力的。難道還有其它的解釋嗎?可以確定的是，一個人在極度缺乏營養素的情況下，其身體承受嚴重攻擊的能力會大幅度下降，如感染、創傷或是癌症。癌症產業不情願地接受了這個事實，但堅持病人所需要的營養可以透過攝取均衡的飲食 （不論那到底是指什麼!） 而獲得，且認為營養補充品是毫無作用的。他們更指出，在沒有證據之下就補充營養品是有害的。營養品是有益的證據已在許多的期刊上發表。只要不完全倚賴美國國家醫學圖書館線上醫學（Medline）檔案分析檢索資料庫，任何想要知道的人都能找得到細胞分子矯正醫學的相關資訊。美國國家醫學圖書館線上醫學（Medline）檢索資料庫的文獻索引藉著審查特定期刊的同時，扮演著看門狗的角色，並杜絕營養學新觀念的潮流進入醫學界。

採用細胞分子矯正療法並不能與手術、化學療法和放射線療法相比。以上常用的療法著眼於直接除去身體有害的部份，但無法有效成功地增進身體自身抵抗癌症的能力，以使其日後能更成功地對抗癌症防止復發或轉移。細胞分子矯正療法著重於有效提升身體抵抗力以及自癒力。它的治療觀點在於提供並補充身體因罹患腫瘤和抵抗癌症所需的正確且必要的營養素，因而產生自體抵抗力。

這個療法是用來支持我們的身體，補充因為腫瘤和身體為因應腫瘤而耗損的營養素。

在任何情況下，細胞分子矯正療法流程如下所述：首先要檢視及更改**飲食上的缺失**，特別要檢查食物及其他攝食成分是否含有**有毒物質**。最不合乎健康原則的人工製品包含有**純糖、代糖，白麵粉**和**白米**。只要不違背營養和可口的要素，仍需尊重患者特有的飲食習慣和對某些食物的偏愛。民以食為天，吃飯的樂趣不應被剝奪。

以靜脈注射維生素 C 取代化療

眾所周知，**所有壓力（生理或心理）都會顯著增加身體對維生素C的需求**。以此觀點為基礎，醫學博士羅伯特・卡斯卡特（Robert F., Cathcart III）建議，應該服用高或飽和劑量的維生素C。最常用來量測口服維生素C飽和劑量的方法是**腸道的耐受性**。對一位癌症病患而言，這可能是每天高達100,000毫克的維生素C。除了口服劑量之外，再考慮每周兩～三次或是持續一～兩周每日靜脈注射60,000～100,000毫克的維生素C（一般使用的劑型是以中和酸度的抗壞血酸鈉）。病患應有兩個月以上或更長期配合治療的心理準備。

我們有充足的好理由對一位癌症患者施以高劑量抗壞血酸（即維生素C）。**維生素C能強化細胞中的「膠質」（膠原蛋白結構）**，維持健康細胞膠合在一起並**抑制腫瘤的擴散**。維生素C也會**大大地強化免疫系統**並具有驚人**減緩疼痛**的能力，而且它的優點還不僅如此。維生素C已被認為會**選擇性的對腫瘤細胞產生毒性**，而且維生素C的細胞毒性與癌症化療時所使用的有毒藥物類似。在實驗室及臨床研究中指出，如果維生素C使用劑量夠高，便可以維持血漿中高濃度的維生素C，高到足以選擇性殺死腫瘤細胞。假如你還沒聽過這些，這可能是因為大部分眾所皆知的維生素C與腫瘤的研究中並**沒有使用足夠劑量的維生素C**。

休‧瑞爾丹（Hugh D. Riordan）醫生與他的研究伙伴在他們一些關於維生素C癌症治療的研究結果中，證明他們可以維持血漿內維生素C的濃度，而且濃度高到可以對試管內實驗中的腫瘤細胞具有毒性。這意味著利用**維生素C取代化療藥物是可行的**。瑞爾丹醫師說：「我們一直用高劑量的靜脈注射維生素C來當成癌症病人輔助治療的研究，標本皆體時間已經超過15年」。「一開始以每次15公克，每個星期1～2次進行注射，這些劑量可以改善病人的不適，降低疼痛感，而在許多個案中也發現，這樣的治療方式會明顯延長壽命，而且遠遠超過腫瘤學家的預期。」

在1990年，他們以每星期2次30公克的維生素C來做靜脈注射，並且在一位末期**腎臟細胞癌**（renal cell carcinoma）的男性病患中發現，原本轉移到**肺臟**及**肝臟**的病灶在幾個星期後消失了。（註5）他們相信抗壞血酸作用的方式像是一種生物反饋校正劑（biological response modifier），藉由增加細胞外膠原物質的產生（「圍堵」腫瘤），以提高免疫功能。他們也曾以每星期1～2次100公克的維生素C注射，解決了一個**末期乳癌病患**的**骨骼轉移**問題。（註6）

之後，他們提出了維生素C對腫瘤細胞具有選擇性毒性的證據，並建議將維生素C當成化學治療藥物。（註7）在許多不同腫瘤細胞的試管實驗中，都有發現**維生素C對腫瘤細胞的優先毒性**。人體中殺死腫瘤細胞所需血漿中維生素C的濃度是可以被達成的，因為一些學者已經在許多不同類型腫瘤以及動物模式的試管實驗中發現維生素C對生物體內的腫瘤細胞具有毒性。（註8）瑞爾丹醫師以及其研究團隊認為，腫瘤細胞對高劑量的抗壞血酸所誘導之過氧化物（peroxidation）具有高敏感度，而其原因為腫瘤細胞對**過氧化氫酶**（catalase）的相對缺乏（編審註：根據研究顯示以維生素C做癌症治療，產生以下兩種機轉：《機轉一》標靶效應：由於癌細胞只能做葡萄糖厭氧代謝以維持生命，因此癌細胞的細胞膜擁有比正常細胞多出7倍～16倍的胰島素受體，葡萄糖的分子式為$C_6H_{12}O_6$，而維生素C的分子式為$C_6H_8O_6$，癌細胞無法辨視維生素C而將之視為葡萄糖，因此血液中的維生素C將集中停留在腫瘤所在之處（此現象可透過正子攝影觀察出）並集中火力進入腫瘤細胞等同於標靶效應。《機轉二》癌細胞毒性：根據NIH（National Institutes of Health，美國國家健康研究院）醫學期刊PNAS第104期於2007年5月14日發表之有關於維生素C治療癌症相關研究報告，內容顯示：由於癌細胞缺乏過氧化氫酶（H_2O_2，catalase）而無法解除其自由基毒性的特性（正常細胞則具足此特性），透過維生素C大劑量使用（Pharmacologic Concentration），還原鐵離子（捐贈電子）的機轉將癌細胞內的三價鐵（$Fe3+$）還原為二價鐵（$Fe2+$），而二價鐵又受贈於過氧化氫（H_2O_2）所捐贈之電子，再度形成三價鐵（$Fe3+$），由於H_2O_2失去一個電子後轉換為兩組自由基（$OH+$、$OH-$）其中氫氧自由基（$OH-$，Hydroxyl Radical）為人體所存在之自由基中殺傷力最強的自由基，透過氫氧自由基於癌細胞內的形成，癌細胞則得以被輕易消滅，這與部分的化療藥機轉中利用氫氧自由基殺死癌細胞的作用結果相同，但是卻不會傷及正常細胞。）（註9）

維生素C的爭議

對任何一個醫生來說，否定對患者可能有利的治療方法是不道德的，但仍然有些在政治上有權威的醫療當局已公開表示不鼓勵癌症患者攝取大劑量的維生素C。在醫生建議下，癌症病人使用大量維生素C當做一種試驗性質的治療方法還是少數。最後有可能因為病人錯誤的被阻擋而無法接受高劑量維生素支持性療法（supportive high-dose vitamin therapy）而集體對主流醫療提出訴訟。

貶低維生素C治療理由主要有下列3點不正確的陳述：1.維生素C對抗癌症是無效的；2.維生素C會干擾主流癌症的治療；3.維生素C對於癌症病人有害。現在，澄清觀念的時間到了。

- 許多控制組實驗研究顯示維生素C確實能有效對抗癌症。（註10）在日本有些很有趣的研究是每日使用超過30公克的維生素C。瑞爾丹博士（Dr. Riordan）及卡斯卡特博士（Dr. Cathcart）等的細胞分子矯正醫學（高劑量維生素）醫師也廣泛地發表臨床報告顯示更高劑量的維生素C能更有效抗癌。

- 維生素C能大大減少化療、手術及放療的副作用。病人如果在化學治療期間保持夠好的營養狀態，會較少出現噁心及掉髮的現象。維生素C也能幫助病人減少放射線治療後的**疼痛、紅腫**及**潰瘍**等現象（編審註：尤其是針對腦部放療後令醫師十分棘手的「腦壓上升」現象，臨床上類固醇的使用是目前唯一不得已為之的方法。但此法卻也讓病人終究因免疫力喪失而使病情更加惡化，維生素C大劑量的使用，則可以有效減輕患者腦壓上升的現象，進而避免類固醇的使用，延長患者生命並提高生活品質。）並可加強手術後的傷口癒合。介入使用維生素同時也是表示，腫瘤專家可以讓服用維生素的病人進行完整劑量的化學治療，而不是必須以減少劑量的方式避免病人臨陣脫逃。很明顯，全強度化療（full-strength chemotherapy）來對可能會是比較有效的。而相同益處也同樣產生在放射性療法：一位保持最佳營養狀態的病人較可承受一連串強烈的治療。針對手術病人而言，在手術前後補充維生素，都可以降低風險的論述已經確立。因此，維生素C沒有危險性，對於傳統癌症治療也有正面貢獻。

- 不計其數的研究已證實即使是非常高劑量的維生素C仍是屬於非

常安全的治療。維生素C被證實可用為**抗氧化劑、建構膠原蛋白輔酶**及**免疫系統強化劑**（有效提升過低的白血球數量），對於癌症病人而言是不可或缺的物質。然而，**癌症病人的血液維生素C濃度通常異常的低**。維生素缺乏即可導致嚴重危險。

幸運患者的主治醫師會在病患身上尋求解答，而不是從試管。患者對療法的反應是用藥的最高指導原則。若藥物產生療效，或看似會有所療效，那就繼續。若藥物對患者無害，也可以繼續。不過要記住：關於癌症，醫院若已有明確安全又有效的療法，你一定會知道──事實上就是沒有。但是，這就顯出患者要求醫生提供細胞分子矯正輔助療法的重要性。如今越來越多受到主流醫學教育並經過醫院實習的醫生們支持維生素C療法。你的腫瘤醫師可能就會成為下一個。（編審註：目前在台灣地區的彰化秀傳、彰化基督教醫院、台中澄清醫院中港分院與高雄義大皆已採用大劑量維生素C靜脈注射來做為化療患者減少副作用、止痛及療癒潰瘍傷口的方法，效果令人驚奇。）

高濃度維生素C能抑制皮膚癌

基底細胞癌（Basal cell carcinoma）為最普遍的一種**皮膚癌**，對此，維生素C是有治療效果的。將維生素C直接塗抹於罹患基底細胞癌的皮膚上，皮膚會結痂脫落。（註11）此療法需要使用**濃縮維生素C**才會見效，每天直接塗抹在患處2到3次。**維生素C只會對癌細胞造成傷害，並不會影響其它健康的肌膚細胞**。這也是高劑量靜脈注射維生素療法的基本原則（註12），但即使是更高濃度的維生素C也都可以直接塗抹在患部。

有位患者提及其鼻子上有著直徑2公厘的斑點，數個月都還存在。在每天塗抹**2次**濃縮維生素C之後，**一週內斑點便消失了**。另一位患者說到其身上則有多處基底細胞癌的斑點，在使用維生素C之後，斑點在**2週內**脫落。（註13）基底細胞癌生長速度緩慢，且不易擴散。若能配合適當的診斷與追蹤，維生素C的確是一種值得一試的療法。

準備飽和維生素C水溶液的方法相當簡單。將少量的水慢慢加入約半茶匙結晶粉狀的維生素C當中。水量只要能夠溶解維生素C即可。接著，用棉花棒或是指尖沾一下維生素C溶液，每天塗抹幾次，十分簡單。水份在幾分鐘之後會蒸發，一層晶體狀維生素C的薄膜會留在皮膚上。不過，在使用這個療法之前，請先與你的醫生，或是醫護人員諮詢。醫生的診斷特別重要，因為有許多種不同的皮膚癌，像是**黑色素瘤**（melanoma），就長得比較快，也更危險。若是使用維生素C療法的患部在數週後仍未改善，患者應該要再度諮詢醫生。

其他治療癌症的營養素

維生素B$_3$有中度抗癌特性，每日服用劑量不需太高，**只要每日三餐飯後服用，最多1,000毫克即可**。我們也建議服用**高劑量B群**。癌症病患很少只缺乏一種維生素：病患因組織得不到足夠養分又遭到破壞，器官同時也遭到破壞而因此瀕臨死亡。同時，病患也承受很多壓力。根據臨床發現和所接受的**日照量的多寡**，我們也建議病患服用**維生素D**，劑量為最佳劑量，**每日高達10,000個國際單位**（IU）。**硒**的劑量則高達每日**1,000微克**（有時需要更高劑量）。病患也需補充**大量Omega-3必需脂肪酸（有機亞麻仁油）**。同時也可補充其他天然營養素，包含非維生素抗氧化劑、生物類黃酮和多種植物性物質 （如Salvestrol）。我們並不是告訴每位癌症病患哪些營養素應服用多大劑量，只是提出可輔助任何抗癌療法的營養素，病患補充這些營養素前，務必與醫師討論。

各種癌症病患將因此而受益。這是必然的，因為營養素的作用不在攻擊癌細胞，而是強化身體對抗癌細胞的能力。平均來說，補充營養素病患的存活期間，比沒有補充的病患長，生活品質也好得多。令人驚訝的是，**補充維生素C對某些最惡性的癌症 ── 骨肉癌（sarcoma），有最大的功效**（詳情請見以下的案例章節）。

細胞分子矯正治療概論

如果美國國家癌症研究所（National Cancer Institute）和美國癌症學會（American Cancer Society）能採較新、較具建設性的態度來扮演其角色，將會刺激高劑量維生素的臨床研究。在那一天到來之前，我們仍會繼續宣揚維生素C和其他營養素的功效，因為臨床經驗顯示這些營養素功效卓著安全又省錢。等足夠醫師參與營養補充治療，學術界也會加緊投入相關研究。

癌症治療有兩大目標：**摧毀腫瘤**和**免疫力與包覆腫瘤的能力**（增進膠原蛋白結構）。標準癌症治療在對抗腫瘤方面，採手術、放療、和化療。細胞分子矯正治療主要目的是增強對癌症的抵抗能力。**兩項治療可以加以併用，而不會互相牴觸。化療會降低身體免疫力，但若化療前和過程中服用抗壞血酸，就不會出現這種狀況。**（編審註：化療患者常出現白血球過低的現象，臨床上經常以注射免疫球蛋白（immuno-免疫力與globulin）來處理，除了費用昂貴以外，有一大部分的化療患者對此處理效果反應不如預期，若白血球數量低於3000ul，化療則會被中止，此時患者若可以服用或靜脈注射大劑量抗壞血酸，則可以在最短時間（通常4～6日）內將白血球提升至最理想數量，若提前使用維生素C則可完全避免再化療過程產生任何白血球過低的情形。）

　　我是一名細胞分子矯正精神病學醫師，但自1976年起，有癌症病人轉診到我這裡，尋求心理及營養諮詢。在我同意接受這些病患前，我決定遵守以下原則。第一，我不會直接治療腫瘤，這是轉診醫師及其他專科醫師的職責所在。大部分的病患已經接受手術、放療、化療，或綜合的療程。在某些情況下，我會鼓勵病人採用其中一種治療方式，但我無意證明其中一種療法優於其他療法。**我第二個原則是向病人解釋飲食及營養補充品能夠加強他們對癌症的抵抗力及免疫力。**過去幾年來，我複診這些病患，得出的結論；當病人遵照療程時，營養諮詢改善了他們的生活品質，也提高了存活率。

飲食的建議

　　我建議病人除去飲食中所有的垃圾食物。這就是說他們必須避免含糖及防腐劑的食物，還有那些會引發過敏的食物，甚至是容易誘發某些癌症的食物，像含有茶鹼、咖啡因和咖啡鹼的茶、咖啡、巧克力，牛奶製品也在此列，因為牛奶富含雌激素，被證實與乳房癌前期的病灶有關。我建議減少肉類攝取量，多食用魚類，並增加蔬果量（能夠生食最好）。這樣的正細胞分子矯正飲食，通常偏向素食主義。

營養補充品

- **抗壞血酸**——卡斯卡特醫生（Dr. Cathcart）發展出一種決定最適劑量的觀念，也就是持續增加劑量，直到嚴重的腹瀉及排氣出現為止；而最適劑量就是稍低於引起嚴重腹瀉及排氣情形的公克數。他所建議腸子能夠承受的劑量為每日15～100公克，分成4～15份。當使用相當高的劑量時，患者應考慮直接服用維生素C粉末，把液體的攝取量降至最小量。我通常每日以12克的劑量開始，分3次，每次4克。除了口服劑型之外，還可考慮每週2～3次，每次6～10公克維生素C的靜脈注射，或每日注射，持續1～2週。

- **維生素A**──每日50,000國際單位的量是安全的。使用30,000國際單位的膠囊，每日1或2粒，以提供維生素A前驅物（β胡蘿蔔素）。
- **維生素E**──天然生育醇維生素 E（d-alpha tocopherol），400國際單位（IU），每天兩次。
- **維生素B$_3$**──最好是菸鹼酸的型態，最高可達1,000毫克，每天三次。
- **綜合維生素B**── 好的綜合維生素B製劑含有主要維生素B群（B$_1$, B$_2$, B$_3$, B$_6$ 以及泛酸（pantothenic acid））各50毫克。
- **鋅**──每天30～50毫克（鋅螯合葡糖酸鹽或硫酸鹽）。
- **鎂**──每天500毫克。
- **硒**──每天400～500微克，最好不含酵母。

患者應當遵照療程至少持續兩個月，也可能更久。

細胞分子矯正療法的安全性

證據顯示**細胞分子矯正療法**是**極安全和有效率**的治療方法，已經被重視營養的醫師和科學家所接受，但是卻也幾乎完全被腫瘤科醫師否定。就如同兩個完全不同的世界，一邊幾乎沒有注意到另外一邊的存在。由腫瘤醫學的世界進入到營養學是被禁止的因為醫師**執照可能**

被吊銷。

　　腫瘤科醫師對天然抗氧化劑如維生素C、維生素E和 β-胡蘿蔔素的使用採取了非常強烈的反對立場。但是就像拉菲爾摩斯博士（Ralph Moss），史上第一位專精於癌症治療歷史與發展的專家指出，那些腫瘤科醫師他們所反對的並非抗氧化劑而是天然的抗氧化劑。這是因為加拿大英屬哥倫比亞省癌症委員會曾在2003年公布的資料中提出，抗氧化劑維生素C會與癌症療法產生衝突並使得化學療法與放射線療法失去療效，從而提升了癌症的死亡率。然而，這個聲明是有心人刻意抹黑的。

　　由家庭醫師和腫瘤科醫師轉介過來的癌症案例中，我扮演的角色是當有需要時，對癌症患者所造成的憂鬱症提供用藥物以及對營養補充品（主要是維生素C）的使用提出評估建議。關於抗氧化劑及癌症醫藥文獻是相當重要的，多數的報告也都在討論抗氧化劑對化療和放療的可能產生的影響。癌症醫師們也已經試驗過抗氧化劑是否與化療產生衝突，而**結果確實證明是不會衝突反而是相輔相成的**（synergistic）。拉菲爾摩斯博士（Ralph Moss）在其內容最全面性的一本書 ── 《抗氧化劑對抗癌症（Antioxidants Against Cancer）》中總結「合成抗氧化劑對放療和化療並沒有負面影響，這是無可爭議的事實，腫瘤醫師們對此也再無須擔心。反而合成的抗氧化物在維持常規治療的有效性的同時，也減少化療藥物有害的副作用，數據還支持以下這樣的觀點，膳食抗氧化劑在常規治療中防止了有害的副作用且不會干擾殺癌能力。而天然抗氧化劑做到本身無毒副作用，並且成本低廉僅是這些合成藥物的一小部分。」

（註14）

　　那些聲明維生素C在結合常規治療時會產生毒性的人是先樹立一個假設，卻忽略了證據。他們的觀點是基於這樣的假設：由於維生素 C是一種抗氧化劑，已知可以用來降低化療藥物的毒性，所以它會讓化療達不到要求的效果。化學療法和放射療法的基本理論是使用**致命藥物**，但劑量是不會讓患者致死的劑量，希望在治療之後，身體（正常細胞）將恢復健康，而癌症（異常細胞）則會凋亡。我沒有看到任何證明維生素C針對這些標準治療方法的效果有干擾的報告。相反的，已發表的報告顯示，實際上**維生素C增加了化學療法和放射療法的治療效果**，同時降低其對正常細胞的毒性。

　　沒有臨床顯示服用維生素C的患者在化療進展上會比那些未服用維生素C的患者還要糟糕。相反的，所有已發表文章顯示結果正好相反。在檢閱71篇科學論文之後，研究人員發現沒有證據顯示抗氧化劑干預化療的治療效果。（註15）

　　在一個分析單獨使用維生素C和其他維生素對化學治療有效性的44項科學和其他類別論文中，24筆是正向的研究，12筆有信心的評價，1筆是中立的，1筆是消極的，2筆是負面評論。（註16）在常規治療中，抗氧化劑（包括維生素C）不會保護癌細胞免受自由基或標準療法中生長抑制作用（growth-inhibiting）的影響，並且提高化療對腫瘤細胞的毒性。它們保護正常細胞免於受到化療藥物的傷害，所以到底是發生了什麼事在現代極力要求以證據為基礎的醫學中讓細胞分子矯正營養學被排斥呢？

臨床案例療癒分析

　　下頁的表顯示就診於1980年～1999年間12位骨肉癌（sarcoma）患者執行細胞分子矯正的治療結果。5位死亡，平均存活時間為3.5年。7位依舊存活（平均存活7.8年）。骨肉癌為最惡性的癌症，患者通常先予以截肢或在很短的時間內死亡。

病患編號	出生年份	性別	病發年份	就醫年份	現狀	存活年數
6	1908	男	1978	1980	已故	9
22	1965	女	1979	1981	存活	22
495	1957	男	1991	1993	已故	5
647	1957	男	1994	1995	存活	8
890	1929	女	1997	1997	存活	6
916	1951	男	1997	1997	存活	6
1019	1935	男	1998	1998	已故	2
1027	1969	女	1998	1999	存活	4
1035	1931	男	1998	1999	已故	1
1039	1958	男	1998	1999	存活	4
1040	1952	男	1998	1999	存活	4
1091	1967	男	1998	1999	已故	1

個案一

神經纖維瘤（neurofibrosarcoma）

　　六號病人，72歲，在1980年1月初次就診，1989年7月死於心臟病。他幾年前開過並放置3個支架的心臟繞道手術（triple bypass）。1978年3月開始，該病患左腹股溝感到刺痛，隔年2月，於左腹股溝發現生長緩慢的神經纖維瘤（neurofibrosarcoma）並實施部份切除。1979年3月，期間對其左臀部實施舒緩性鈷放射療法（palliative cobalt irradiation）。癌症診療醫院指出：「很明顯，左側骨盆（pelvis）仍有葡萄柚大小的腫瘤殘餘，當時有人認為給該病患實施鈷放射療法（cobalt irradiation）是可行的，雖然腫瘤對放療過敏的可能性或許會很小，然而我們不曾預料到這部份組織（histologically）對輻射尤其敏感。」後續的放射治療對於患者左腿和左腹股溝的腫脹有所緩解，但是手術部位的感染卻一直持續，醫師便使用了抗生素（antibiotics）進行治療。該診療醫院指出，1980年1月，癌變在左腹股溝下部擴散。

該病患當時十分消沉，不僅因為他本人罹患癌症，他的妻子也處在癌症末期並且剛剛住進醫院。前3個月都是他本人在照顧他的妻子。他告訴他的家庭醫生，他存了一點錢，並且如果必要的話，他就去墨西哥旅行把錢全部花光。

隨後他的家庭醫師將他轉介給我。在此期間，他的妻子過世了。

我建議他開始實行細胞分子矯正的飲食計畫，就是食用水果、蔬菜，以及最少量的肉類。

他的補充營養品如下：

- 維生素C（4,000毫克，每日3次）
- 維生素B$_3$（500毫克，每日3次）
- 維生素B$_6$（250毫克，每日3次）
- 葡萄糖酸鋅（每日100毫克）
- 綜合礦物質

由於他開始出現稀便，所以不能再增加維生素C的口服劑量。1980年2月～9月的這段時間，於是他的醫師每週3次利用**靜脈注射的**方式給予他抗**壞血酸鈉（2,500毫克）**（sodium ascorbate）。在1980年5月，病人寫道：「在整個治療期間，我感到非常健康並充滿活力。我最近買了新房子，也將要去歐洲旅行，而現在正期待接下來快樂、健康的新生活。」1981年他又再婚了。之後的放射科報告顯示「左恥骨上支外觀有部分的骨頭重建且有明顯的改善，內側未發現有進一步的骨頭破壞。」接下來的九年，他仍是精力充沛，直到過世。

軟骨瘤（Osteochondroma）

病患1039號，於1958年出生；我第一次看到他時是在1999年的3月份。1984年，那時他正在加拿大接受體育競賽的訓練，開始出現左恥骨區疼痛，後來診斷爲應力性骨折；隨後，發現了囊腫（cyst）。他常常覺得左腹股溝區有種緊繃感，必須要朝前方伸展才會緩解些。接下來的18個月，他感覺左腹股溝區越來越疼痛，有時會在睡夢中痛醒。偶爾，他會經歷一種從小腿前方放射至腳踝的疼痛感。他也注意到臀部有些無力。雖是如此，他仍每週持續練習鐵人三項8～12小時，同時也在日本和加拿大擔任自行車教練。

骨盆X光片可見左恥骨上下顯示有一個大的**骨性腫塊**（10～15公分）。他正等待進一步的活組織切片檢查結果以確認這個腫塊的性質。這顆腫瘤並沒有擴散。放射報告指出左恥骨後方出現一個大的外生性腫塊（約 8～5公分），腫塊擠壓膀胱和直腸使之向右側移位。看起來像是惡性病變的大型軟骨瘤。癌症中心聲明，他極可能需要進行病變切除手術，其中包含左邊內側骨盆半切斷手術及股關節固定手術。

診斷結果一出，他被建議立即進行手術，而病床也爲他預訂好了。他拒絕了，因爲手術將切除他一半的骨盆，雖然消滅了癌症但也同時留下令他無法忍受的生活品質。於是，他飛到了多倫多尋求另一位醫生的建議，但也得到相同的結果。他再度拒絕，回到維多莉亞並開始進行細胞分子矯正療程。

我建議以下方案：

- 抗壞血酸（維生素C）——4,000毫克，每天4次，並增加至亞腹瀉的劑量爲止。）
- 菸鹼酸（維生素B₃）——500毫克，每天3次。

- 硒——每天1,000微克
- 維生素B群——每天100毫克
- 檸檬酸鋅——每天50毫克
- 維生素E（succinate，與琥珀酸結合的劑型）——每天800國際單位

　　1999年4月大部分的疼痛都已經消失，而且他也能再次跑步，不會感覺難受。他的食慾很好，體重及氣色都維持在正常範圍。他仍希望在下一次的電腦斷層掃描（CT）及其他檢查後能決定捨棄手術。在1999年12月，他寫道——最新的核磁共振（MRI）掃瞄（12月15日）顯示很好的結果，**腫瘤體積減少了36%**。

　　即使是他一直去看診的腫瘤專家也建議他繼續當前的治療。對於結果，他表示相當肯定。如同他所陳述，「如果沒有當初的決定，我可能要跟人工臀部共度餘生了」。他添加了一些中草藥治療，發現所有的痛楚已經減弱了。2003年6月，他回報腫瘤情況，在停滯一段很長的時間後，腫瘤又開始逐漸減小。2007年4月，他仍然活躍於他職業運動員的生涯。

台灣地區 (編審補充)

個案三

生殖細胞癌 / 林美華兒子案例

　　許小弟2008年開始會無端的嘔吐及腹瀉並有不時手腳抖動的情況，至醫院診療以腸胃道問題方向治療，始終無法有良好的效果，且因手腳冰冷尋求中醫，中醫診斷是因腎虛所導致。一年後，開始出現雙眼複視

並有左眼斜視的現象，直至2009年7月於神經內科診療結果發現腦內長有一顆瘤，後轉往神經外科做病理切片才確診是得了「生殖細胞瘤」或俗稱「腦癌」的一種。

醫生對許小弟進行25次放射線治療，歷經多次放療使許小弟的身體贏弱不堪，卻還必須接受化療，林小姐在朋友好意的介紹下來到德瑞森莊園自然醫學中心，在中心的建議下使用Ω3亞麻仁油、B群酵母、大豆卵磷脂及L-Glutamine、益生菌，為許小弟補充營養以面對接下來化療所對身體帶來的傷害並且在化療期間積極地使用「謝爾富滴劑」修補之前放療及近期化療所造成的傷害。

目前許小弟仍接受化療治療中，但因營養補充得當許小弟的身體沒有出現因做化療而有的虛弱現象，在營養與治療的配合下許小弟的身體一天比一天健壯，連院內的護士小姐都讚嘆許小弟紅潤飽滿的臉頰及高昂積極的情緒，相信離完全康復之期不遠。

個案四

肝癌／陳明本案例

陳先生於民國94年1月在台中榮總做全身檢查時，於MRI的檢測項目中發現肝臟有不明的小點，由於範圍不大醫生建議先追蹤三個月，三個月後肝臟內的小點已變成3公分大小，以陳先生的腫瘤狀況醫生建議以栓塞（血液阻斷）的方式為治療方向，療程結束後再做一次檢測卻發現腫瘤隨著栓塞手術療程長到了4.5公分，治療的效果不太理想。

治療的過程中，陳先生的女兒積極尋找能夠幫父親增強體力的方法，在德瑞森自然醫學中心的建議下使用「謝爾富滴劑」，剛開始使用不久陳先生明顯感受到精神比之前好很多於是持續使用。

陳先生使用「謝爾富滴劑」三個月，恰巧遇到醫生出國而延長回診時間，等於第4個月回診時，長年維持3000～2000的胎兒蛋白指數已降至21，醫生認為可能檢測有誤，於是重新做斷層掃描檢測，卻發現長年困擾陳先生的1公分脂肪瘤也消失不見了，令醫生感到非常驚奇。

至96年時，陳先生在兩年只做了三次的栓塞（血液阻斷）治療，在後續的回診追蹤後，發現腫瘤的部分有明顯變小，胎兒蛋白指數也明顯下降，隨著每一次的回診檢查，腫瘤與指數的部分均有令人滿意的良好反應，曾經最高到達30000的胎兒蛋白指數已降至正常範圍的18～19。

現在，陳先生每日服用90滴的「謝爾富滴劑」持續保養，每三個月一次的回診均做斷層掃描，都獲得良好的檢驗報告。

個案五

子宮頸癌第四期/劉瓊惠 https://www.youtube.com/watch?v=9vBy737k1Qg

個案六

大腸癌第四期/林倚光 https://www.youtube.com/watch?v=m5t2v0vJoCI

個案七

肺腺癌第四期/陳麗妍 https://www.youtube.com/watch?v=JV3hY5GZb7E

個案八

子宮頸癌/陳愛娟 https://www.youtube.com/watch?v=u3ZX_0LG-hc

個案九

骨肉癌/葉瓊雅 https://www.youtube.com/user/cdilohas

個案十一

妻子乳癌末期/侯憲隆 https://www.youtube.com/watch?v=FU3wDQlNh48

結語

　　癌症可能是人類最恐懼的病症，這是其來有自的。資訊可以有效移除大部份的恐懼，以完善的研究、臨床檢驗及實際對營養攝食上的瞭解取代恐懼。癌症病人採行攝取維生素的治療方式，其生命獲得了相當的延長，且大量提升生活品質。如維生素泛酸（vitamin B_5）的發現者羅傑威廉博士（Dr. Roger Williams）所言：「有疑問時，先使用營養素。（When indoubt, use nutrtion first）」惟似乎很少腫瘤科醫生遵行此原則。採用細胞分子矯正醫學的優點多於不採用它，關閉這扇細胞分子矯正療法與其它現有癌症營養療法的大門並無意義，至少它提升了病人的生活品質及壽命，而情況最佳時則是它挽救了病人的生命。

第*14*章

老化的大腦

　　有些因老化引起的精神疾病問題，明顯與營養攝取不足有關，可透過飲食與營養治療方式來改善。糙皮症學家發現，病人服用維生素B₃後，其部份糙皮症（pellagra）的症狀立即出現改善。此外，許多感染官能性精神錯亂病症（organic confusional psychoses）及精神病症（neurologist symptoms）的病人，在經過服用充分劑量的維生素B₅（niacin）治療後即獲得治癒，即使這些病人過去沒有飲食不均衡的現象。

　　本人（亞柏罕‧賀弗）可算是相當熟悉這方面的文獻，在1951年時即曾以**高劑量的維生素B₃**治療精神分裂症（schizophrenics）。只要一有機會，本人即對許多精神方面病症進行細胞分子矯正治療。在1952年初，本人就曾治療一位中年憂鬱及精神錯亂的男性病人，透過一系列電痙攣療法（electroconvulsive）（ECT），雖然減輕了他的憂鬱症，但精神錯亂部份未獲改善，且記憶嚴重退化。經過妻子在家的悉心照料，使他開始能夠在家裡活動。由於沒有其他可行的治療方法，本人亦不忍心見死不救，於是開始讓其服用菸鹼酸（niacin），每天**3,000毫克**（3克），分3次服用。一個月後，讓本人感到驚訝是：他的病情好了，維生素消除了ECT治療法的負面影響，但保留了正面的療效。

　　在過去的55年裡，本人以營養及補充食品攝取法治療了許多精神病症方面的病人，包括：**衰老**（senility）、**中風後**或**受創後**的器質性腦部病變、**阿茲海默氏症**、**癲癇症**及**亨丁頓舞蹈症**（Huntingon's disease）等。以上病人雖然未必全部獲得改善，但治療讓大多數人都能過著有品質的生活。在本章中，我們將繼續探討腦部老化而發生的病變現象，下一章將涵蓋精神病症、行爲異常問題、癲癇症及亨丁頓舞蹈症等病症。

衰老

老化與衰老，二者相互關聯，但非同義。他們都隨時間流逝，卻有著不同的發展速度，到達終點的時間也不盡相同。與30歲以下的人相比，絕大多數年逾65歲的女性與男性，都遭受著衰老帶來的病痛。然而，很多人還未滿50歲，身心就已衰老。其他人到了90歲，依舊老當益壯、精神奕奕。然而事實上，隨著時間流逝，老化和衰老就會越趨相同。

世界上任何一個工業化國家，65歲就已衰老的人群即占人口總數的5%左右；80歲衰老的，占20%。因此，我們的目標是延長有效生命，使更多的人在壽終以前，不因衰老而殘障。普爾費佛博士（Dr. Carl Pfeiffer）把這稱作「**有效壽命（useful longevity）**」，這是非常恰當的。（註1）據我們所知，延長有效壽命對於大多數老齡人來說，是切實可行的。不幸的是，大多數醫生、營養學家以及社會大眾，對於如何擁有更有效的壽命仍然一無所知。我們不能阻止時間流逝，但我們可以減緩老化的速度，延長有效壽命。

對此，我們有證據得以作出以下結論：對大多數人而言，衰老是可以預防、逆轉和抑制的。

- 衰老速度因人而異。
- 大腦病理學與衰老之間的關係並非完全吻合。

他們如此宣揚，是否如此實踐？

那些首創將維生素應用於臨床的醫生平均都擁有很長的壽命。我們懷疑，他們一直按照自己宣揚的那般去親身實踐。以下成員來自國際精神分裂基金會（International Schizophrenia Foundation）細胞分子矯正醫學廳名人堂（Orthomolecular Medicine Hall of Fame），他們的生卒年份與貢獻分別在列：

2004年度名人堂入選者，平均壽命為84歲。

萊納斯·鮑林（1901年～1994年），維生素C

威廉·麥考米克（1880年～1968年），維生素C

羅傑 J. 威廉姆斯（1893年～1988年），葉酸、泛酸

威爾弗雷德．舒特（1907年～1982年），α-生育醇

埃文·舒特（1905年～1978年），α-生育醇

歐爾文·斯通（1907年～1984年），維生素C

卡爾 C.普爾費佛（1908年～1988年），維生素B和C

阿倫·科特（1910年～1993年），菸鹼酸

威廉·考夫曼（1910年～2000年），菸鹼醯安

漢弗萊·奧斯蒙德（1917年～2004年），菸鹼酸和維生素C

2005年度名人堂入選者，平均壽命：82歲。

可思·格爾森（1881年～1959年），營養學和菸酸

阿爾貝·塞特喬伊（1893年～1986年），維生素 C

科尼利厄斯·默爾曼（1893年～1988年），營養學和維生素 B

弗雷德里克．科蘭納（1907年～1984年），高劑量 他命C

約瑟夫·伊塞爾（1907年～1998年），營養學

伊曼紐爾·切拉斯基（1916年～2001年），營養學和維生素

大衛·赫若賓（1939年～2003年），必需脂肪酸

休·D. 賴爾登（1932年～2005年），營養學和維生素

2006年度名人堂入選者，平均壽命：81歲半。

威廉·格里菲斯·威爾遜（1895年～1971年），營養學和菸鹼酸

露絲・弗林・哈勒爾（1900年～1991年），營養學和維生素

阿瑟・M. 賽克勒（1913年～1987年），營養學和維生素

麥可思・J. 沃格爾（1915年～2002年），營養學和維生素

倫登 H. 史密斯（1921年～2001年），營養學和維生素C

其中三名2006年度入選者，現平均年齡78歲，該年齡預計繼續提高。

特里薩・費斯特（生於1942年），營養學

戴維 R. 霍金斯（生於1927年），營養學和菸鹼酸

亞伯蘭・霍弗（生於1917年），菸鹼酸和維生素C

- 很多衰老而亡的人都有相當正常的大腦；而解剖發現，很多病變大腦並未導致人衰老。（編者註：亞伯罕・賀弗醫師曾表示，精神分裂患者的基因是較具演化優勢的「**抗癌基因**」，具有此基因的人通常有較好的創造力與抗衰老特質。）

- 衰老可以加速或減緩，箇中影響因素有很多。

- 大腦不能更新神經元（neurons）的說法或許不實。人們普遍認同，我們與生俱來就有1百億～1千億個神經元（neurons），它們會在我們的有生之年逐漸喪失且無法再複製。這是哺乳動物所普遍具有的一個特性。然而，研究人員已經證實，雄性青鳥（song bird）在每年春季繁殖季節會生長出大量神經元；在秋季，又會再次喪失這些神經元。（註2）如果鳥類是如此，那麼哺乳動物也應如此，而人類呢？衰老是否是神經元損失與更新之間的一場競賽？如果是，移除有害因素將減緩神經元損失並使其生長，同時，正面的健康因素亦將減少神經元損失並增加新神經元的生長。

　　老化影響每個組織和器官，但不一定都會造成同樣程度的影響。老化是一個普遍現象，代表著生理變化與大量化學反應。不能歸咎於單一的化學反應，也沒有任何單一理論可以用來解釋它。只能從各種合理的論述或假設上來進行研究。這樣的方向並不衝突，並且可以從事實結果發現最好的論述。在老化研究上，遺傳理論比「交互連結理論」更容易成立，但是我們很難改變本身的基因，然而卻可以從減輕交互連結造成的衰老上著手。最好的理論就是那些可達成更好治療的理論。

老化基因學

　　把所有的疾病通通歸咎於**基因**是錯誤的，因為我們不可能將基因隔離於環境之外來運作。基因引導生物化學反應的產生，使得一個分子轉變成另一個分子。每個基因都受到數以千計之化學分子的環境所包圍。因此，在某個程度上也可以說每種疾病的起因是由於基因，因為基因與它的分子環境一直持續互動。

　　源自於日常正常飲食都無法提供所需的營養而產生的疾病，通常可說是基因上的病變。**例如人類的壞血病就是一種基因上的疾病，因為我們無法自行製造抗壞血酸（維生素C）**。但這類疾病對老鼠就不是基因性疾病，因為牠們可以自行產生身體所需的維生素C。糙皮病是一種基因性疾病，而且會因為飲食不均而發生在任何人身上，但它不被認為是種基因性疾病。相同的，我們可以討論老化的基因理論，但同時我們也要記住那些所謂老化的基因，事實上它們都有各自生物化學上的需求，且因為需求得到滿足而造成這些基因處於不被觸發狀態。這現象是老化研究中的基礎問題所在。是否真有老化基因？看起來似乎有。但若真的有，這些基因是否有任何特殊的養分需求？這些養分是否可以透過補充品的方式得到滿足？或是大自然真的安排人類必須要先老化後而步入死亡？

　　基因對老化的影響性幾乎沒有疑問，我們看過有很長壽的家庭，也有壽命較短的家庭，

　　研究員也描述了一個家庭連續4代人都至少活到85歲，有2位甚至超過100歲。（註3）雙胞胎的比對研究也更進一步的提供基因上的證據，（註4）一份報告比較了同卵雙胞胎與異卵雙胞胎，顯示同卵雙胞胎的壽命比較相似，而異卵雙胞胎卻相差到6歲。但在12年後的報告顯示，同卵雙胞胎的壽命差異擴大到5歲，而異卵雙胞胎則沒有太大的變化。這些現象提供了一部份的證據說明了基因與環境因素的影響，異卵雙胞胎本身即具有相當的差異性，而同卵雙胞胎則較會受到環境因素的影響，因而降低了個體之間因為基因結構呈現的一致性。

　　如果同卵雙胞胎生活在相似的環境並攝取類似的營養，那麼他們的壽命呈現就會比異卵雙胞胎更加雷同。這項資料顯示**環境因素可能完全凌駕基因因素**，因為同卵及異卵雙胞胎在12年的研究之後就完全沒有差別了。

加速衰老的因素

營養及心理上的壓力

　　疾病和加速老化之間的關聯性是非常顯著的，但是並未引起注意。少數人在與嚴重疾病奮戰而顯得衰老時，不太願意見到朋友或者親友們。這是一種類型的壓力。另一種是社會心理（psychosocial）的壓力－是一種因長期暴露所產生的嚴重壓力。在1930年的大蕭條期間，這種（壓力）是很顯著的；即使有足夠的食物，有許多男人和女人仍然迅速地衰老。擔心工作、金錢上的損失以及被強迫改變住處都會促使他們衰老。社會大眾藉由許多故事和傳說來了解這種衰老的現象。有誰沒聽說過某某人在一夜間變成白髮嗎？我（亞柏罕·賀弗）的父親非常擔心我們家的農場作物和所得的虧損，以及教育家人的需求，還有我們的社

區（爸爸是領導者之一），（這些事）使他的頭髮變成灰白，雖然並非一夜間，但是卻在幾個月內顯現。

　　嚴重的營養失調及（或）飢餓同樣地也會加速老化。舉例來說：飢餓的嬰兒看起來較老。一個最明顯的例子，就是在第二次世界大戰時，證明了壓力加速衰老的發生，在歐洲集中營和日本戰俘營，這三種壓力全都出現。在44個月的期間，死亡率在25%～50%之間，此數據為最適合用來判斷嚴重壓力與死亡之間的關係。

　　在1960年，我遇到中心的負責人喬治‧波提爾斯時，促使我第一次發覺這種情況，該中心的客戶都是體弱多病與退休的男人和女人。我想研究菸鹼酸對於老化的影響，而這個中心有很多適合研究的男人和女人們。那時，我了解到**菸鹼酸**能降低膽固醇（菸鹼酸會抑制動脈硬化的產生）及延緩衰老的特性。我在12位年長的人身上使用它，**發現對抗衰老十分有效**（註5），但這只是一個先驅試驗，我希望能進行一個較大型的管控研究。波提爾斯先生認同這是項值得做的研究，也願意合作，前提是每一個人的醫師都被知會這項研究，並和他的病患們一起討論使用維生素及「菸鹼酸潮紅」。如果有任何人或是他們的醫師有顧慮或選擇退出，那他們將會被排除在研究之外。

　　在拿到維生素丸的兩個星期前，波提爾斯先生問我他是否能夠開始服用菸鹼酸，而服用之後是否對他有害。他說如果他能夠預先體驗到血管擴張（潮紅）的感覺，並體驗在幾週內擴張是如何緩和下來，他比較容易向他的客戶做解釋。接著，波提爾斯先生到我位於薩斯卡通大學醫院的辦公室，討論一個私人問題。他告訴我他曾經是加拿大軍團的一員，於1939年時被派遣至香港，以加強香港的防禦。幾週以後，他所屬的軍團被快速攻進的日本人所俘虜，而後在戰俘營中待了44個月。在那裡，他們因為防禦而遭受到殘酷且不人道的懲處，嚴重的飢餓及營養失調，導致腹瀉、腳氣病、糙皮症、壞血病，及其他重大疾病的產生。當他們在1944年被釋放的時候，近三分之一的加拿大士兵已死去，剩下的體重大幅下降，接近瀕死狀態。在被醫務船運送回家的路上，他們取得食物，接受治療，並得到像是米糠萃取物這樣的維生素補充品（在1994年時，僅有少數幾種合成維生素）。醫師認為這樣的治療可以恢復他們的健康，但實則不然。

1944～1960年間，波提爾斯先生恢復到健康的體重，但他的健康並未跟上腳步。他患有慢性關節炎（chronic arthritis），伴隨劇烈的疼痛及行動上的限制（他無法將手臂高舉超過他的肩膀）。每天早晨，他的妻子必須與他合力幫助自己下床及移動。他對冷、熱的耐受力很差。他同時也是一名精神病患者，承受恐懼及強迫行為之苦；例如：他在房間中，僅願意坐在面對門，且位於角落的位置。他還有嚴重焦慮、神經緊張，和失眠問題。榮民事務部的醫師視他為麻煩人物，開立巴比妥酸鹽幫助他入睡，安非他命幫助他起床。在1957年，他被送至榮民精神病院，在那裡被診斷患有焦慮性神經症。當他返家時，病情更加嚴重了。診斷所帶來身體上的負擔加諸於他並無改善的宿疾，增加了他的焦慮。波爾提斯先生目前接受一位親切友善的精神科醫師的門診治療，該名醫師除去先前加諸在他身上的精神病理治療藥物。但他又回復到先前的生病狀態。

於1960年初，在他開始服用菸鹼酸兩週後，他便回復到正常狀態。他感到訝異，也感到滿心歡喜。但過了6個月，等他確定效果能夠持續時才告訴我。他並非期待情況能有所改善，只是想要體驗那潮紅的感覺，這樣他才能提供客戶們更好的建議。而這引起了我的興趣，想使用大量的菸鹼酸治療有相似病史的病患。在接下來的二十年間，我治療了過去的戰俘、以及集中營的受害者，加上在二次世界大戰中，長時間受飢餓之苦和營養失調的人，共約24人。90%的病例反應同樣良好。**這些病患變成需終生依賴大量的菸鹼酸**，換言之，他們已發展成維生素B$_3$依賴症。

加拿大健康福利部門資助一項研究，來證明尤其是在香港服役過的榮民罹患較高的**死亡率、關節炎、心臟疾病**，並產生**提早失明**的狀態；至少有四分之一的生還者患有嚴重的精神及神經性疾病。受日本監禁所造成的永久性傷害已受到官方承認，因此每個在香港服役過的榮民都能得到全額的殘疾補助金。我評估（猶如美國及其他地方醫生對這些榮民及其他相似案例所做的研究一般）待在這樣的戰俘營1年，會使每位戰俘老化5歲。

波提爾斯先生之後17年間狀況一直維持良好，直至死亡，當時他擔任沙克其灣省的副州長；除了在1962年，有兩個星期，他度假時忘了攜帶他的菸鹼酸。在他返家的時候，他又復發到以前的生病狀態。

我所得到的結論就是：嚴重的壓力，包含**營養失調**及**飢餓**，會導致維生素B_3依賴症，而維生素B_3依賴症會加速衰老。壓力越大，維生素依存度越高，衰老速度越快。毫無疑問地，在非洲人民長期的飢餓及營養失調情況下，我們會看到大量早衰的情況發生在存活下來的人身上。

自由基的形成

有一項理論認為早衰及老化是由**自由基**堆積所引起。（註6）這個理論可能是截至目前為止，最能解釋老化的理論。它涵蓋了許多其他已經被證實的理論及交互關聯。自由基是非常活潑的分子，通常身體的氧分子進行氧化作用時，會迅速的與鄰近其他分子相結合，因而產生自由基。許多物質在最後轉換成較穩定及較無毒性的化合物之前，都經過一個自由基反應期。自由基形成的例子之一，就是蘋果及馬鈴薯接觸空氣之後，顏色轉變成褐色的現象。

由分子形成自由基需要氧化劑（通常是氧或是氧的一種活性形式）。反應速度會因酵素或金屬催化劑（像是銅、鐵，和水銀）而加速。藉由減少自由基的產生，諸如維生素C和E等物質可以抑制或減緩自由基的形成。這些維生素也會與自由基結合藉此破壞已形成的自由基以降低損害。因此，一個維生素E分子可以保護一千個大的脂質（脂肪）分子，免於自由基的破壞。如果早衰是自由基形成的一個機轉，所有增加自由基形成的因素都會引起老化。

可氧化的分子化合物（基質）增加了自由基的形成。所有活組織都含有容易氧化的化學物質，包括：**糖、脂肪酸**、某些**氨基酸**，以及許多已跟氧結合的物質。活組織所面對的問題在於要減緩並控制氧化作用的速率，才不至於過熱或燃燒。讓人感興趣的是那些從胺基酸中的苯丙胺酸（phenylalanine）及酪胺酸（tyrosine）所代謝出來的物質。這些胺的氧化物均透過自由基爲媒介，轉換成相對穩定的色素，稱爲黑色素。酪氨酸（Tyrosine）轉換成多巴胺（dopamine）、去甲腎上腺素（noradrenaline），和腎上腺素（adrenaline）。從**酪氨酸**開始，每個物質轉變成含有色素的引朵（indole），有高度反應性，進而快速轉換成**黑色素**。黑色素主要有兩種形式：一爲神經黑色素，發現於大腦中含有色素的區域當中。另一種黑色素主要發現於皮膚。神經黑色素可能存在於每一條神經當中，但它僅在含有色素的區域中堆積，像是紅核（red nucleus）當中。

黑色素（melanin）的功能並非僅僅只是代謝廢物，黑色素對於生命過程的發展與控制扮演許多重要角色。（註7）其一就是捕捉自由電子（free electrons）並加以中和（功能像一個電子陷阱）。舉例而言，肌膚中沈積的褐色素能保護肌膚避免太陽照射傷害。經紫外線輻射所產生的受激電子被黑色素吸收，以保護肌膚避免曬傷。生命已發展出極具效力的方式來適應化學壓力（chemical stress）。存於黑色素中的壞分子（即殘留在肌膚或毛髮中的有機金屬或汞等重金屬）能藉由皮膚和毛髮外層的死細胞脫落過程一起帶出體外。**黑色素**沉積在老細胞中，形成**脂**

褐質（lipofuscin）的老色素。因爲胺的氧化過多或過快會造成胺的過氧化反應，這會進一步引發過多神經黑色素（neuromelanin）沈積，而大量神經黑色素則會破壞細胞功能。然而大腦不同於皮膚，並無法讓老舊細胞剝落，進而帶走過多的黑色素。這能否視爲是老化及衰老的因素之一呢？

會增加氧化反應的某些物質的存在，會同時增加**自由基的形成**。這些物質爲氧化酶（oxidase）（加速氧化的一種酵素）、金屬類（如**銅、汞、銀、金**），以及氧或含氧物質（如過氧化氫H_2O_2）。（註8）我們認爲衰老和血液中上升的**銅**含量有明顯關聯。在近100位年齡介於30～85歲的病人中，我們進行了血液鋅銅含量測量。40歲或40歲以下的病人血液銅含量每100毫升在120微克左右。我們認爲，銅管受軟水腐蝕後，銅質滲入軟水經人體飲用，才導致人體銅含量過高。最適當的銅含量應該在100微克左右。**通常40歲以後，人體銅含量會逐步增加**。在65歲之後，銅含量會達到160微克左右。不過並非所有金屬在人體內皆呈現同樣現象，像是鋅含量並不隨年齡增長而增加，所有受測病人血液中的鋅含量大多維持在100微克左右。比起同齡病人，**有衰老症狀的中高齡病患的血液銅含量有偏高傾向**。

維持最佳大腦功能

理想中，大腦需要人體在演化當中所適應的條件。以生化角度來看，我們的大腦需要氧氣，並排除二氧化碳。大腦必須要有足夠的水分以避免萎縮，但不至於引起水腫。大腦必須得到所有基礎的營養，新陳代謝的廢棄物質必須被排除。一顆正常的大腦，只要滿足這些需求，便能進行它的功能。大腦應該是最後一個死去的器官，因爲它在活動、創傷或動盪的環境中經歷最少的磨損或撕裂。爲了維持這些需要，人體提供了一個服務功能：呼吸系統吸入氧氣，排放二氧化碳；循環系統將氣

體及養分帶至大腦；消化系統分解食物，轉換成養分；排泄系統排放廢
棄物。若這些主要系統停止運作或產生缺陷，都會加速老化及早衰。

因此，第一要務就是維持人體的服務功能。這意味著所有生理或病
理上的問題，都必須修正或改善。但有時候，這是不可能的。舉例來
說，一個患有嚴重肺氣腫的病人，無法傳送足夠的氧氣至大腦，除非他
/她生活在純氧的環境當中。

飲食

飲食應該是要有營養的，食物的種類應該針對人類在演化當中，所
適應的那些有益的食物。誠如在第一章所述，這些食物必須是完整的、
新鮮的、無毒的、多樣的、原生的，以及稀有的。（註9）

- **完整的**——我們應該食用動植物中所有可食用的部分。這表示
  我們增加內臟的使用，也不應該將蔬菜以及穀類分解而製造出
  劣質產品，像是白麵粉和糖等。

- **新鮮的**——我們的食物應該要是新鮮的，完整的穀物、蔬菜、
  水果，以及新鮮的堅果，和有新鮮來源的肉類。明顯地，這對
  每一個人來說，要在大部分的時間當中實施是有困難的，但這
  是一個有用的標準。所以，在合宜的衛生環境當中冷凍儲藏，
  是僅次於最佳食用方式的選擇，而罐裝存放或是不含添加物的
  加工食品就差一些了。如果食物是新鮮的，就能減少變質、蟲
  蛀、及污染的問題。

- **無毒的**——我們的食物不應添加對人體而言是異物且有害的食
  品添加物。

- **多樣的**——我們應該食用多樣化的食物，不能僅依賴少數的主
  要食物。大部分的人僅單調規律的大量攝取少數食物，像是小
  麥、牛奶製品、糖、牛肉等。

- **原生的** —— 我們應該吃種植在相似氣候地區與生活環境的食物。譬如說，加拿大人應該依賴在加拿大生長及採收的食物。這樣能夠維持omega-6和omega-3脂肪質（EFAs）攝取的平衡。（註10）寒冷的天氣需要增加omega-3 EFAs的攝取量，但種植於其他氣候帶的外來食物，無法提供適當的量。

- **稀有而珍貴** —— 在人類歷史剛開展的時候，食物過剩的情況很少見。發展到農耕和畜牧時代之後，才有可能收集、儲存食物。也只有在現代工業化社會才會發生食物過剩的問題，是種富裕型的營養失調現象。我們最好維持在健康的體態，同時讓體重保持在平均值以下。

有一些簡單的原則可以讓我們達成這6個飲食的目標。食物應該沒有添加物，這包含糖在內，除非這些添加物是安全無害的。有一些安全的食品添加物是營養素，例如維生素、礦物質（比如營養強化麵粉）。這些營養素可以稍微增加食物的品質，但是無法彌補之前食物處理過程中喪失的養分。第二個原則是避免或減少攝取讓我們過敏或是中毒的食物。

平均來說，每個人一天需要補充6～8杯的水分，不包含酒精飲品、咖啡或是茶。如果身體流失大量的水分，則需補充更多水分。

維生素

大部分維生素可以從食物中攝取，這也是身體補充所需維生素最主要的方法。當從食物中攝取的維生素含量不足身體所需時，我們才會用其他方法加以補充。額外補充的需求會隨著年齡漸大、生化反應逐漸失去效率而增加。年長者會更為依賴某些維生素，尤其是維生素B群。如果長期處於嚴重壓力之下，身體消耗維生素的速率會更快，這也是一般營養素補充的普遍現象。

維生素A——維生素A對維持身體表面、皮膚、以及內部膜狀組織的健康非常重要。維生素A和它的前驅物質——β胡蘿蔔素，具有預防癌症的功效。老化和罹癌風險是相關的，所以必須謹慎確保攝取足量的維生素A。維生素A的最佳來源是魚肝油、合成形式的維生素A和多葉且是綠色的或其他顏色的蔬菜。在魚油裡面發現的維生素A，一錠裡面含10,000～50,000個國際單位，被認為是安全的範圍，但懷孕婦女除外。**懷孕婦女可以攝取無限量的β胡蘿蔔素，而且也不產生毒性。**

硫胺素（維生素B₁）——僅有少數人需要額外補充維生素B₁，因為它可以從食物中獲得。然而，很多人因為攝取過多的**酒精**和**糖份**，造成維生素B₁**不足**。年長者如果有這種情形，每天就必須攝取100毫克以上的維生素B₁。這種劑量的維生素B₁不會有害，也不致造成副作用。目前包含在舒壓處方或綜合B群的劑量大致上是足夠的。

核黃素——依賴核黃素（維生素B₂）基本上不算是個疾病，因此通常每天攝取少於100毫克的維生素B₂就已足夠。這些劑量和維生素B₁涵蓋在綜合維生素B群製劑中。這種黃色螢光的維生素攝取之後會**排出黃色的尿液，這表示藥劑裡面的維生素含量已經被消化吸收。**

維生素B₃（菸鹼酸及菸鹼醯胺）——維生素B₃在早衰的預防及治療方面，扮演一個特別重要的角色。我發現維生素B₃對於改善許多身體功能都十分有效，像是**恢復記憶、增加體力、減少睡眠需求，**及**增加警覺性。**菸鹼酸更是重要，因為它對血管系統有顯著的有益影響。它能減少膽固醇、三酸甘油脂、低密度脂蛋白LDL，並增加高密度脂蛋白HDL。而這也**減少了動脈粥狀硬化**（atherosclerosis）**的形成，也降低中風的死亡率。**另一方面，**菸鹼醯胺則對血液脂肪毫無影響。**

菸鹼酸的最大劑量從每日3,000毫克～6,000毫克不等，分成3份使用。基本上，最好從小劑量開始，等到病人習慣典型的血管充血（潮紅）反應，和菸鹼酸所引起從額頭開始向下延伸的血管擴張之後，再慢慢增加劑量。大部分人的充血情形在幾天或幾週過後就幾乎沒有了，但如果充血的情形持續發生，可能需要停止服用。菸鹼酸可以用菸鹼酸衍生物替代，如果有效的血管影響是必要的，可選擇菸肌酯（inodil）（煙酸肌醇酯（inositol niacinate）），若血管影響非必要，則可選用菸鹼醯胺。充血的情形可用阿司匹靈緩和幾天（在每一劑量前搭配一顆，編審注　搭配維生素C也有類似效果），也可選擇抗組織胺或鎮靜劑代替。僅有非常少數的人在服用菸鹼醯胺時會產生血管充血反應。

比哆醇（pyriodoxine）——比哆醇（維生素B$_6$）能夠增強人體免疫系統，幫助吸收維生素B$_{12}$，也有助於蛋白質的消化，和胃酸的製造。當這些功能因年老而衰弱，再加上老年人飲食中的維生素B$_6$攝取量又低，我們可以推測攝取適量的維生素B$_6$可以幫助**預防早衰**。維生素B$_6$也是**血清素**（serotonin）這種神經傳導物質所需的成份，以製造紅血球中的**血紅素**，並合成RNA及DNA。

維生素B$_6$與維生素B$_3$關係密切，因為缺乏維生素B$_6$會減少色胺酸（tryptophan）中維生素B$_3$的形成，還可能導致糙皮症。此外，太多的比哆醇也可能導致維生素B$_3$不足。研究者指出，如果維生素B$_6$每日的量超過2,000毫克，會導致維生素B$_3$的不足，少數人會因而產生神經的改變。然而細胞分子矯正醫師還未曾見過這樣的副作用，因為他們通常也同時會使用維生素B$_3$。（註11）用於治療的劑量通常少於研究中的劑量——每日少於1,000毫克。過動兒（ADD、ADHD）則需要額外的**鎂**來搭配維生素B$_6$，以預防不安和躁動。

泛酸（pantothenic acid，維生素B$_5$）——羅傑·威廉斯博士（Dr. Roger Williams）發現泛酸屬於維生素B的其中一種，能**延長動物壽命**。雖然目前沒有任何數據顯示泛酸與衰老有任何直接關係，但它仍似乎有益於人體。其服用的標準劑量以每天**1,000毫克**爲限。它是屬於最安全維生素的其中一種。

葉酸（維生素B₉）與維生素B₁₂──大多數問卷調查已經顯示，老年人的血液中包含較低的葉酸與維生素B₁₂這兩種B群維生素。這兩種化合物的需要量很少，因爲它們是具有高效能的維生素。太少的葉酸與維生素B₁₂使得疾病與健康只有一線之隔。從有一些患有**意向性手震顫疾病**（一種出現於肢體運動時的震顫）的老年人們中發現，在服用了一週的**葉酸**過後（每人每天5,000毫克），手震顫的現象就消失了。維生素B₁₂可以以口服或注射的方式使用，而一般都是以**靜脈注射**的方式進行，每日注射一毫克，或是好幾天才注射一次，視反應狀況而定。**羥鈷胺**（hydroxocobalamin）是最佳的維生素B₁₂，它**自然的組成**方式占約人體所需該種維生素的70%。**氰鈷胺**（cyanocobalamin）也是一種經常被使用的維生素B₁₂，但相較之下則較具**毒性**。在正常數據範圍（診斷測試是最佳指標）的血液中，仍可能需要維生素B₁₂。人體臨床上的表徵，在使用維生素B₁₂之後，最大的改變是感覺更加健康、有活力且較不疲累。

維生素E──只要任何一種營養素具有療癒的功效、可用來對抗血管病變，特別是針對**間歇性跛行症**（intermittent claudication）而且可幫助**強化心臟**功能等等，都應該被視爲是一種有效的**抗老化**物質。維生素E是一種有效的脂溶性抗氧化劑，而且可用來對抗過多的氧化物及防止自由基的形成。其服用劑量每天在400～600個國際單位。

維生素D₃──維生素D₃能有效協助**鈣質**的代謝，它也是維持人體**鋁鎂**濃度平衡的必要物質。目前有大量的證據顯示，**鈣質缺乏會加速鋁的吸收**，進而沉澱形成**鋁矽酸鹽**，造成大腦**神經纖維纏結**（neurofibrillary tangles）與類澱粉蛋白沉澱斑塊（β-amyloid protein plaques）現象，也就是形成**阿茲海默症**的主因。因此必須謹慎添加服用以魚肝油或人工合成型式的維生素D₃。除非是居住於接近赤道且有足夠陽光曝曬的地區，否則依照建議的一般服用劑量（每天400～800個國際單位），其實是不恰當的。若您是居住在加拿大或北美地區的人，則每天需要服用更高的劑量：每人每天服用**1,500～2,000**個國際單位，**冬季**甚至需要每天服用**4,000**個國際單位，若這些人是處於生病狀態，他們將每天需要服用更高的劑量。

礦物質

從受孕到死亡，所有身體不可或缺的礦物質都是必需的。老化的人不太會吸收礦物質，所以需要額外補充。一些少數礦物質有特殊的重要性，例如作為支持或建構元素，就像**鈣和鎂**，也可作為**抗氧化劑**，就像**鋅、錳跟硒**。

鈣和鎂 ── 骨質疏鬆（Osteoporosis）較容易發生在過了更年期的女性身上。骨骼重建與鈣的代謝間的關係，牽涉到控制骨骼流失與重建的賀爾蒙以及維生素D₃。為了達到最佳的鈣質代謝，這些賀爾蒙與維生素都是不可或缺的，此外，還要再加上每天1,000～1,500毫克的鈣攝取量。**男性**以及**停經前的女性**需要每天**1,000毫克**左右的鈣攝取量，而**停經後**的女性則是需要每天**1,500～2,000**毫克的鈣攝取量。假設每天平均的飲食可攝取約500毫克的鈣，那剩餘的量則需由補充品來補足。鈣與鎂是有密切關連的，**鎂**的缺乏會造成**鈣沈積在肌肉**以及**腎臟**。這也可能是為什麼現代人的飲食造成**腎結石**發生頻率提高的原因。美國國家科學研究院建議成人每日平均攝取800～1,200毫克的鈣質，以及約350～450毫克的鎂（鈣鎂比大約為2比1）。

那些熱衷於園藝的人都知道鎂對植物的重要性，他們也應該同樣有興趣於他們自身的健康。綠色蔬菜中的**葉綠素含有鎂**，或許這就是為什麼綠色蔬菜含有抗癌成分。白雲石是鈣及鎂最佳的來源。然而，很重要地，要確保白雲石的補充品是無鉛的。

　　鋅、錳和硒 —— **鋅**是現代飲食容易缺乏的一種基礎元素，當鋅濃度過低時過量的銅會累積並引起**老年人的腦混亂**，每一位經歷老化的人都應該檢視其是否有鋅的缺乏症 —— 症狀包括**皺紋、脆弱的指甲合併白斑、變白且脆弱的頭髮、關節疼痛、創傷癒合慢**、及失去味覺和嗅覺，一般的人每天需要至少**15毫克**的鋅。**錳**（manganese）也是經常在飲食中缺乏的，**錳**與**鋅**協同作用，我們每天需要大約**4毫克**的錳，並且由於它的安全性，可以使用更多以確保我們已攝取足量，鋅與錳都應該每日服用，**硒**（selenium）則是**水溶性**的基礎礦物質並且具備相當好的**抗氧化**性質，這也同時加強了**維生素E**的功效，我們每日需要大約200微克的硒，已經老化的人最好攝取至少這個量，然而針對特殊狀況，例如**癌症**或**早衰**就建議攝取**200～400微克**的硒。

有毒金屬與加速老化

　　有毒的元素，例如鋁、汞、銅、氟化物、鎘、鉛及砷，所造成的症狀同樣也發生在老化的人中。**鋁**一直以來都被歸咎與**阿茲海默症**相關，而血液中的**銅**含量傾向於**隨著年齡增加**。老化很可能跟所有這些有毒金屬元素累積有關，而這些物質都不易排出體外。

　　人體適應了相對無毒的環境，有毒元素從前都是被埋在很深的地底下，或是出現在海洋的底部。在人類發現了如何萃取及使用這些金屬後，我們才開始將大量的重金屬帶到地表上，並且將之棄置在空氣、水以及土壤中。在過去的600年裡，鉛在我們的土壤中漸漸累積。今日，我們的環境已經富含所有這些有毒金屬了。假如金與鉑就像鉛一樣便宜，並且早已廣泛應用於工業使用，我們同樣也會發現這些元素散佈在環境中。

　　但我們已經在身體增加了新的負擔。我們要如何能夠快速去除這些金屬而讓它們不至於累積在體內？有一些金屬可以利用尿液來排除，也有許多會夾雜在纖維中，並隨著我們的排泄物排出（如果我們有吃**纖維**的話），而另一些則**沈積在我們的皮膚與頭髮中**，隨著皮膚脫落以及毛髮掉落，這些礦物質即從身體中被移除。**毛髮量多**的人較容易去除這些礦物質。那麼是否禿頭的人就因此比那些毛髮多的同僚更容易老化呢？毛髮分析對於診斷過量的重金屬累積是有幫助的，如同血液分析對於診斷銅與鋅一樣。

任何移除重金屬的療法都稱為螯合療法（chelation treatment）。有毒物質與較大的分子結合，因而溶解並排出人體。自然的運作就是利用**維生素C**、腸道裡的**纖維**，以及一些**胺基酸**來排除毒素。醫生則運用大量的維生素C和有相似的成分的化學物質。雖然會導致**維生素B₆**的缺乏，青黴素（penicillamine）還是被用來排除**威爾森氏症**（Wilson's disease）病人體內過多的**銅**。乙二胺四乙酸 （Ethylenediaminotetraacetic acid, EDTA）則有相似的成分，但較為安全。這種物質用於靜脈注射溶液當中，被用於一個具有**爭議性**的療法，稱為**螯合療法**。使用此療法的醫生抱持著贊同的觀點，他們由病人的反應中，更加確信此法的效用。雖然受到知名醫學會諸多騷擾，他們還是抱持著這樣的信念。持反對觀點的醫生都是從未使用過此療法，而且對相關文獻不熟悉的醫生。我曾經看過接受螯合治療的病人，讓我相信這是個有用的療法。

在1985年的3月，我曾訪問一位老年人，就在他接受20回螯合治療的最後療程一個月後。他曾為阿茲海默症（Alzheimer's disease）所苦。他的妻子表示過去他的情況已經惡化到無法神智清楚的說話，也失去方向感。而且由於他曾迷路走失，因此無法留他獨自一人。他是一位高爾夫球狂，他在高爾夫球賽中所得到的差點（handicap）已經從7退步到27，但他還是能夠繼續打球。在**10次的螯合治療**之後，他不再迷失方向，猶如從睡夢中醒來一般。當我看到他的時候，他說話流暢，還有多話的傾向，但已看不到阿茲海默症語言障礙的跡象。而他的高爾夫球差點再度進步7。

這裡有個對於螯合治療效益的客觀衡量。我對他的反應印象十分深刻。對於任何評論者，我希望等到他/她準備好指引我取得關於自發性復原率大於0的文獻時，再來要求一個雙盲控制實驗。在一個從未有人從中復原的疾病當中出現一個特例，意義是非常重大的。我們需要的就是找出有多少比例的阿茲海默患者對螯合治療有反應。這跟金屬中毒有關嗎？如果是，哪個元素貢獻最多呢？

中風及腦部創傷後的大腦損害

　　腦組織一旦受到傷害是無法再生的，但是大腦本身卻有顯著的**修復**能力並能恢復某些功能，可能是**將失去功能部分轉移至大腦的其他區域**。無論其機轉為何，我見過數名因**中風**或腦部**創傷**造成的腦損傷病患，當他們開始使用細胞分子矯正療法後，病情變得穩定並開始獲得明顯改善。

　　其中一個例子是一位將近60歲的女士，她對於自己的記憶力相當自豪。對於她在閱讀英國文學是很有幫助的。我見到她大約在她中風後的1年左右，那時的她相當焦慮、洩氣和沮喪，因為她的記憶力相較於中風前已大不如前。在每天給予**菸鹼酸**（維生素B$_3$）及**抗壞血酸**（維生素C）兩者各3,000毫克的6個月後，她的記憶力變得好多了，因此，她在即使面對其他功能缺損的部份也不再焦慮和沮喪了。而她過去的醫師一開始便建議她要試著去習慣腦部受傷後所造成的功能損傷。

　　另外一個例子是D. B.，38歲。在我見到他的兩年半前，他被1,000磅的物體砸中頭部。他昏迷了數天並住院了好幾個月。6個月後，他的閱讀能力只剩下小學三年級的程度。但在他發生意外之前，他愛好閱讀，智商也達九十。然而6個月後，他卻只剩下三十。這次我見到他，他已改善很多，也已經開始參與一個高劑量維生素治療試驗計劃。試驗結果顯示並沒有損傷腦部，而他主要抱怨的是無法再次回到正常的閱讀能力，以及因為嚴重的疲累及頭痛造成無法專心。他描述自己是個「思考能力像個老人」的人。因此我建議他服用**菸鹼酸**及**抗壞血酸**一天三次，每次**1,000毫克**、維生素E一天800個國際單位（International Unit; IU）和**硒**（selenium）一天200毫克。18個月之後，他獲得更明顯的改善:並藉由飲食方面的調整，如不喝牛奶及減低咖啡的飲用量等，使他更容易專注與閱讀。

對於任何的腦部損傷，應該要嘗試菸鹼酸（B₃）**及抗壞血酸**（維生素C）作爲基礎治療，並結合上細胞分子矯正飲食計畫。可能需要補給其他的營養素，全視個人的疾病史和其他的症狀與徵候而定。

阿茲海默症

阿茲海默症在美國死亡原因**排名第四**，每年超過**100,000**人因而死亡。療養院中，超過半數的病人都是阿茲海默患者。阿茲海默可能是由長期營養失調或是其他因素所引起，或許是吸收障礙。如果有嚴重的吸收障礙，就能夠解釋爲何阿茲海默症有各種不尋常的神經、心理，和生物化學的症狀。也能解釋爲何大量的營養補充是毫無效果的。阿茲海默症病患的大腦無法製造足夠的**四氫基喋呤**（tetrahydrobiopterin）（BH4）。四氫基喋呤在神經傳導物質，像是**多巴胺、去甲腎上腺素、**和**血清素**的合成過程中，扮演輔因子的角色。缺乏BH4會引起神經性異常及精神異常。

重金屬毒性與阿茲海默症

卡爾・普爾費佛醫生認爲，**重金屬中毒**應該被視爲阿茲海默症的成因之一，且對此進行研究。（註13）應該要找出是否身體存在有過量的**鋁、銅、鉛、汞、鎘，**和**銀**。如果過量的情形的確存在，那麼就找出方法來移除他們。螯合治療利用特定的化學物質與這些金屬結合，並移除他們，對阿茲海默症會是個有效的療法。

鋁是一種神經性毒素，會累積在**阿茲海默病患、帕金森氏症**（Parkinson's disease）病患，以及肌萎縮性脊髓側索硬化症（amyotrophic lateral sclerosis）（ALS即漸凍人）病患的人體組織當中。意外攝取的鋁可能會增加罹患阿茲海默症的風險。（註14）**鋁製廚**

具、鋁箔、胃藥制酸劑、注水器、緩衝劑型的阿司匹靈，以及**止汗劑**都可能引起這類問題。鋁也是**補牙填充材料 —— 銀粉**中的其中一個成分。**大多數的發酵粉都含有鋁**，而小蘇打則是一個全然不同的物質，並不含鋁。一個鋁製咖啡壺，在加入一公升的水時，無形中添加了超過**1,600微克**的鋁。（註15）世界衛生組織所訂出的標準為每公升**50微克**，而這已經是標準值的**32倍**了。人工腎臟的透析已知會導致透析性失智症（dialysis dementia），產生精神紊亂和失去方向感，而這是由血液中過量的**鋁**所引起的。將鋁注射到動物體內也會產生**神經系統失調**。

研究者發現，如果在高度含**鉛**的環境中工作，罹患阿茲海默症的機會會多出**3.4倍**。（註16）人們在工作時可能會吸入鉛塵，或是直接與皮膚接觸。即使是在非常少量的狀況下，鉛對大腦的發展及功能還是有不利的影響。但不幸地，因為幾十年來鉛一直被加入汽油當中，因此鉛在我們的環境中是無所不在的。

阿茲海默症可以用金屬結合（螯合）劑來治療，像是用鐵離子螯合劑（desferrioxamine）來排除血液中的鋁。**鈣與鎂**會大幅降低**鋁**的吸收。每日補充**鈣**（800毫克）和**鎂**（400毫克）對**阿茲海默症**病患可能是有療效的。（註17）適當的**高劑量維生素C**也是一個有效的**螯合劑**。**極高劑量的維生素C**能夠幫助快速排出體內的**鉛**。

阿茲海默症的治療

研究建議，如果每個人在50歲之前以補充最佳劑量的維生素與礦物質的方式，開始進行一個良好的營養計畫並且加以維持的話，那麼阿茲海默症（Alzheimer's disease）的發生率將會驟然降低。

維生素B$_{12}$ —— 維生素B$_{12}$不足可能會被誤診為阿茲海默症，或者甚至會引起此病。（註18）老年人很容易遇到B$_{12}$不足的情況：飲食差、腸道吸收降低（可能是缺乏內在因子：吸收維生素B$_{12}$時所需的一種醣蛋白在老化身體裡分泌較少，也可能是**缺鈣**的緣故）、**消化道手術**、**藥物干擾**（註19）、以及**壓力**等等，這些都降低了**維生素B$_{12}$**的濃度。即使維生素B$_{12}$的不足長期處在邊緣值，也會使得罹患阿茲海默症的風險增加。**維生素B$_{12}$不足**的老年人當中，有將近**四分之三**也患有阿茲海默症。（註20）

有許多廣受歡迎的**節食**計劃會造成維生素B$_{12}$不足，而且老年人會節食，通常只是因為正常的食慾和味覺功能減弱所產生，而非刻意進行。（註21）情緒方面的因素，像是**獨處**、**悲痛**與**憂鬱**，也都會促成食物攝取不良，因此連帶降低維生素B$_{12}$的攝取。更糟的是，維生素B$_{12}$不足本身會進一步造成食慾不振。而且**維生素B$_{12}$不足**所表現出來的這些症狀，非常容易讓人聯想到**阿茲海默症**：運動失調、疲勞、思考緩慢、冷漠、體型消瘦、脊髓退化、暈眩、喜怒無常、困惑、焦躁不安、錯覺、幻覺和精神病。

我們建議用注射或從鼻腔吸收維生素B$_{12}$的方式，因為它們的口服吸收能力相當差，特別是對老年人而言。每日最低治療劑量大約是100微克，而每日將近1,000微克（mcg）可能更有效。就目前所知，維生素B$_{12}$並沒有毒性。

膽鹼（choline）——阿茲海默症患者有神經傳導物－乙醯膽鹼（acetyl choline）不足的情況，因為他們身上缺乏製造乙醯膽鹼所需的膽鹼乙醯轉移酶。逐漸增加飲食中的膽鹼，可以提升血液和腦中的乙醯膽鹼濃度。（註22）膽鹼很容易從便宜的、非處方性的卵磷脂當中取得。要產生臨床結果就需要大量的膽鹼（來自卵磷脂），而且卵磷脂被認為是無毒的。

抗氧化劑——像維生素E和β胡蘿蔔素這類抗氧化維生素，可以**減緩**或**避免阿茲海默症**。（註23）在阿茲海默症患者體內，**測量到這些營**

養素濃度異常的低。這可能只是因為他們吃得不好，或是因為生病而增加他們對營養素的需求，或者兩者都有。維生素E的建議劑量是每天800～2,000個國際單位。取得大量β胡蘿蔔素的一個好方法就是吃**黃色**與**綠色蔬菜**，尤其是新鮮的**蔬菜汁**（胡蘿蔔汁）。（註24）

　　維生素C與酪胺酸 —— 增加體內的神經傳導素－**正腎上腺素**（norepinephrine）的濃度，也可能有助於阿茲海默症患者。正腎上腺素是由**苯丙胺酸**（phenylalanine）所轉化而來的酪胺酸（tyrosine）所合成。我們從飲食當中的蛋白質（如果我們吃蛋白質食物）得到很多苯丙胺酸，但是如果缺乏維生素C，酪胺酸的轉化以及最後正腎上腺素的合成就不會產生，因為維生素C可以增加正腎上腺素的製造。因此，在治療阿茲海默症時，**維生素C**因而有其獨特的價值。關於維生素C的劑量，每日**3,000～6,000毫克**可能是足夠。如果患者有便秘問題，建議增加到不會腹瀉的劑量。

臨床案例痊癒分析台灣地區 (編審補充)

個案一

中風復原/李宸煬的小叔 https://www.youtube.com/watch?v=2twqYw68jTQ

個案二

阿滋海默/何任光的岳父 https://www.youtube.com/watch?v=5sLxHDsXHEU

遲發性運動障礙（tardive dyskinesia）

　　硫代二苯胺（phenothiazines）和丁醯苯類（butyrophenones）藥物，及現代鎮靜劑中非典型的抗精神病藥物，皆會引起許多嚴重的副作用和毒性反應。當然,當中較為嚴重的就屬**遲發性運動障礙**。在超過60歲,且服用這些藥物超過三年的病患當中,高達50%的病患被發現患有嚴重的遲發性運動障礙。

精神科醫師長久以來避免承認這個狀況。他們並沒有在許多病人身上發現這種情形,或是故意低估此嚴重性,但不斷累積的案例逼得精神科不得不面對這個問題。許多人認為,即使有輕微的遲發性運動障礙的症狀,使用**鎮靜劑**是正當的。因為此時鎮靜劑所帶來的好處(控制症狀)勝過副作用。(註25)縱使為了增加超過三個月的性命而開立藥物的理由是正當的,醫師在進行治療前,無論在道德或是法律上,都必須取得病人的同意,若病人病得太重,則須取得家屬的同意。

明顯的症狀包含:僵硬、不能靜坐(akathisia),及其他肌肉動作。肌肉動作異常是主要的問題——如果動作快速,就稱為舞蹈病(chorea);慢的就稱為手足徐動症(athetosis)。如果較長時間的痙攣發作,就稱為肌張力障礙。舞蹈病狀的動作十分常見。有一名我負責照護的病患,幾乎全身的隨意肌(voluntary muscle)都在顫抖和移動,他全身都在搖晃抖動,只有在睡覺時才能停止。

遲發性運動障礙對抗膽鹼藥物(dnticholinergic drug)沒有反應,**抗膽鹼藥物**通常被用來抵抗**鎮靜劑**所帶來的**類帕金森氏症狀**。遲發性運動障礙目前還尚未有普遍接受的治療方式,而且普遍來說,對大部分的病人,是無法逆轉的。到1973年時,有超過2,000個患有永久性中樞神經系統損傷及遲發性運動障礙的病患被記載在醫療文獻當中。由於大多數的醫生並未公開此類資料,因此應該有更多的人受到影響。美國食品藥物管理局(FDA)建議**鎮靜劑能越少使用越好**,並且在肌肉、舌頭、嘴唇,或其他身體部位出現異常動作的跡象時,就停止使用。不幸地,許多精神科醫師及護士對遲發性運動障礙的臨床描述不甚熟悉,而當症狀出現時,他們認為那是**神經或是精神異常引起的**。他們傾向於責怪病人或怪罪於隱藏的衝突，不然就是由於所增加鎮靜劑的劑量。

鎮靜劑對許多精神分裂（schizophrenic）的病人來說是基本的治療方式，縱使鎮靜劑根本無法治癒或只會抑制更加麻煩的症狀。雖然病人在接受鎮靜劑治療後病情並無起色，他們還是允許病人待在療養機構外。分子治療較為謹慎使用鎮靜劑，將他們當作營養治療的輔助藥物，因此較少出現遲發性運動障礙的病例。大多數的精神科醫師尚未被細胞分子矯正療法的益處所說服，主要是因為他們還未嘗試過，並且被各式鎮靜劑的使用給限制住了。

第一個治療遲發性運動障礙的重大突破是由理查·康寧醫師所提出的，他總結說，**鎮靜劑**所引起的**錳**缺乏，可能是這種疾病的成因。（註26）鎮靜劑是複雜的分子，它會與錳螯合，然後被排出體外。錳是人體基本所需的微量元素，像其他礦物質一樣，在麩皮中有豐富的含量，在現代飲食當中，卻時常不足。**低錳飲食加上鎮靜劑治療，可能是許多遲發性運動障礙的原因。**

大腦中的錐體外系統（extrapyramidal system）能夠避免異常的肌肉動作，但需要豐富的**錳**元素。康寧博士決定試著拉回錳含量的濃度。在一個病例中，有一位年輕男性因為氟奮乃靜（fluphenazine enanthate，Prolixin）而罹患遲發性運動障礙。他有著面具般的臉部表情，帕金森氏症的姿勢與步態，以及嚴重的顫抖和四肢僵硬的情況。康寧博士在他身上施用錳化物，每天3次，一次10毫克。在僅僅一天後，他的顫動及僵硬的情況已經大為改善了。兩天過後，他已經沒有運動障礙的症狀了，也未再復發。

康寧博士用錳總共治療15名病患，其中10名同時服用維生素B$_3$。有4名病患治療的效果非常驚人，幾乎立即治癒了。有9名病患在治療的2〜5天內，便有明顯的改善。當中有1名病患，對錳毫無反應，但加入菸鹼醯胺之後，有了大幅度的改善。在9名使用菸鹼酸的病患當中，有8名變得思路較為清晰，情緒也有改善。錳及維生素B$_3$的結合，改善了15名中14名（93％）病患所承受的遲發性運動障礙所帶來的痛苦。對這樣被普遍認為是無法逆轉而且無法治療的疾病而言，這的確是一個驚人的成就。

鎮靜劑能夠將錳排除體外的想法開啟了不樂觀的前景，因為其他**基本礦物質**也可能受**鎮靜劑**影響而缺乏。或許有些藥物所引起的副作用，都是因為藥物而導致**鋅、銅、鉻**等等元素的缺乏。在使用鎮靜劑治療前後，必須要化驗血液及毛髮。除非已做過化驗，我們才可能有機會發現數種先前被認為是無法治療，或是無法逆轉的症狀。**錳缺乏**症所引起的**遲發性運動障礙**顯示出其他神經肌肉疾病，像是**亨丁頓舞蹈症**（Huntington's disease），或是**佛萊德雷運動失調症**（Friedreich's ataxia），都應該被研究是否有**藥源性微量元素缺乏症**。

康寧博士的研究指出，遲發性運動障礙是一種**分子神經疾病**，而其他膽鹼（choline）（乙醯膽鹼，acetylcholine的前身）的研究也強化了這個概念。有兩組研究員發現，**非常高劑量的膽鹼能夠部分逆轉遲發性運動障礙**。（註27）很難攝取純粹型態的膽鹼達到所需的量，而且也會促進合成過多的乙醯膽鹼，而造成**興奮劑的**效果。而這表示必須**謹慎地**使用膽鹼。然而，在另一個遲發性運動障礙病患的研究中，血液中的膽鹼濃度提升至約350％時，並沒有產生療效。（註28）因此，在提高血液中膽鹼濃度的同時，如果沒有輔以營養素，大概不可能有所幫助。

要預防遲發性運動障礙，必須十分慎重確保所有**服用鎮靜劑**的病患都攝取適量的**錳、維生素B$_3$**以及**膽鹼**。必須食用富含以上營養素的食物，如有必要，輔以補充品。事實上，每一顆鎮靜劑應該包含充足的**錳**，以預防人體任何**錳**的流失。一般的治療用劑量大約為每日5毫克的**硫酸錳**，而每日只要服用十分之一的量便可保護病患。毫無疑問地，製藥公司不會願意花錢來證明錳的安全性及效用，因此上百萬的慢性患者必然會受到遲發性運動障礙所帶來的痛苦。錳錠在健康食品店也有販售。

　　分子治療醫師對遲發性運動障礙並不熟悉，因為他們的病患並沒有這樣的情形。就我自己從1955年行醫的經驗而言，病患因先前的藥物治療而產生這樣的病症時，我才看到這種案例。藉著**減少鎮靜劑的量**，或是**減少錳的流失**（在許多情況下，是藉著**增加錳的攝取**），細胞分子矯正治療才可能會發揮效用。

第**15**章

精神及行爲障礙

綜合症（asyndrome）是由一系列的症狀所組成，表現出一種或多種疾病的症狀，或是人體某一個器官的功能問題。因此譬如肺炎的症狀，發燒及胸腔的疼痛在移動時持續惡化，這些全都指向著肺部的病灶。症狀的起因可能是由於感染、細菌或者病毒等等。找出病因是很重要的，因爲不同的疾病，即使有著相同的症狀，治療方法卻是不同的。這道理同樣也適用於大腦和中樞神經系統，以及任何其他器官。

精神診斷一直都是以社會心理因素所引起的諸多疾病這樣的一個概念爲主。生理或生化因素直到最近才受到更多的注意，但這尚未反映在病名的決定部分。因此，精神分裂症（schizophrenia）在臨床診斷方面，被細分爲不同的類型，與病因毫無關連，也未指出最容易成功的治療方式。

我（亞柏罕·賀弗）找出了一個最簡易且特別有效的方法，而我相信對其他疾病而言，也是同樣有幫助。這個方法藉著知覺、思想（思考障礙）、情緒以及行爲的綜合改變，將精神狀態所帶來改變的主要區域分類在一起。這是個可行的方法，不爲社會心理因素所影響，社會心理因素只能影響疾病本身而非過程。

症狀

精神分裂症——精神分裂症的症狀是由感知及思想改變綜合而成的。這是一種知覺的疾病，與無法辨別知覺改變是否眞實的症狀結合，這些主觀的知覺改變對病人而言是眞實的，但對正常人來說，並非如此。**青春型**的（hebephrenic）、**僵直型**的（catatonic），和**妄想型**的（paranoid）這些詞是不必要的。「急性」和「慢性」只是敘述這個疾病的持續時間，情緒以及行為上的症狀是次要的。

情緒障礙 —— 我這裡所指的情緒障礙涵蓋憂鬱症、興奮症（euphoria）或是在憂鬱及興奮情緒間過份擺盪（躁鬱症），以及焦慮和精神緊張。這個症狀泛指任何情感上的障礙，包括無法感覺情緒的障礙。有知覺改變和思考障礙的人不包含在此類。

成癮 —— 這主要發生在有情緒障礙的病人身上，因為他們發現有些藥物（毒品）可以緩和一些症狀。成癮的行為取決於成癮的病人對於取得他們上癮的藥物或物質需求。成癮行為分為兩種：

- 一種是為社會大眾所接受的成癮行為，像是糖份或是其他垃圾食物攝取過多，或是吸煙及飲酒（但未達酗酒的程度），以及使用合法的藥物（市售藥物以及處方藥物）。
- 另一種便是不被社會所接受且通常是非法的。因為這些藥物無法合法取得，而成癮者為了取得藥物，可能或往往會採取任何**反社會**行為。為數眾多的管道，從生產者到中間人，到街頭販子，因而形成。此類的藥物有大麻、海洛因、古柯鹼及精神科用藥。如果香菸是違法的，也會是個問題。我認識一些糖上癮的人會為了取得糖而做出反社會的行為。

學習及行為障礙的孩童 —— 這些孩子有知覺改變的問題，妨礙他們的學習能力，還伴隨著次要的行為問題。

行為障礙 —— 行為障礙同樣發生在孩童及成人身上。行為障礙不會出現知覺改變或是思考障礙，也不會出現情緒上的轉變。或許我們這裡有個例子是一種僵化的行為障礙，因為病人的生活形態或是生活經驗讓他們做出這種固定行為。專業罪犯可能是其中一類（當然，人們還會為很多其他原因犯罪）。有許多的習性或是重複的行為在品質或強度上各有不同，從有些可被接受的，到有些為人帶來沈重負擔的。這些包含抽動、異常動作（生理疾病或是藥物引起的除外）、強迫意念，以及強迫性行為等。這些人並沒有思考障礙或是知覺上的改變，也沒有反社會傾向，但他們會感到焦慮或是憂鬱，而這全都端視他們的異常行為有多嚴重。通常情緒障礙往往是發生於帶動身體持續動作時的最初的症狀。因此這類行為應該被歸類於情緒障礙類型。

錯覺反應 —— 像是迷幻藥（LSD）這類的藥物較少引起幻覺（hallucinations），相反地，它們比較像是引發錯覺（illusionoqens）的藥物，因為他們改變正常知覺的經驗。對大部分的人而言，他們並沒有思考障礙，頂多只是短暫的現象而已。患者本身還是**有意識到他/她所產生的知覺改變是由藥物所引起**。這些人並非罹患精神分裂症，但如果他們失去自覺（這可能會發生數天或更長的時間），他們就屬於精神分裂症狀的類型。

老年思考混亂狀態 —— 病人患有嚴重的思考障礙，無論是思考內容或是過程。只要提到人、時間，及地點，他們的思考便紊亂無章，而且伴隨有嚴重的記憶干擾情形。這都是因為嚴重受到干擾的大腦已經無法運作。他們的思考內容變得隨機，並時常從他們一生的記憶庫中，不適當地產生回想。

症狀成因

每個症狀都是由數個因素引起的。患有某些疾病的病人身上會伴有精神分裂的症狀，這些疾病諸如**甲狀腺機能失調**、**慢性風濕熱**、以及有些**神經肌肉失調**的疾病（像是亨丁頓舞蹈症），還有**糙皮病**及**藥物中毒**等。但這些僅佔精神分裂患者的一小部分。同樣地，上述的任何症狀，如果不是行為障礙，也是由數個原因造成的。細胞分子矯正醫師已經加上額外三組成因，同時正在研究第四組成因。這三組成因分別是維生素**依賴症**、**腦過敏**（cerebral allergies），以及**礦物質失衡**。目前也正在研究是否**胺基酸**依賴症也是另一個可能的成因。

細胞分子矯正治療應用於精神問題

細胞分子矯正治療針對所有精神問題的療法包含某些常見的營養物，但每一個患者都需要符合自己個人的療程。這些主要成分，如同為生理疾病病人所述，是營養素以及補充品，搭配最好的現代藥物以及精神病學。結合了藥物的快速作用，加上營養素以及補充品的持久療效。

營養素

細胞分子矯正飲食包含完整的、新鮮的、各式各樣的、無毒的，以及當地出產的食物。無添加糖份的飲食對大多數人而言是相當好的。這樣的飲食搭配容易記，也允許個人選擇搭配合適自己的飲食。

有一大部分的人對一種或多種食物過敏，雖然臨床生態學家（clinical ecologists）以及過敏專家對於「過敏」一詞是否正確有些爭論。不管是否稱為過敏，無庸置疑地，有些人會因某些食物而感到不舒服。我（亞柏罕‧賀弗）對所有的乳製品過敏。我相信「**過敏**」是個正確的詞，因為**抗組織胺**的確能夠幫助許多人減緩或是避免因食物引起的過敏反應。這些反應可能純粹由食物引起，或是有可能因食品添加物而起。無論如何，過敏的問題必須解決，以減輕不適。

飲食的類型根據個人過敏的食物而有不同。如果只有對少數幾種食物過敏，最簡單的方法就是避免食用這些食物，同時維持食用不含有人工製品的飲食。我避免所有的奶製品，也不採行任何輪替飲食法（rotation diet）。（註1）有少數人可能會因為太過仰賴其他種類的食物，而變得對更多食物過敏，但使用輪替飲食法能夠減少這個風險。超過90%的過敏是會改變的，也就是說，如果忍受一段時間不碰，之後便可接受少量的過敏食物，但前提是不能太常吃。完全避免嚴重過敏食物的時間要有6個月或更長。在前幾個月，施行此法的人可能會變得對過敏的食物過份敏感，猶如我當初對牛奶、奶油、乳酪，和鮮奶油的反應一般。低於10%的過敏會被治癒，意味著人不太可能會對過敏食物不過敏。

如果對多種食物過敏，要設計出能夠排除所有過敏食物的飲食是不可能的。要解決這個問題的一種方式就是使用輪替飲食法。這可能要持續4天，5天，或是更久。每一種食物每5天就食用1次，讓人體可以發展出對這些食物的耐受性。這種方式對輕微的食物過敏是最有效的；引起太過激烈反應的食物就必須被完全排除。輪替飲食法可能會與減敏法搭配（利用食物萃取物，稀釋成不同濃度，經測試過後準備給不同人食用）。

輪替飲食法對病人來說可能有負擔，也可能不會見效。其他尚在研究中的方法有蛋白質分解酶（proteolytic enzyme）或是抗組織胺。這種分解酶通常是胰臟酵素（pancreatic enzymes）或是從植物取得，像是木瓜酵素或是鳳梨酵素。這些酵素幫助分解蛋白質，產生對應之胺基酸。人體並不會對天然的胺基酸產生過敏反應，但卻會對**二胜肽**（dipeptides）及**胜肽**（polypeptide）有反應，這兩者是胺基酸的化學鏈。這些蛋白質碎片可能會被吸收至血液當中，定著在人體各種的組織裡，包括大腦。這可能是引發這些不良反應（過敏及中毒）的一個致病

因。藉著改善消化過程的特性，這些反應出現的傾向會因而減少。其他
改善消化的方法包含：慢食、完全咀嚼食物，如果**缺乏胃酸**，則增加酸
基的補充如**蘋果醋**。心理上，在友善及放鬆的氣氛下用餐，比較能夠完
整地消化食物。

　　酵素可能會有幫助，但也可能不會。因為這和已部分被消化的食物
當中非蛋白質的部分有關，或是因為有些人對那些提供酵素來源的動物
過敏。如果在沒有副作用（像是睏倦）的狀況下，也可短暫使用抗組織
胺，它還算有效。如果憂鬱症是食物過敏主要的症狀，三環抗憂鬱劑
（tricyclic antidepressant）會有所幫助。我曾開立少量抗憂鬱藥物給實
際上並非患有憂鬱症的病人，並發現許多人之後便可食用先前會引起嚴
重過敏反應的食物。這些藥物的抗組織胺成分可能是現代抗憂鬱藥物能
夠發揮療效的主要原因，而非裡頭的抗血清藥物的作用。

藥物

　　鎮靜劑──鎮靜劑主要均是吩鄂瀍（phenothiazines）及苯丁酮
（butyrophenone）藥物，像是氯丙秦（Chlorpromazine）以及好度
（Haldol）。病人可選擇口服，或是選擇較不需頻繁使用的注射方式。
鎮靜劑通常是給精神非常不穩定的病人，以及激動的精神分裂症患者，
或是躁動的病患。少量的鎮靜劑可能對焦慮有幫助。細胞分子矯正醫師
發現，與維生素及營養素結合時，最適合的鎮靜劑使用劑量有時候會介
於0和說明書裡頭所建議的量。當沒有使用維生素時，病人需要服用建
議的劑量，甚至會更高。當細胞分子矯正治療進行中時，減少鎮靜劑劑
量的狀況是可能發生的，而且也是為人所樂見的情況，因為鎮靜劑會導
致**無力**與**冷漠呆滯**，讓細胞分子矯正治療難以正常運作。

　　沒有人能夠在服用鎮靜劑的同時，還能保持完全正常，他們會有無
力感、冷漠呆滯、睏倦，以及思考緩慢等，這些都令人無法忍受。但對

許多病人來說，如果他們想要得到適當的治療，鎮靜劑是必要而且重要的。鎮靜劑幫助許多病患控制病情，並且讓他們較能忍受他們的生活。理想的情況是，只要症狀消失，隨即停止使用藥物，但這是不可能的，因為只要停止藥物，症狀就會再出現。即使病人知道停藥可能會讓病情再度復發，副作用的產生還是會令許多人選擇停藥。有充分的營養以及維生素，持續使用鎮靜劑並不會產生這些令人衰弱的副作用。它讓病人的病症受到控制，也能過正常的生活。病人使用鎮靜劑的難題在於，是要抑制病情，同時承受藥物帶來的症狀；或是免於藥物的症狀，但承受復發的風險。

　　細胞分子矯正精神學（orthomolecular psychiatry）提供病人一個解決方案：**當鎮靜劑與維生素結合使用時，我們能夠得到鎮靜劑帶來的快速鎮靜效果**，並收到維生素所帶來較為緩慢的持續治療效果。當病人病情開始改善時，開始**逐漸減少鎮靜劑的量**，直到劑量低到無法產生任何有害的副作用。**大多數的病**人，除了慢性病患以外，**最終都可以停止使用鎮靜劑。**

　　抗焦慮藥物 —— 這些藥物包含煩寧（Valium）和利彼鎮（Librium），以及其他類似的三環類化衍生物（diazepine）。這些藥物能夠迅速有效地**控制焦慮**，含有**抗癲癇藥物**的性質，也是一種**肌肉鬆弛劑**。少量使用這些藥物是安全的，但也可能會漸漸依賴它們，有少數人可能會無法停止服用抗焦慮藥物。根據我的研究小組多年前所做的觀察，**維生素B₃**能夠增加巴比妥酸鹽以及這類藥物的效用。研究顯示菸鹼酸醯胺（niacinamide）會與三環類衍生物接收器（diazepine receptors）在大腦中產生反應。

　　抗憂鬱藥物—這些藥物用於治療主要症狀為憂鬱症的病人。焦慮是除了憂鬱之外，最常出現的症狀。我相信這些藥物的主要效用如類抗組織胺化合物（antihistamine compounds）。

精神分裂症

　　這些病人通常先單獨會診，但在許多情況下，除非有另一名可信任的成人在場，否則無法從病人身上取得有用的資訊。雙親或是兄弟姊妹在場會有幫助，特別是在討論治療方法時，因為病人通常感到不安或是精神混亂，無法記得大部分討論的內容。最好是有親人在場的時候解釋治療方式。

　　在診斷確立之後，醫師會與病人詳加討論。精神分裂症是個可怕的疾病，而因為早期治療較為有效，因此在第一次的面談過後就應該做出診斷結果；如有必要，診斷結果可以後來再修改。我認為「精神分裂」是由於生化失調而引起精神症狀的疾病。這個疾病與其他新陳代謝疾病的不同在於，大腦是主要的發病器官之一。我會很清楚地告訴病人，這樣的結果不能怪罪於任何人，甚至是父母、社會或是自己本身。這並不是由惡劣的父母或是差勁的社會所造成；但是這種錯誤的觀念已經傷害了許多病人。精神科醫師僅靠著微弱的證據編造出薄弱的理論，但卻廣泛運用在病人身上。許多家庭已經被這種輕率的治療方法給摧毀了。病人的父母以及社會都被捲入了這種疾病，如同任何疾病一般。

　　我向病人解釋「精神分裂」這個名詞適用於數種由不同的原因所引起的疾病。治療方式會依據相關成因而決定。**當病人知道他們有精神分裂症時，他們大多感到如釋重負，也較能夠合作**。現在許多精神科醫師會告知病人診斷結果為何。但當1959年我們剛開始如此進行時，我們被認為是異端，然而一回到醫療模式時，還是得要面對診斷結果。

　　無須閃避預後診斷，因為每個病人都想瞭解他們要忍受煎熬多久。預後診斷（Prognosis）無法很精準，因為這端視許多其他的因素。罹患疾病的時間長短是最佳的預測因子：慢性精神分裂所需的康復時間比急性要來的長。另一個最佳的指標是病人合作的意願，因為對病情不了解的病人相信自己狀況良好，使得醫師難以治療。這很合乎邏輯，因為覺得自己沒有問題的病人，不太會願意乖乖合作並接受治療。在病情有起色，以及重新建立對疾病的意識前，家人的支持很重要，也能讓病人配合治療。

精神分裂症的預後診斷

發病時間長短	康復或改善所需的時間
1年	3～6個月
2年	6～9個月
3年	9～15個月
超過3年	1～5年

假設療程皆有按部就班的進行，要診斷預後或近乎康復的狀態是可能的。運用日常臨床檢查以及測試，像是Hoffer-Osmond 診斷測試（HOD）以及Experiential World Inventory測驗（EWI）以監控病情反應。

細胞分子矯正治療比起僅使用一種或兩種藥物更為複雜。治療師必須認識所有藥物，也必須瞭解營養素以及補充品的使用方式。許多病人在第一次就診之前，都曾使用過鎮靜劑。如果鎮靜劑能有效控制症狀，病人就會繼續服用，因為營養補充效果較為緩慢。**如果突然停藥，在營養治療產生效用之前，症狀即可能會復發**。病人可能偏好僅使用鎮靜劑。許多保健計畫涵蓋藥物，但無給付維生素。既然鎮靜劑是免費的，而維生素又不給付，因此病人傾向不使用維生素。我告訴病人沒有人曾因為單獨使用鎮靜劑而康復。鎮靜劑只能減輕症狀，讓生活較能過得去——換言之，鎮靜劑讓病人行為較為良好，但卻會長期地依賴藥物。

細胞分子矯正治療是大部分精神分裂病患恢復並從疾病中脫身的唯一希望。如果飲食不當（大部分皆是），我們將會詳加討論營養攝取的問題。病人會被告知為什麼要食用無糖或無垃圾食物的飲食，或是為什麼要避免特定食物，像是牛奶或麵包。當病人改善飲食，他們通常會經過一～兩週的戒斷期。戒斷期通常會引發輕微反應，但偶爾會發生嚴重的反應。因此應該預先告知病人可能會有如此的戒斷反應。

接著病人就會收到一張營養素建議清單。至少包括**維生素B$_3$**及**維生素C**。我通常會將維生素的名稱及劑量寫在處方箋上，並確保病人能夠讀懂內容並知道我所建議的為何。如果像菸鹼酸潮紅反應這類的副作用會產生，我也會向病人描述。我也使用**維生素B$_6$**，通常與**鋅**合用，治療皮洛魯亞疾病（kryptopyrrole，也稱為KP或是尿液中的「淡紫色因子」）或是經期前緊張，以及/或是治療循環且與經期相關的症狀。

我建議以下為細胞分子矯正療法起頭的方式：

第一步： 告知病人診斷結果為一種新陳代謝（化學性）失調，主要以營養素及補充品治療，如有必要才輔以藥物。

第二步： 描述並解釋低碳水化合物飲食的必要性。

第三步： 如果有過敏反應的病史，找出可能的過敏食物，並禁食4週或更長的週期。

第四步：從維生素B$_3$開始（每日3次，一次1,000毫克）。開始使用
菸鹼酸前，預告其將帶來的潮紅反應。

第五步：加上維生素C（每日3次，一次1,000毫克）。

第六步：如有需要，則加上維生素B$_6$。增加維生素B$_6$之際，也加上
鋅。

第七步：如有需要，則使用一種標準精神科藥物。

在接下來的會面中，評估病患是否有任何的改變，如果允許，評估
包括家人的意見。根據病患反應及其副作用而改變劑量。因爲維生素相
對安全，在安全劑量範圍內，不需害怕增加劑量的問題。一個好的原則
就是增加劑量至最佳復原速度，但不會帶來不舒服的副作用。精神分裂
症的治療過程可能是十分緩慢的。病人必須要能夠區別鎮靜劑帶來的快
速反應，以及維生素所引起不同且較緩慢的反應。

精神分裂症與糙皮病

精神分裂症於生化層面成因的研究始於我（亞柏罕・賀弗）與我的
同事所寫的一份建議書，該書陳述**腎上腺素紅**（adrenochorome）（腎
上腺素氧化的紅色衍生物）又稱爲淡紫色因子（mauve factor）在**精神
分裂症**成因方面扮演一重要角色。（註2）腎上腺素紅在人體中形成，並
快速地轉化成**腎上腺素黃**（adrenalutin）；兩者都是**致迷幻物質**。（註
3）該建議書的假設使得使用天然物質保護病人的想法受到注目：讓病
人免於因茶酚胺（catechol amines）的氧化衍生物，帶來類似精神病狀
（psychotomimetic）的影響。

維生素B$_3$符合安全且具療效的物質標準，並且能夠**抑制**上述衍生物
的形成；**維生素C**是非常重要的水溶性抗氧化物質，也同時使用。有人
懷疑是否必須使用很高的劑量。維生素B$_3$是一種糙皮病的治療良方，在

美國曾經被糙皮病專家密集研究，並發現含有驚人的治療特質。為了決定我們所需的高劑量，我們打破了長久以來在醫學以及營養學上確立的「維生素作為預防」的概念。

我們比較了精神分裂症與糙皮病——他們兩者是相同的。大約在120年前，美國正值糙皮病在全國流行的高峰，醫師無法診斷病人到底是患有精神分裂還是糙皮病，除非有貧困或是營養不良歷史而造成，或是對良好食物出現反應。這兩種疾病的不同點在於：大部分的糙皮病病例只需要低劑量，而大多的精神分裂患者需要高劑量。**糙皮病**是一種B₃**缺乏症**（deficiency），但**精神分裂**卻是一種B₃**依賴症**（dependency）。精神分裂症並非是一種缺乏多種維生素的病症。而是糙皮病伴隨有維生素B₃（菸鹼酸）依賴症的情形。如果沒有服用正確劑量的維生素B₃，無論服用多少的維生素藥丸，治療是不會見效的。

我們強調高劑量是必須的，但不幸地，在第一次服用時，菸鹼酸所引起的血管擴張（潮紅反應）使得病人對這種維生素產生不好的印象。即使今天，大多的醫生還是害怕這種並不會致命的維生素，而不去擔心主流的、會致死的典型抗精神病藥物。菸鹼酸所引起的潮紅反應，如果醫生夠瞭解的話，事實上是一個小問題。即使有上百樁的發表案例，還有經過每位使用過的醫師確認，醫生對菸鹼酸的使用還是不甚安心。

在1952年，我們的第一個病人是肯，在我們的精神病院曾經一度病危，也通知了家人。**僵直型精神分裂**的死亡並非不常見，而肯陷入昏迷，也毫無反應。我們將幾克**菸鹼酸**及**維生素C**注入他的胃中。第2天，他坐起來，並開始自行飲用維生素補充品；30天過後，他安然無恙出院了。出院之後15年，他的狀況仍然良好。另一個病人潔西，因為任何治療對她都起不了作用，因此被送至精神病院。我讓她開始使用菸鹼酸，三餐過後服用1公克，而在數個月後，她狀態良好並返回蘇格蘭的家。在我們研究的前導階段，我們最初八個病人的病情都能夠康復或是大有起色。雙盲、控制的治療試驗證實了這些最初的觀察：我們讓2年內的康復率加倍成長到**70%**。從那時候開始，每位反覆操作我們方法的研究者都得出同樣的結果。

我們一直認為精神分裂症並不是多種維生素缺乏症，而是**維生素B₃依賴症**，需要大量的（有時非常大量）B₃劑量。少數病患每日自行服用**60克**的維生素B₃，而未引起任何副作用。維生素B₃鮮少有副作用，如果有，也只是有點麻煩，但不至於太嚴重也從未致命。在大多數未康復的病例當中，大多數病人所補充的其他種維生素其實是沒有必要的，因為在食物中就已存在。如果病人有**壞血病**，便給予**維生素C**，而非菸鹼酸。如果他們有**精神分裂**的情形，則給予適當劑量的**維生素B₃**。如果有許多病人服用多種維生素，卻從未獲得足夠劑量的維生素B₃，那麼兩者無關聯的結論就會證明是正確的，維生素B₃這麼有效的方式也將會因此延遲發展數十年。（註4）

情緒障礙

有兩種主要型態的情緒障礙：焦慮性憂鬱症以及情緒起伏。情緒起伏的病人，根據情緒起伏的程度，分成幾組類型。如果他們到達狂躁的境界，就稱為躁鬱症或是雙極性憂鬱症（maniac-depressive or bipolar），但大多數的憂鬱症病患並不會達到狂躁的境界，通常在重度憂鬱與正常情緒間擺盪。焦慮性憂鬱症可能落在兩種類型之間，並多有重疊。有些人基本上屬於憂鬱型，但因憂鬱而引起次要的焦慮問題；而有些人基本上非常焦慮和神經緊張，並與憂鬱症一起反應出來。

細胞分子矯正治療對焦慮型憂鬱症十分有效。就我的經驗當中，在焦慮型憂鬱症的患者當中，有一大部分的人承受各式各樣的營養問題，從過敏到依賴症皆有。在焦慮型憂鬱症患者中，當給予適量的營養治療時，有相當驚人數量的男性與女性擺脫了慢性疲勞、無力感，以及憂鬱。其他人可能需要輔以藥物治療。當憂鬱症爲主要症狀，則加入抗憂鬱藥物的使用。而當焦慮症爲主要症狀時，則使用抗焦慮藥物效果最好。時常會無法確定哪一種症狀爲主要症狀，但治療樣本測試會決定：如果抗憂鬱藥物使病情惡化，那麼主要病症便是焦慮症；如果煩寧（Vlaium）或優柏靈（Ubrium）使病情惡化，那麼主要病症便是憂鬱症。有些病人需要抗憂鬱藥物及鎭靜劑的綜合治療。雖然我認爲最好憂鬱病人在減少藥物劑量前，好轉現象要持續達六個月。

第一型憂鬱症比較必須要仰賴藥物。這些憂鬱症較爲頑固，而且可能並非由營養因素所引起。他們是新陳代謝疾病，但截至目前爲止，他們的病因尚不清楚。三環抗憂鬱藥和較新的抗憂鬱藥，像是單胺氧化抑制劑（amine oxidase inhibitor）這些一般性的藥物都有在使用，少部分的病人會同時使用兩種藥物。對有些病人而言，除了使用電痙攣療法（electroconvulsive treatment）（ECT）之外，無法減輕憂鬱症的情形。現代的治療過程，像是麻醉藥或是其他藥物，明顯較爲安全。如果病人有嚴重的**自殺傾向**，使用**電痙攣療**法是迅速有效的，並能夠保住性命。

躁鬱症的情緒起伏（manic-depressive mood swings）較難以治療。病人較有狂躁傾向，但家人發現鬱症比較容易處理。鬱症的治療方式就如同我前面所述。問題在於**一旦治好鬱症，可能會導致躁症**，而後又帶出另一個鬱症。在我的經驗當中，躁症的情緒是最主要的改變，並伴隨著一段時間的精疲力竭以及憂鬱症。如果狂躁的情緒起伏可以避免，就不會有爾後的憂鬱問題。這就是爲何鋰鹽能夠產生效用；他們保護病人免於躁症發作。

躁症的發作可能源於大腦過度分泌**胺類**（amines）物質，作用如同刺激物。躁症的反應的確與過多**安非他命**所產生的過動情形雷同。若大腦分泌太多胺類物質，生化合成這些胺類的機制疲乏之後會進而引起缺乏症。這或許是憂鬱症形成的基礎，這會一直持續到胺類物質的分泌恢復正常爲止。如果胺類物質的分泌大量增加，則會引發另一個躁症。有時一定使用鋰鹽（lithium），避免躁症的發作，再搭配**抗憂鬱藥物**以避免**鬱症**產生。**躁症**的發作需要**鎮靜劑**的幫助，這時通常都需要大劑量。

　　鬱症及躁症都會產生一種正向回饋系統，會惡化病情。憂鬱病人時常因刺激而感到疲累，想要多睡一點。這種病人通常變得傾向獨處、避免訪客，並提早上床睡覺，也較晚起床。這些正是促使憂鬱症持續或是惡化的因子。證據顯示減少睡眠可以抑制憂鬱症的發作：在一個研究當中，保持24小時清醒的效果並不亞於抗憂鬱藥物。有憂鬱傾向的人應該要正好與習慣相反：避免與外界隔絕、減少睡眠時間（晚睡並早起），並強迫自己多做運動。這些措施與細胞分子矯正療法結合便能防止週期中憂鬱部分的發生。

　　在躁症方面，也有一個同樣不利的正向回饋系統。躁症病人尋求太多刺激物。他們太過興奮或忙碌，以致於缺乏睡眠時間，並一直找事做，因而加速躁症病情。其中一名躁症病人，在相當良好的控制之下，開始另一波的躁症行爲，變得太過活躍。他在沒有徵詢我意見的情況下，自行飛往拉斯維加斯，三天三夜不睡覺，也因喝了太多酒，變得無法控制地躁動。他被遣回加拿大並送入醫院。一個躁症病人應該要與他人隔離，並試著**多睡覺**，如有必要則輔以藥物。基本上，如果病人一個晚上睡7～8個鐘頭，我是不會擔心的。然而，病人不能僅依賴調整這些生理作息的方式來避免躁症或鬱症的發作。

成癮

　　治療所有的成癮現象必需處理兩個層面：**戒除期**以及**慾望回復期**。所有成癮食物及藥物的戒除都會引起**神經緊張、焦慮，以及其他不舒服**

現象的增加。我曾看過一名成年女性，她突然**戒除牛奶**，卻引起自殺傾向的憂鬱症，因此不得不被送進醫院。**戒除糖**會導致許多「**冷火雞**」（cold turkey）症狀，猶如戒除海洛因的症狀一般。大多數的吸煙者都經歷過戒除期。事實上，這些戒除症狀每天會發作高達100次，讓每位戒煙者忍不住又拿起香菸。

　　如果戒除者大量地食用某一種食物，最好謹慎地讓戒除者緩慢戒除。肥胖男性與女性都知道戒除症狀為何，即使他們不知道那種不舒服、虛弱、飢餓的感覺正是因為缺乏食物所引起的戒除症狀。長時間斷食的第一個階段就是由食物引起的戒除症狀。他們並不是真的餓，因為到了第四天或第五天時，症狀並沒有出現。如果這些症狀真的是由飢餓引起，情形便會更加嚴重。在一段更長的斷食時間後，真正的飢餓症狀便會產生。

　　一個人不需要吃大量的食物來讓自己上癮。即使適度的咖啡飲用者**停止喝咖啡時**，也會產生戒除症狀。症狀有時會因為害怕戒除而更加惡化。藥物成癮者如果耳聞過「冷火雞」戒除症狀，他們的戒除過程會比那些較不害怕的人來得困難。讓病人安心可以避免恐懼以及驚慌的狀況。

　　清水斷食法（water fasting）配合戒除非常有效。在斷食期間，高血糖及低血糖間的擺盪終將停止。但如果在戒除的期間攝取食物，特別是吃錯的食物，這些血糖的高低擺盪會大幅地放大。在波士頓一間知名醫院裡的**酒精中毒**病房，他們將賀爾蒙，像是促腎上腺素（ACTH），與其他治療方法作比較。負責的神經科醫師告訴我他們能做的，只是將酒精中毒者安置在床上觀察，等待他/她主動開口要食物。而那些病人事實上正在接受戒斷酒精的斷食法。食物成癮者（更貼切的講法是垃圾食物成癮者）被用以戒除法治療。成癮者被告知戒除症狀並沒有那麼糟糕，他們能夠應付的。也跟他們保證斷食幾天不會致命，也不會引起嚴重的低血糖症狀。在幾個月的節制之後，對食物的渴望會消失，但如果又去吃會導致過敏食物的話，可能會再度引發成癮。

酒精成癮者需要特別的附加治療，因爲多年的**酗酒**使得身體，除了水以外，**缺乏有用的營養素**，並大大地扭曲身體的新陳代謝。在戒除酒精的期間，可能會有非常危險的**酒精戒斷性譫妄**狀態（delirium tremens）以及/或抽搐的情形發生。譫妄狀態可以首先由靜脈注射非常大量的維生素，接著使用口服劑。最重要的是**維生素B$_3$**，無論菸鹼酸或菸鹼醯胺皆可。（註5）**維生素C**用於補充因酗酒壓力所流失的部分，同時也需要硫胺素（B$_1$），及平衡的**維生素B群**。因爲酒精增加**鋅**及**鎂**的流失，因此應該補充這些礦物質。一旦酒精中毒後遺症的危險消失，就可以減少維生素的劑量。

要治療成癮的第二個階段較爲困難，因爲這與個人動機有關。有高度動機的病人不需要太多的治療。「觸底」是動機的來源，因爲瞭解到酒精所帶來的痛苦與煎熬遠比清醒時所經歷的還要多。家庭與社群所帶來的社會壓力，也會造成動機的增加。動機會因爲經歷疼痛、神經緊張，以及憂鬱而減少。治療的目標在於鼓勵病人堅持下去、改善整體健康狀況，並減少憂鬱及焦慮情緒。整體健康的獲得是由無糖、無過敏原的飲食，加上維生素，特別是維生素B$_3$以及維生素C。戒酒無名會的共同創辦人比爾‧威爾森，或被稱爲比爾‧W，首次公佈一份關於菸鹼酸能夠有效減輕疲勞、憂鬱，以及焦慮的報告。而第一份醫學研究才於1974年公開。（註6）抗憂鬱藥物能夠有效治療憂鬱症。

藥物成癮則有不同的問題。這個問題一樣有兩個階段：戒除期以及避免復發的治療期。我不會說明用**美沙酮**（methadone）代替**海洛因**，因爲那只是將一種成癮藥物換成另一種的做法而一點醫學價值都沒有，縱使這麼做存在有較佳之社會觀感。然而，如果醫界可以接受，我相信細胞分子矯正療法能夠成功治療成癮現象。避免垃圾食物或斷食法能夠容易的處理戒除期，如果病人同意，可補充維生素。最重要的兩種維生素為維生素B₃及**抗壞血酸**。研究顯示大量的菸鹼酸對緩和戒除症狀十分有效，也可幫助成癮者擺脫他們成癮的藥物。（註7）每日服用**30公克**抗壞血酸，加上**高蛋白質混和物**（酵母粉或螺旋藻或優格加上ν3亞麻仁油）以及維生素B群。（註8）這可以幫助成癮者毫無症狀地度過戒除期。8～10天後，開始逐漸減少抗壞血酸的劑量。在使用抗壞血酸治療的期間，病患不會對成癮的藥物產生渴望。菸鹼醯胺作用在大腦的三環類衍生物受體，而抗壞血酸作用於**多巴胺受體**（好度（Haldol）以及其他鎮靜劑也是）。以上所述的維生素都需要很大量地被使用，因為只有低於1%的劑量會進到大腦。

學習及行為障礙的孩童

　　個人化的觀念就跟大氣層一樣深入各處，但除非有很戲劇性的事情發生，否則我們不會意識到它的存在。當人們看到個人化（individuality）法則不被遵守時，會感到驚訝。我們或許對個體的存在感到安逸，因為個體形成演化以及文化。一開始的隨機變化進而轉變成哺乳類動物文化的驅動力，也因而產生了辨識個體的可能性。個體身分的確立讓母親與小孩，而後父親與小孩的親密關係得以建立，並產生家庭，這是人類文化的基礎之一。人類嬰兒通常在出生後的六個月內開始建立關係，但也有人需要更多的時間建立連結，但也有些人從未建立。

　　為人父母向來不容易。如果母子間沒有關係，那就更困難，或是關係錯位，嬰兒便無法以適當的反應來回報母親的對待。如果小嬰兒從來沒有以微笑來回應母親，母親更加難以對小嬰兒微笑。一個消沈或生病不笑的小孩，其母親的長久性格就是沮喪以及抑鬱。透過母親來判斷生病的小孩何時好轉並不難。當母親的心情是愉悅的、較不憔悴的、較樂觀時，我們就幾乎可以確定他們的小孩已經開始好轉。許多母親都曾描述，當他們第一次看到他們的孩子有正常的反應之後，他們的感受為何，那是他們以前從未曾見過的。母親常被精神科醫師告知他們自己是讓小孩生病的原因，無論是刻意或是潛意識衝突的擺盪所造成，將這樣的一個輕率的想法加諸在母親身上，會造成一個沈重的負擔。將**罪惡感**加諸到人們的負擔上常常讓問題惡化。

精神與行為疾病

　　許多有學習以及/或行為障礙的小孩並不會對他們的父母做出適切的回應，或只是偶爾會。這對有精神分裂以及自閉的孩童是個嚴重的問題：他們看似冷漠，不會適當的回應溫暖及正面的接觸，也不會對處罰或是制裁有所反應。這就是為何用來塑造正常孩童的行為技巧對自閉以及精神分裂孩童缺乏效率的原因。嬰兒會拒絕摟抱，被呼喚時也不會驅前，也不會試著贏得父母的認同。他們主要的動機在於追求個人的興趣，但可能會是破壞性的以及怪異的，並常常令人難以容忍。每個一時興起的怪念頭或是幻想都必須被立即滿足，如果制止他們，災難就會來臨。這種持續不斷加諸在父母身上的負擔十分沈重。父母需要特別付出心力去維持某些表面的秩序，以保護兄弟姊妹，或是保護生病的孩子避免發生自殘行為。有些父母難以壓抑的沮喪情緒，讓他們害怕他們會毆打孩子，造成孩子的傷害，而這的確發生在某些父母身上。

　　我認為許多被毆打過的孩子感到不舒服，但無法適當表達來讓父母知道，因為父母本身可能也有相似的緊張或是憂鬱的情緒，並透過不當的方式表達出來。這些生病的孩子似乎在情感上沒有與父母連結，或許是因為他們的感覺機制有缺陷。有些孩子可能沒有認知到父母也是獨特的個體，而這是病人對我所描述的一個罕見的症狀。如果嬰兒因誤認而無法認知到母親是個獨特的個體，那麼對產生連結的感知錯覺已經十分嚴重。如果嬰兒不認得他們的雙親，就會缺少一個人類家庭的基礎。

自幼從未見過母親的物種，像是**烏龜**，採取了不同的機制以確保生存。烏龜孕育大量的後代，基因上的遺傳程序機制遠比哺乳類要多。獨特性以及辨識性有如此重大的演化優勢，於是很迅速成爲哺乳類的常態。這已經變成**遺傳**的功能，獨特性是很正常也是應當的。這種明顯的屬性讓我們變得特別，也是人體內大量的生化以及生理反應的最終結果。這些生化及生理反應**決定我們所需的營養**，以及我們如何對吃進去的食物做出反應。人類差異很龐大，營養需求的不同不像是**身高**和**體重**的差別而已，而比較像**能力**與**創造力**在不同的人身上可以有上千倍的差異性。

診斷學習及行為問題

有許多診斷名詞被用來描述這些孩子，包括智能障礙、細微腦部損傷、過動、注意不足過動症（attention-deficit/ hyperactivity disorder（ADHD））、自閉症，和精神分裂症。幾年前，我算出有**多達100**個不同的**診斷疾病名稱，但大部分意義不大**，常常只反映出診斷醫師的偏見以及**興趣**，並非眞正的症狀。

我一直**反對**使用某幾個字。「**智能障礙**」（Retardation）是其中特別差勁的一個名詞，因爲它讓孩子帶入**智力分組**，而非得到**醫學治療**。這個標籤無疑是錯誤的，只會將孩子引入死胡同。有些孩子的確是因爲**新陳代謝**的因素，讓他們無法學習，這些因素包含知覺上的錯覺，思考及記憶的幻覺，還有過動以及憂鬱的症狀。一旦這些問題解決了，那些看似**智能障礙的傾向都會消失**。

智能障礙一詞僅是描述學習較爲緩慢或是怪異的孩子，但這不是一個診斷名詞。我也不喜歡「**細微腦部損傷**」（minimal brain dysfunction）這個詞，因爲這聽起來就好像是永久性的腦部傷害。這個詞對父母而言，就像智能障礙一詞一樣嚇人，也同樣錯誤。由此可見，幾乎所有的診斷名詞都沒有指出應該使用何種治療方法，當中僅有**幼兒自閉症**（infantile autism）可以以**比哆醇**（**維生素B$_6$**）治療，還有精神分裂也有顯示出特定的治療方式。

細胞分子矯正醫師偏好運用目前所知的症狀以及其特定的成因來解決問題，像是**大腦過敏症**（cerebral allergy）、**維生素缺乏症**或**依賴症**，或是**礦物質吸收問題**等。這些分類大項都還根據過敏的類型以及所需的維生素或礦物質分類成項。有學習障礙的孩子大多有熱量過剩或是營養缺乏所引起的**新陳代謝問題**。然而，有小部分的孩子是由各種**心理因素**所引起，像是破碎的家庭、家暴或是病理等問題。在診斷的過程當中，醫師必須決定引起問題的區域，因為用維生素治療由社會心理因素引起的症狀，和用心理治療或是家庭諮商去治療有營養問題的孩童同樣是錯誤的。不幸地，上述的第二種錯誤至今還是較為常見。

下列診斷問卷對有學習和/或行為障礙的孩童有所幫助：

1. 成因與社會心理因素有關嗎？如果是，大範圍的**社會心理干預**可能是必要的。
2. 成因是新陳代謝引起的嗎？
   - 大腦過敏症
   - 維生素缺乏症及依賴症
   - 礦物質問題
   - 遺傳問題
   - 不明原因

自1967起，我開始使用簡單的問卷來衡量孩童對治療的反應為何。行為問題是透過觀察以及與熟識孩童的成人討論後所確立。父母與老師在完成這個檢核表之後，會出現可以比較的分數。

行為檢核項目	5分	3分	1分
1. 過動			
2. 不完成作業			
3. 坐立不安			
4. 用餐時無法好好坐著			
5. 玩遊戲時不專注			
6. 破壞玩具、家具等			
7. 話太多			
8. 無法遵從指示			
9. 手腳笨拙			
10. 與其他孩童打架			
11. 不可預測性			
12. 嘲笑他人			
13. 不守紀律			
14. 常陷入麻煩			
15. 語言問題			
16. 脾氣暴躁			
17. 無法聽完整個的故事			
18. 喜好反抗			
19. 難以乖乖上床			
20. 易怒的			
21. 魯莽的			
22. 在同儕間不受歡迎			
23. 沒有耐心			
24. 說謊			
25. 容易發生意外			
26. 尿床			
27. 具有破壞傾向			
合計			

　　每個選項的評筆分數為：**5分**代表症狀十分**嚴重**，**3分**代表**普通**，而**1分**代表**無此症狀**。最高的分數是**135**，而最低為**27分**。一般孩子的分數在**45**以下。我所測試的800名過動孩童的平均分數大約為**75分**。隨著孩子逐漸好轉，分數應該會下降。這個行為檢核表是以症狀來區別出過動孩童與一般孩童。（註9）

治療兒童的方案

有好幾年的時間，我一直對維生素治療之反應的**不可預測性**感到困惑。有些孩童會有反應，但有些孩童，雖然臨床症狀與其他孩童類似，但治療卻毫無作用。幸運的是，還是有足夠多成功的案例說服我的治療還是有效的。當「**大腦過敏症**」（cerebral allergy）成爲細胞分子矯正精神治療的一部份時，這個謎團得以解開。因而之後有一大部分當初對治療毫無反應的孩童，當確認他們過敏的食物並從飲食中移除之後，他們便開始好轉。第一個診斷問題在於決定孩子歸屬於哪種類型。

大腦過敏症

腹絞痛（colic）以及其他腸胃不適的病史，或是**濕疹**以及其他**皮膚問題**都指出孩童對**牛奶、糖**，或是其他**食物過敏**。小兒科醫師可能曾經改變配方，嘗試找出能夠改善過敏症狀的藥物。即使是喝母乳的幼兒也可能產生對牛乳的過敏反應，可能**因為母親本身有在喝牛乳**，使幼兒產生過敏反應。當杜絕過敏食物之後，幼兒通常會好轉，過敏反應也隨之消失。幾年後，觸發問題的食物開始出現在飲食當中，特別是牛奶，因爲母親認爲牛乳與母乳同樣健康以及重要。一段時間過後，大部分的孩童就能夠開始喝牛奶，原始症狀也沒有復發，一切良好。然而，再過幾年後，通常發生在進幼稚園前，孩子開始變得過動以及/或產生學習障礙。這正是大腦過敏症的反應，而這樣的反應鮮少被父母質疑，更難得被家庭醫師或小兒科醫師發現。過敏症狀的病史在沈寂一段時間後，反而以學習及/或行爲問題的出現，顯示**過敏**反應是造成問題的主因。有許多孩子同時都有**生理**以及**心理**的問題，像是疹子、氣喘、花粉症，以及鼻竇炎（sinusitis）（也常稱爲**慢性感冒**或近似於**經常性的感冒**）。家族可能也有過敏的病史。

　　最後經由排除飲食法（elimination diets）做出診斷，簡單的像是避免所有**牛奶製品**以及所有含**糖**食物，而複雜的就是**輪替飲食法**。如果一個孩子因為對牛奶過敏而導致過動，在幾週下來的無奶飲食之後，症狀就會好轉。這樣的飲食所帶來的改變可以是非常戲劇性的。透過再度加入牛奶至飲食中而引起立即的復發，可以確定診斷之正確性。在戒除過敏食物時的超級敏感狀態下，會產生如此的反應是一定的，而且可能持續長達一年。之後，孩子可能可以忍受4～5天吃一次過敏食物。當孩子對許多食物過敏時，要決定哪幾種食物是發病原因更是困難，而且對大一點的孩童而言，一日斷食法可能是必要的。在斷食之後便將個別食物加入飲食當中。同樣的治療方式（避開或是輪替食物）也在4～5天的輪替飲食法中使用。有許多孩子對特殊的飲食法有所反應，像是芬果飲食控制法（Feingold diet）。（註10）有些過敏的孩童也需要維生素的補充。最常被使用的是抗壞血酸（**維生素C**），每日500～3000毫克，以取得其抗組織胺的特性（維生素C的分子能夠破壞組織胺分子）。也可能需要維生素B_3，市面上通常是使用菸鹼醯胺，以及比哆醇（**維生素B_6**）。對牛奶過敏的孩童通常需要補充比哆醇以及**鋅**。過多的牛奶（每日三杯或更多）與皮洛魯亞（pyroluria，一種類自閉症）有高度關連。這可能是因為牛奶的化學組成富含**太多蛋白質**（**因此增加比哆醇的需求量**），而含太少的**鋅**和**鐵**，但是含有**大量的乳糖**。

糖癮 —— 青少年反社會行為的誘發因子

飲食與**行為障礙**有明顯的關連。因為對某種食物及垃圾食物**上癮**，飲食變得扭曲。日常使用頻繁的食物，像是糖、牛奶、小麥等，也會引起過敏（也就是每日大量食用的主食）。持續使用會使得過敏症狀發展成慢性症狀，並對這些食物上癮。因此，作為一個準則，如果希望快速找出過敏食物，請特別注意討厭或是喜愛的食物。如果是討厭的食物，則沒有問題，因為他們會被食用者排除。喜愛的食物則因為經常食用過多，常常是問題的來源。

既然我們都會吃我們喜愛的食物，味覺會決定我們食用何種過多的食物。糖癮的現象可能從童年時期就開始。對**糖**成癮就如同對**海洛因**或**嗎啡**成癮一般，在戒除期時，病人會有相似的**戒除症狀**（withdrawal symptoms），他們必須脫離「冷火雞（cold turkey）」症狀。這些症狀也會發生在戒除牛奶或其他食物成癮者的身上。這種情形我在不管是孩童、青少年，還是成人身上都看過。

糖癮會有**反社會行為**的模式，以滿足對糖的渴望。

就如同藥物成癮者會搶劫一樣，他們將搶來的東西轉賣之後，以取得的金錢去購買藥物，孩童則會以行竊開始。如果父母直接提供充足的糖或零用錢，成癮者就不需偷東西。但當父母瞭解問題的來龍去脈後而限制患者糖份的攝取，孩童便會開始行竊，首先由父母及兄弟姊妹開始，因為家人通常不會在親人面前將金錢隱藏起來。這些孩童在被抓到之前，會有一段長時間的**小額行竊**行為。如果孩童還在小額行竊過程中被逮到，而父母如能瞭解原因，也合理地但堅定地處罰孩童，那麼行竊的行為可能會就此結束。**一旦行竊模式建立之後，可能就會持續到青少年**，轉而運用偷來的現金換取**酒、香菸、大麻**，以及其他街頭毒品。我們認為**對糖成癮是青少年反社會行為最重要的誘發因子**。糖也會影響成癮者的**判斷力**。在**低血糖**的影響之下，更難控制**反社會**衝動。

讓所有的孩童**遠離垃圾食物**或是食用"活"的食物以做為一個準則，並排除任何可能會引起問題的食物。同時開始讓孩童從三種維生素的最低劑量開始服用：**維生素B$_3$每日3次，每次500毫克、維生素C每日3次，每次500毫克，以及維生素B$_6$，每日100～250毫克**。如果孩童在這樣的情況下迅速好轉，即說明飲食是主要的原因，並可考慮慢慢地減少使用那兩種B群維生素。每個孩童都應該持續服用**抗壞血酸**（維生素C）。相反地，如果病情沒有好轉或是只有些微的好轉，代表孩子屬於維生素依賴症的類型，需要**更大量**的維生素B$_3$和B$_6$（如下）。但他們必須一直避免再吃垃圾食物。

如果孩童能夠親身體驗到爲何必須避免特定食物，他們會比較容易遵循治療方案。孩子有個人**主觀的觀察**比父母過多的禁令還有用。**演化產生適應能夠保護動物免於被同一種食物毒害2次**。我們會從經驗中學習適合或不適合吃什麼食物，但要啓動這種學習機制，必須在所吃的食物能很快反應出不適感（過敏）的前提下）。如果吃下去到反應出來的時間太長（延遲性過敏反應）機制便無法被啓動。同理，一個孩子如果在做錯事後馬上被處罰，他就會瞭解什麼是做不得。

食物過敏會轉變成慢性，產生與食物無關的症狀。持續食用過敏食物會讓問題一直存在。爲了產生劇烈的反應，患者首先必須先好轉，如果對糖過敏，可能需要幾週或數月的時間。然後，再度食用糖所引起劇烈以及不悅的反應後，患者就感受到糖所帶來的全面性衝擊了。我曾經將這種方法使用在拒絕配合的孩童身上。他們被要求避免所有垃圾食物六天，在第七天（最好是星期六）開始盡他們所能吃進垃圾食物。大約有一半的病人產生了劇烈的反應，包含頭痛、噁心，或是嘔吐。當劇烈的反應產生後，他們在週日便開始恢復。然而，**其他沒有經歷到劇烈生理反應的孩子，反而變得更加過動、更加暴力，及更加不願意配合。**

維生素依賴症類型

大約有一半的孩童都屬於此種**依賴症**類型，因此他們需要更多的維生素。**維生素B$_3$依賴症的孩童每日需要最少3000毫克。劑量非常重要**，因爲如果劑量太少，對孩子可能會沒有效果。一個每天需要3000毫克才能好轉的孩子對2000毫克的劑量可能是毫無反應的。在孩子好轉之後，可以試著減少劑量，以決定是否能以較少的劑量來維持現狀。**菸鹼醯胺**是維生素B$_3$中較適合孩童的，但即使是很少的劑量，少數孩童還是無法忍受，這時可能需要用到菸鹼酸。我們會告知孩童服用後所帶來的潮紅反應。如果每次所能忍受的最大劑量少於1500毫克，則可以使用菸肌酯（Linodil）（每日**三**次，每次**1000毫克**）。如果孩童能夠承受每次1,500毫克的菸鹼醯胺以及菸鹼酸，那就同時使用兩種物質，以達到每日所需的3,000毫克。

幼兒自閉症與皮洛魯亞症孩童

比哆醇（**維生素B$_6$**）特別爲幼兒自閉症以及皮洛魯亞孩童所需。正常的劑量爲每日100～200毫克，分成三份。最佳劑量是由臨床反應的研究來衡量。比哆醇最常與鎂以及／或鋅搭配使用。

在孩童穩定好轉到康復之前，需要正確服用三種維生素的劑量（維生素B$_3$、B$_6$，以及C）。好轉的情況持續一大段時間之後，才有可能減少劑量。增加劑量是不尋常的情形，除非是因爲孩童成長爲成人後導致劑量不足。父母及孩童都想知道必須要服用維生素多長的時間。答案是：他們要他們的孩子健康多久，就服用多久。

青少年的治療方式

以治療孩童同樣的原理去治療青少年。然而，在青少年時期時，新的問題會產生，因而增加治療的困難度。較多的青少年無法接受他們的病狀或是醫學所定義的模式，並拒絕治療。這並不令人訝異。如果學習障礙或是過動，以及反社會行爲已經存在好幾年了，會讓患者難以接受問題的存在。許多青少年病患可能會有治療失敗的記錄，即使**生化（營養）問題**比個人受到的責備要來得容易接受，但還是表示失敗，就算是單純的**新陳代謝**問題也是。青少年生病期間普遍比孩童更久，也有更長的時間產生為自已帶來障礙的思考及行為模式。另外，有障礙的青少年會有比較多的機會接觸並成為**反社會團體**的成員，因此增強他們的**反社會行為**。

　　治療的切入要根據青少年、父母，以及親子間的關係做決定。情況最嚴重的病患，從童年時期便開始生病，而且只經歷過不健康的人際關係。如果生活中有許多正向因子，那麼病患就還能處理問題。如果正向因子太少，要在療癒機構外治療病患幾乎是不可能的。如果父母夠堅定，能夠承受大的壓力，也能夠處理他們生病的孩子，預後診斷也會更好。一旦青少年開始變得比較正常時，這也就強化了治療程序。

　　大致上，我將這些青少年病患當成成年人來對待。我檢視他們的情況，告知他們問題出在哪裡，並告訴他們要如何做才能轉好。沒有人會受到責備。父母從第一次的會面開始就在場，猶如病人及醫生的盟友一般，一同對抗真正的敵人：疾病。一旦病人接受治療並開始好轉，他們在家裡及在學校的情勢會穩定的改善。但這卻隱藏著兩個危機期。如果病患不管是因為想要或是其他原因而自行停止治療，第一次危機可能隨時發生。**病人可能會很快復發，並且可能很難再度進入療程。**在病人康復並建立信心後，第二波的危機可能因而出現，特別是精神分裂症的患者，因為**他們覺得病已經治癒，已經不再需要治療了。他們會自行停藥，並可能再度復發，回到疾病的循環當中。**

　　病人接受治療越久，快速復發的機率越低。在連續**5年**保持健康的狀態下停藥，如果真的復發，復發的情形較為緩慢，也較容易處理。另外，經過青少年時期之後，病患會以較成熟的態度處理問題，也較不衝動。

維生素保護孩童遠離重金屬危害並減少行為障礙

　　行為問題、學習障礙、注意力不足過動症（ADD、ADHD），以及自閉症近年來的發生率實際上有增加的趨勢。雖然還沒有找出所有的成因，但越來越多的證據顯示**重金屬污染**是一個極為舉足輕重的因素。維生素C可以是其中的一個治療方案。**維生素C保護動物避免被重金屬毒害的功能已**被確立。最近的控制試驗，以酵母、魚、家鼠、野鼠、雞、蛤蜊、天竺鼠，以及火雞為實驗對象，都得出同樣的結果：**維生素C保護成長中的動物避免重金屬中毒**。雖然動物實驗的良好結果不完全能夠套用到人類身上。然而在這個實驗當中，這個實驗所得出的結果證實適用於大範圍的動物身上。維生素C保護人類孩童的可能性相當高。

　　英屬哥倫比亞大學的艾瑞克‧派特森（D. Eric paterson）博士指出，當他任職智能障礙中心諮詢醫師時，發現一名病患血液中的**鉛**含量高出一般人10倍。派特森博士隨即讓他每日服用4,000毫克的**維生素C**。他並沒有料到病情會如此快速好轉。但在接下來的那一年，病人**血液中的鉛含量**事實上有**增加**。但他想到或許是因為維生素C讓血液中的鉛開始流動的象徵（或組織深層或細胞內的鉛筆是放致血液之中），而他也堅持相同的療法。隔年，該名病患血液中的鉛含量已大幅的下降，而且隨著時間過去，幾乎已經偵測不到鉛的濃度，而病患的行為也顯著改善了。

　　全球每年**煤炭**與高**硫**燃料油的燃燒釋放了**30萬噸的重金屬**，其中的10萬噸被美國環境保護署認為是有害的空氣污染。這些污染成分包含**砷**、**鈹**、**鎘**、**鈷**、**鉻**、**汞**、**錳**、**鎳**、**鉛**、**銻**、**硒**、**鈾**，以及**釷**。產業製程都會釋放重金屬，諸如採礦以及提煉金屬。風會將空氣中肉眼看不見的重金屬粒子吹至各地。幾乎沒有母親或孩童能夠避免受污染的空氣以及食物，這也是為何行為障礙問題同時發生在富人與窮人身上。加拿大維多利亞大學的哈洛‧佛斯特博士表示：「**懷孕婦女**需要特別的保護，因為他們的胎兒可能在子宮裡就會受到毒害，進而影響胎兒的發展。除了維生素C，有益礦物質也能幫助避免重金屬的毒害。舉例來説，**硒**可以拮抗（保護身體對付）**砷**、**汞**，以及**鎘**所帶來的影響。」

重金屬一直都是環境中的一部份，人體也因此發展出對抗重金屬來保護本身的機制。這個機制包含依賴維生素的新陳代謝途徑。（註12）透過使用營養補充品增加維生素的額外攝取，能夠幫助加速體內金屬的排除過程。每日攝取額外的**維生素**C以及**硒**能夠保護孩童，幫助他們將重金屬排出體外。一個容易又省錢的營養品補充方法就是每餐攝取維生素C補充品，並搭配含有**硒**的綜合維生素。維生素補充品對孩童而言，十分的安全。（註13）

補充品

用在孩童身上的維生素以及礦物質，同樣可以用來治療青少年，但**維生素B₃**以及**抗壞血酸**的劑量為每日**3,000毫克**，以及每日**250毫克**的**維生素B₆**。自覺生病的青少年只要得到幫助，都願意配合。但不相信自己生病的病人可以找出各種理由拒絕服用藥丸，像是藥丸太大或是味道不好，會讓他們感到噁心等等。我們應該要討論這些問題，而真正困難的問題都應該要被解決。

藥物

青少年比較容易需要一些現代藥物，像是鎮靜劑、抗憂鬱藥物，以及抗焦慮藥物。這些藥物與營養劑和**維生素結**合時會比較有效，也能減少使用數量。鎮靜劑被用來減少激動的精神行為以及緊張，而抗憂鬱藥物則用來治療憂鬱；有一些年輕病患可能同時需要兩種藥物。**鎮靜劑使用越少越好**，病患才能持續在學校或社會中學習。有些青少年的症狀太過嚴重，他們無論在家或在醫院都需要強力的鎮靜，但只要可能，應該盡快減少藥物的劑量，最終停止使用。

茹絲 · 哈瑞爾博士（Dr. Ruth. F. Harrell）冠軍孩童

　　缺乏營養可能引起孩童學習障礙的觀念並不新。有少數研究學者，像是在約翰浸信會的臨床研究，大膽發出警告已有數十年之久。早在1981年，醫學及其教育體制已經開始動搖。哈瑞爾博士以及她的同事在美國國家科學院院刊中指出，**高劑量的維生素**能夠改善**智力**以及改善學習障礙孩童的學習表現，唐氏症（Down syndrome）的孩子也包含在內。（註14）雖然對許多觀察者而言，這個論點實在超出可以接受的範圍，但哈瑞爾博士花費四十年的時間調查維生素在學習上的影響，並不是根據一篇研究就因此發明高劑量的維生素療法。哈瑞爾博士所提出的營養在學習障礙上所扮演的角色最後成功地引起社會大眾的注意，因為**學習障礙是醫學一直以來無法解決的問題**。

　　二次世界大戰爆發時，哈瑞爾博士正在進行第一個她稱為「超級餵食」（superfeeding）的研究。她於1943年在哥倫比亞大學發表她的博士論文：「添加硫胺素（B_1）對學習的影響」，而後在1947年發表「添加硫胺素（B_1）對學習及其他事務處理的深層影響」。（註15）她的研究目的並不在於食物的添加或強化——「添加」指的是提供補充錠。1946年時，哈瑞爾博士在《營養期刊（Journal of Nutrition）》的文章裡頭指出：「**大量**地攝取硫胺素（B_1）能夠改善孤兒不少的**心智**能力以及**肢體技能**。」（註16）在1956年時，哈瑞爾博士觀察母親飲食對後代子女智力的影響，發現「**懷孕**以及**哺乳**婦女如果補充維生素的攝取，能夠提高後代測於3～4歲時的**智商**」。（註17）

　　大多人都耳聞過**腳氣病**（beriberi），而且要在貧窮國家看到人民因缺乏硫胺素（B_1）而產生**肢體障礙**的例子實在是太容易了，而要在美國的教室當中看到**精神障礙**的學生也絕非難事。然而，上述兩種情形都因缺乏硫胺素（B_1）而起，也都因補充硫胺素而好轉。哈瑞爾博士在

60年前才開始著手研究這個領域，並已證明補充硫胺素能夠**改善學習表現**。在哈瑞爾博士的第一個實驗當中，增加硫胺素（B_1）攝取的孩童，比起安慰劑對照組，能夠提高**25%**的學習能力。碳水化合物，包含**糖**與**澱粉**（主食），會增加人體對硫胺素（B_1）的需求。這可能是導致注意力不足過動症及其他學習和行為障礙的一種機制。

維生素B群對**神經系統**功能有絕對的重要性，因此難以想像青少年在營養不良的情況下能夠有良好的表現。特別是，缺乏B群會導致神經功能喪失、記憶喪失、注意力降低、易怒、精神紊亂，以及憂鬱。（註18）哈瑞爾博士體認到**硫胺素**與其它的維生素結合能夠發揮比較好的效用。她運用兩種有效但時常受到批評的營養治療方法：同步使用多種營養素（雞尾酒策略）並使用**高劑量**。在合理的推測下，哈瑞爾博士認為學習障礙的孩童，因為功能性的缺乏症，可能需要高出平常劑量的營養素，她一開始就強調硫胺素的使用，之後也提供各種不同的營養補充品。

在美國全國健康營養問卷調查（NHANES III）1988～1994年的資料分析顯示，超過85%的美國小學生並沒有達到或超過每日所應攝取的五份蔬果量。（註19）此外，有20%的孩童卡路里的攝取來源多從垃圾零食，像是汽水、餅乾，以及糖果而來。雖然認定所有的學習及行為障礙全都是由不當的維生素攝取所引起，實屬言過其實，但的確有部分是這樣的情形。行為缺陷經常在營養缺乏被確認之前出現。

哈瑞爾博士預期高劑量維生素的使用會帶來「爭議以及強烈的抨擊」。（註20）她想得沒錯。許多廣泛宣傳要嘗試「複製」她的研究，因研究者拒絕使用適當劑量而無法得出相同的結果。（註21）縱使有明顯的偏見，不完整或是過少的劑量所帶來失敗的「複製」研究結果卻獲得接受，因此哈瑞爾博士的研究結果被束之高閣。哈瑞爾博士的研究之所以成功，是因為她的研究團隊給予學習障礙孩童的維生素劑量高於其他研究者甚多。簡而言之，哈瑞爾博士發現智商跟營養素的劑量有關。這可能是醫學上最基本，同時也最有爭議的數學方程式。

對此爭議批評的共通點僅是指出：哈瑞爾博士的研究只是草率或無用而已。這不大可能是最後的批評聲；哈瑞爾博士身爲老道明大學（Old Dominion University）心理系前系主任，早在許多批評者出生之前，便已開始進行孩童研究。比較有可能的解釋是，哈瑞爾博士的批評者認爲使用精神科藥物是一個較好的方式，如果要用到任何高劑量物質，也會是高劑量的藥物。維生素治療對製藥公司而言毫無吸引力，因爲無法申請專利的產品，意味著無利潤可言。

維生素與唐氏症

如果有任何正統醫學的阻力來拒絕使用維生素以增強學生的學習，那麼對使用維生素幫助**唐氏症**的孩子，無疑是個巨大的阻礙。反對者認爲營養素無法使第**21**對**三體**（trisomy）**染色體**（唐氏症的基因法）恢復正常。營養治療並不是一種科學幻想，並沒有試著要重新排列染色體，但它可能會幫助人體在生化層面彌補基因上的缺陷。羅傑・威廉斯博士（Dr. Roger Williams），泛酸（維生素B_5）的發現者，將以上的想法變成「**遺傳性營養缺乏**（genetotrophic concept）」一詞。遺傳性營養疾病意指有些人因爲具有瑕疵的遺傳基因，而在疾病好轉前，需要**額外一或多種的營養補充**（先天不足，後天更不可失調）。哈瑞爾博士數十年的研究證明這是非常可行的。

2003年的8月，全國唐氏症協會對維生素治療所宣示其立場：「雖然許多父母花了鉅額的金錢，希望這個治療方式能夠讓他們的孩子好轉，但並沒有證據顯示這個治療方式能產生效果。」（註22）

在這個議題核心通常是（主要是哲學方面）前線之定義以及詮釋上的意見紛歧。首先，就像營養學的傳說所關注的，到底是什麼構成一直排除維生素缺乏症的社會中所定義的「缺乏」？傳統營養學的擁護者認為，任何堅稱孩童中有人患有各種維生素缺乏症，必定是由錯誤的假設推測得來。那些支持維生素治療的人會回應他們，唐氏症造成的「功能性的缺乏症」必須用適當的**維生素補充品**來改善。大多研究者不認為使用多於建議攝取量（RDA）100倍的劑量能夠有效改善情況。

　　另一個被大多人所接受的論點為：即使讓孩童飲食不均衡，也沒有足夠的證據顯示唐氏症會因營養不足而惡化，或是因為足夠的營養而有所改善。這畢竟是一種基因疾病。但基因的確不會在沒有營養的狀態下運作。舉例來說，**維生素E**一直扮演保護唐氏症病人細胞基因物質的角色，意味著補充抗氧化維生素對唐氏症病人而言，是個絕佳的做法。（註23）基本的問題一定是：營養素真的能夠幫助唐氏症孩童嗎？哈瑞爾博士在1981年的研究當中指出，當孩子的智商增加10或15分時，家人以及老師都注意到了。（註24）或許哈瑞爾博士研究中的智商大幅增加，僅是安慰劑效果而已。果真如此的話，那所有的學區都應該要囤積一堆糖錠的庫存。

　　直至今日，正統的唐氏症權威的觀點可以如下面總結：【目前並沒有證據顯示營養治療有用，所以切勿嘗試。】而哈瑞爾博士的觀點為：【我們有理由相信營養治療有效，所以暫且讓我們試試看是否有用。】第一個觀點阻止醫生產生報告，而第二個則促成報告的產生。理論只能發展至此。而嘗試才能發掘真相，哈瑞爾博士這樣的治療讓孩童更加聰明、快樂。她所獲得的結果充分證明細胞分子矯正治療的試驗對每個學習障礙的孩子都有所幫助。

犯罪行為也存在營養因素嗎？

　　毫無疑問地，營養以及行為好壞有強烈的關連。**酗酒**是最佳的例子，因爲酒**精純粹只含卡路里，並無任何其他已知的營養素**。自然並沒有提供任何針對酒精與我們生化的適應機制。不良行爲（反社會以及犯罪）的其中一個主要原因就是酒精，即使行爲者並非酗酒者。行爲原因可能是因爲酒精本身的毒性作用，**長期飲酒導致多種營養缺乏**，或是這些原因的綜合。營養不良的人對酒精較爲敏感，這也就是爲什麼許多酗酒者病得越來越重，越來越無法忍受酒精。這也是爲什麼注意自己營養攝取並適度補充的人，能夠忍受較多的酒精。

健康的飲食能夠降低犯罪率

牛津大學的研究者發現，在年輕人的飲食中**增加維生素**以及其他營養素，能夠**降低25％的犯罪率**。他們的研究從最大的安全機構找來了230名年輕罪犯。半數的罪犯接受維生素、礦物質，以及基本脂肪酸的補充，而另一半的人則使用安慰劑。研究者記錄每個罪犯在實驗開始前的9個月內，以及接受試驗後的9個月內所犯下的犯罪類型以及數量。他們發現接受營養補充的實驗組，與對照組相比，**違法率**下降25％，**暴力犯**罪率下降40％。因此這個研究者總結指出，改善飲食可說是個減少犯罪率經濟有效的方法。（註26）控制實驗證實了這些觀察現象。許多研究指出，**無糖**以及**無精緻麵粉**的飲食讓實驗組實驗對象的行爲較爲正常。（註25）這個結果在**高血糖**的患者身上最爲明顯，而高血糖患者人數佔了住院病患的75％以上：在美國及加拿大的拘留中心裡發現，只要減少拘留者**蔗糖**的攝取量，便能顯著地減少紀律問題。

純糖類（蔗糖、葡萄糖、果糖）的攝取是**不良行爲**的主要原因，因爲糖類發酵後，就容易產生酒精。酒精與糖有密切的關係。糖不會使人醉；可是它會在不知不覺中產生影響，但經過數十年的攝取之後，它可能相當有害。糖鮮少在胃中被酵母菌轉變成足夠份量的**酒精**。以致於讓人酒醉。人體能夠適應少量天然的糖，像是成熟果實中所含的糖份。細胞分子矯正醫師觀察糖所引起的不良行爲已經有數年之久。這樣的結果對其他只跟隨營養師的醫師及其他跟隨均衡飲食迷思的支持者而言，是很震撼的；因為如果按照均衡飲食的概念，人們可以攝取這些有毒物質，只要伴隨吃進各式的食物。客觀的觀察者長期以來一直強調**精緻的碳水化合物**，特別是**糖**與**澱粉**、**酒精**，與**不良行為**有所關連。這些觀察者包括教師，因為他們在**萬聖節**過後，觀察到他們學生的變化，而父母看到糖如何在幾個鐘頭內改變他們孩子的行為，獄警也看到糖對慣犯行為的影響。

糖可能不會是造成行為問題唯一的兇手，因為**高度精緻碳水化合物的維生素B群含量低**，這影響到**中樞神經系統**功能。精緻的碳水化合物害處不只是因為他們使飲食不均衡，還因為他們時常是**過敏原**，因此導致不良行為的產生。在一個研究裡頭，26名的慣犯當中有88%有**低血糖**的情形，並且對所知食物以及環境過敏、過敏性**鼻炎**以及**皮膚**問題都有很高的罹患率。他們當中有許多人每日喝5～10杯8盎司的**牛奶**（編審註：過多的牛奶攝取，其中大量的蛋白質成分在人體肝臟中產生「葡萄糖新生作用」（gluconeogenesis）因此攝取過多牛乳等於攝取過多的碳水化合物），還過度攝取高糖份的柳橙汁或蘇打飲料。當**奶製品**以及**糖**類從他們的飲食當中排除時，鼻塞的情形減少，他們的皮膚問題也改善了，也變得較有活力，他們的行為變好（**較少敵意、較不具有侵略性、較不易怒，也較不憂鬱**）。（註27）

許多人對**食品添加物**以及某些食品**過敏**。超過3,000種的食品添加物可在北美的食物中找到，每人平均每年攝取大約**10磅**的食品添加物。班哲明・范戈醫師（Benjamin Feingold）首次提出**食品添加物會使孩童產生不良行為**。（註28）他當時受到許多不合理與不正確的猛烈抨擊，但細胞分子矯正治療師以及數千名父母證實了他的發現。起初，范戈博士並沒有注意到**糖類**也會引起不良影響，因為許多加工食品同時含有糖以及食品添加物，讓孩童避免糖或添加劑的攝取會產生同樣的效果，最後是混淆試驗的結果。**食品添加物**和**糖**影響了許多孩童，兩者結合起來可說是非常具破壞性的。（編審註：多種的食品添加物如人工色素，已被證實可以突破血脂屏障（blood brain barrier，BBB）直接影響腦部運作）

幾千年來正統醫學所抱持的立場認為**飲食因素會引發精神病狀**。食物「無法」引起不良行為的觀點是近代才產生的。（註29）事實上，現代飲食並未經過測試，是一種實驗性的飲食，也沒有任何控制研究針對糖類以及食品添加物的影響。

一個心理學家研究指出，針對使用營養素去改善行為的方法做出總結：「古人認為健全的心理存在於健全的身體當中，而在啟蒙週期時，普遍認為許多現代精緻的碳水化合物及含有許多食品添加物的方便食品，無論對心理或身體都是無益的。比較令人訝異的是，對於這種營養對維持心智功能的重要性，官方或將成為官方的人士不是妥協就是採取非理智的反對。但證據顯示，許多有精神以及行為問題的患者，無論是正在接受藥理、社會、心理、監禁的措施，或是沒有接受治療的，都可能會因營養調整而受益。在有些例子中，改善營養攝取會排除或減少其他治療方法的需要性。」（註30）

沒有人聲稱「所有」的反社會以及犯罪行為都是由不當的營養攝取單獨造成。但不良行為的一個非常重要原因卻完全被忽略，而其他行為修正的形式一直受到大規模的研究，也受到廣泛運用。當檢查過所有成因，而所有的治療方法都應用處理大部分相關的成因變數時，治療的結果會有大幅度改善。最近研究顯示犯罪行為與生物遺傳有關。有丹麥的研究者從14,000個收養案例擷取資料，發現罪犯父母與孩子的犯罪行為有顯著關係，即使孩子被外人收養也是一樣。（註31）因此他們總結出，生物遺傳傾向包含某些犯罪行為。營養上，一個人從父母遺傳到的是增加飲食因素敏感度，進而導致判斷力下降，以及增加衝動行為，和增加自我中心的傾向——這些全都是犯罪行為的因素。或許遺傳到的是對**酒精、糖、過敏食物**，以及**食品添加物**的敏感度，要解決問題的方法之一就是特別注意雙親之一有過犯罪行為的弱勢家庭。讓這些弱勢家庭的孩童接受適當的飲食，可能可以斷絕遺傳與犯罪行為的關連性。

酒精中毒是一種營養疾病，無疑地，酗酒者比起一般人要容易產生反社會以及犯罪行為。酒精幾乎就是單糖類（simple sugars）的替代品——酒精缺乏任何食物的所有元素包含蛋白質、脂質、複合碳水化合物、維生素，以及礦物質。酒精引起普遍的營養不良狀況，並加強對其他食物的依賴，以取得所需的營養來中和及代謝酒精的影響；**酒精本身**就是一種**毒品**。**酒精成癮**的症狀與**糖成癮**的狀況十分相像，成癮者會做出任何事來取得糖或酒。我們社會中的酗酒者有大部分是由糖成癮者轉變而來。

精神分裂與**犯罪**的關連性也為人所知。精神分裂患者就跟一般大眾一樣守法，但當他們犯下罪行時，他們所做的事情比較怪異以及無法理解，因為他們的行為是因知覺以及思考障礙症狀而起。如果每個精神分裂患者都被治癒，犯罪事件也會相對減少。尿液中的kryptopyrrole（KP，一種由**血紅素**合成的副產品）是另一種標記區分出較容易產生異常行為的群體（精神分裂患者以及非精神分裂患者）。（註32）在一個研究群組中，有**14**名研究對象被控告有嚴重犯罪行為，其中**10**名的KP測試檢測出陽性反應。他們所犯下的罪行包括違反道德行為、偷竊、詐騙、武裝搶劫，以及槍擊員警。剩餘沒有被檢測出KP的4個人僅犯下輕微的罪行。他們經過治療後都恢復到正常狀態。如果每個有KP反應的人都能夠接受治療，就能夠有效減少犯罪及反社會行為。

我們認為每個犯罪的人都應該接受檢視。只要有任何一種這些生化心理失調情形的人都應該接受治療，調整他們的飲食並攝取適當營養劑同時給予最佳劑量。

癲癇以及亨丁頓舞蹈症

我們於本章節討論另外兩種神經系統疾病：癲癇以及亨丁頓舞蹈症。

癲癇（Epilepsy）

維生素B₃具有抗痙攣（anticonvulsant）的成分，但它們的藥效並沒有強到能夠成為單獨使用的抗痙攣藥物。它們會**強化**標準抗痙攣藥物的療效。我（亞柏罕‧賀弗）曾開立這兩種物質給癲癇患者使用，因為一般藥物對那些病患不起作用；那些病患為了讓病情得到良好的控制，必須服用非常大量的抗痙攣藥物，因此變得**昏昏欲睡**及**反應遲鈍**，無法正常活動。只要增加維生素B₃（1,000毫克，遵照醫囑），病患只需服用抗痙攣藥物一半的劑量，病情便能得到更好的控制，他們也能**在社會中正常的工作及活動**。（註1）

抗痙攣藥物的劑量必須等到病人服用菸鹼酸（或菸鹼醯胺）**數月之後始能減少劑量**。在慢慢減少抗痙攣藥物的同時，必須仔細監視大發作及小發作的頻率以及病人的知覺程度。其他的研究者則發表菸鹼醯胺的抗癲癇效用，還注意到它伴有**強化鎮靜劑**的效果。（註2）菸鹼醯胺對於改善抗痙攣藥物的治療指數（therapeutic index）佔有十分重要的地位，這意味著藥物治療效果增強了，但並不包含藥物的毒性。沒有任何其他的抗痙攣藥物有如此效用。

鎂似乎也是一種**輕度**至**中度**的抗痙攣藥物。（註3）研究發現使用抗癲癇藥物的孩童，血漿濃度（plasma level）中的**維生素E**降低，這

是維生素E缺乏的徵兆。多倫多大學的醫生每日給予癲癇孩童**400國際
單位**的維生素E，與藥物共同使用數個月。這種綜合治療方式降低大
多數孩童超過60%的發病率，而其中半數痙攣發病的頻率降低90%～
100%。（註4）

嬰兒點頭式痙攣（額葉節律不整（hyperarrhythmia））

嬰兒點頭式痙攣（infantile spasms）十分少見，這是發生在嬰兒身
上的一種**嚴重癲癇症**，通常在出生後一年內出現，但症狀可能會持續到
3歲，且預後診斷不樂觀。這個痙攣現象在**3～5歲**左右會消失，並以其
他較為常見的癲癇形式再度出現；有90%的患者因此**智能受損**。發作的
症狀從突然的手臂彎曲開始，以及身軀向前彎曲，大腿僵直。發作的時
間大約持續數秒，並可能會經常發生。

F．A．吉伯斯在1950年代時，發展出使用促腎上腺素
（adrenocorticortropic hormone （ACTH））來治療這個疾病。他嬰兒病
患的父母對治療結果感到印象深刻，並因此成立研究基金會，來資助更
進一步的研究。目前醫師們使用皮質類固醇劑量一般以體重去衡量，每
公斤2毫克，持續使用8～10週，進而緩慢減少劑量。同時也會使用促腎
上腺素，有一些嬰兒對比哆醇（vitamin B_6）會產生反應。

在1983年的11月，有一名約出生一年的嬰兒被其家庭醫師以及
精神科醫師診斷出患有嬰兒點頭式痙攣。該名嬰兒出生時的腦波圖
（electroencephalogram （EEG））顯示正常，但在5個月大的時候轉
變成異常。她的精神萎靡，鮮少活動，大部分的時間都在睡覺。2個月
後，因為她除了進食以外，癲癇不斷發作，診斷因而確立。她開始使用
促腎上腺素以及類固醇（prednisone）的治療，並使用每日30毫克的晚
期高劑量的促腎上腺素。在她3個月大以及6個月大時做了疫苗接種之
後，病情都在隔月惡化了。

當我看到她時，她的腦波圖異常，她的症狀顯現在頻繁的眨眼。類固醇劑量降至每日5毫克。她曾在前一次的住院期間中經歷一次大發作。她整天都在睡眠狀態中（除了進食以外），她可以移動手臂和腳，但停止轉動，她牙牙學語，但不識半字。她這時也從整脊師那裡接受頭部按摩。我開始每日給予那名嬰兒綜合維生素，並搭配礦物質的攝取。

- 綜合維生素配方——維生素A（1,000國際單位）、維生素C（125毫克）、維生素B$_1$（6毫克）、維生素B$_2$（6毫克）、維生素B$_6$（50毫克）、菸鹼醯胺（8毫克）、菸鹼酸（6毫克）、維生素B$_5$（20毫克）、卵磷脂（100毫克）
- 50毫克的麩氨酸（glutamic acid）
- 61國際單位的維生素E
- 70微毫克的葉酸（folic acid）
- 16微毫克的生物素（biotin）（維生素H）
- 鈣及鎂各40毫克
- 2毫克的鋅
- 2毫克的錳
- 16毫克的肌醇
- 16毫克的對胺基安息香酸（para-aminobenzoic acid）
- 12微毫克的鉬

我也加入二甲基甘胺酸（dimethylglycine或稱DMG）（每日3次，每次12.5毫克）至她的配方當中。

當我在十二月底再度看到這名嬰兒，她已經感冒2個星期了。她的病情到那時候已有顯著好轉；她能夠發出更多聲音，體重也開始增加。至2月時，她已經能夠較順利進食，也發出更多聲音了，她已經學得一個字（Dada，意指爸爸），而且從12月起，她再也沒有發作。她也於2月初連續3天接受針灸的治療。

因為她嚴重營養不良，我給予她多種營養素配方，但我並沒有預期到這會對痙攣帶來顯著的影響。主要的抗痙攣藥物為二甲基甘胺酸。研究者指出，當一般的抗痙攣藥物沒有效的時候，使用二甲基甘胺酸幾天過後能夠降低痙攣發作頻率，從每週17次大發作降至每週1～2次。（註5）我有幾名病人產生相似的良性反應。**二甲基甘胺酸**（也稱為**維生素 B₁₅**或是pangamate）在健康食品店裡頭皆有販售，但被大多數醫師認為是毫無價值，甚至是危險的配方。儘管如此，還是有許多人在使用因為他們體會過它的效用，而在其他國家也受到醫師的使用。

其他醫師發現**二甲基甘胺酸能夠加速不少緘默症孩童的語言發展**。二甲基甘胺酸新發現的抗痙攣成分能夠提供一個可能的解釋。我所治療的那個嬰孩之前並沒有發展出語言能力。事實上，她的動作發展曾經退化，變得非常被動、冷漠，因此她不可能與父母有足夠的互動。而語言能力不能在缺乏這種互動的情況下發展。持續癲癇發作會導致注意力不集中及學習困難。一旦癲癇停止發作，她才能開始學習。孩童如果太過安靜，不學習如何說話，可能是受苦於亞臨床症狀的癲癇。如果這些嬰孩的確有亞臨床症狀的癲癇，那麼我們就能夠解釋為何二甲基甘胺酸有修復語言能力的功能，但治療必須要從大腦還有可塑性、還能學習語言的時候就開始。

另一個孩子，同樣無法走路或說話，在使用DMG後，產生顯著的反應。這個女孩出生於1979年的1月，經由母乳哺育直到14個月大為止。她開始走路及說話。而後，一次嚴重的感冒使得哺乳中斷，她因此開始喝牛奶以及食用固體食物。2個月後，情況開始惡化：她開始無法走路，語言發展停止，完全放棄廁所訓練。在2歲時，她唯一的生理異常就是**大腦額葉節律不整**（frontal arrhythmia）。她曾經被懷疑有幼兒**自閉症**，在那時，她已經完全被放棄了。在絕望的情形下，她的母親讓孩子嘗試連續三個月只吃水果的飲食，但病情毫無起色。而後，那個女孩服用鎮靜劑，但卻讓她腦袋昏沈，並產生遲發性運動障礙（tardive dyskinesia）。女孩的母親停止這個治療方案，並採取與精神科醫師相反的措施，開始讓女孩服用少量的維生素。在我看到她的10週前，一名整骨醫師開始給她顱部推拿，才在那個女孩身上產生第一次好轉。

當我在1983年的4月見到她時，她已經能夠說一個字了（Mama，媽媽），但是變得非常躁動，不停磨牙，並且一日睡十二小時。她喜歡被媽媽抱著，享受人類情感，並且能夠站在桌子附近，但還不能獨自步行。我讓她開始無糖及無牛奶飲食，並搭配以下補充品：菸鹼醯胺（每餐飯後500毫克）、抗壞血酸（每餐飯後500毫克）、比哆醇（每日一次250毫克）、比目魚魚肝油（每日3顆膠囊），以及二甲基甘胺酸（每餐飯後50毫克）。6週後，她變得更加活潑、更有反應，也更會說話。6個月後，她的話語又更多，也更會與人互動、更專注，能夠投擲物品與轉身，學習能力更快。我將二甲基甘胺酸每日的劑量提高到300毫克，並將菸鹼醯胺換成同等劑量的煙酸肌醇酯（inositol niacinate）。我也開始加入**多種維生素**及**礦物質**配方。8個月過後，她可以藉著倚靠母親的手稍微行走了。最後一次看見她時，也就是在我的治療方案施行11個月過後，她的身體各部分機能都有所改善了。她的胃口更好，也更加專注，也能夠適度哭泣引起他人注意，也**不再磨牙**，並且能夠站好，倚靠物品獨自行走。這讓她的母親對她女兒的未來感到更加樂觀。

這個孩子自此從未再產生痙攣，癲癇也因此消失。然而，異常的腦波圖，顯示她的前額區有類似電子風暴的狀況產生。這些難道是與嬰兒點頭式痙攣相同的知覺物質嗎？這也是她會對治療產生反應的原因嗎？菸鹼酸也同時含有抗痙攣的成分，因此如果這個孩子有與癲癇相同的知覺，我們不可能判別到底是煙酸肌醇酯還是**二甲基甘胺酸**是主要的抗痙攣藥物。我懷疑是二甲基甘胺酸。二甲基甘胺酸是正常人體的組成分子，是由**同半胱胺酸**（homocysteine）代謝至**蛋胺酸**（methionine）所形成的物質。或許二甲基甘胺酸能夠有效的原因是因爲它矯正了**甘胺酸**或是**血清素**濃度的異常,而以上可能是嬰兒點頭式痙攣的成因。如果醫師遇到有痙攣症狀的幼兒,嘗試前述治療方式是非常必要的。

如此一來,我們便能決定有多少相似情形的嬰孩能夠因此好轉。

亨丁頓氏舞蹈症（Huntington's Disease）

亨丁頓氏舞蹈症（HD）是一種神經疾病,以前被稱爲亨丁頓舞蹈症,可能中世紀時就存在了,但一直到1872年才第一次由喬治·亨丁頓博士（Dr. George Huntington）所描述,而亨丁頓氏舞蹈症幾乎可說是一種後續的想法或是醫學上的好奇心。這種疾病通常發生在**20～50歲**之間,特別是**35～44歲**間,然後在發病後的**20年**間緩慢惡化。**這個疾病根本沒有和緩期**,但可能會在惡化前穩定一段時間。大約有70%的病人在發病後的**15年內**就死亡;只有10%的病人撐過20年。（註6）

全美國每100,000人中就會有**4～7**人患有亨丁頓氏舞蹈症。當醫師對這個疾病更加熟悉時,病例也增加了。除非主動懷疑罹患此病的可能性,亨丁頓氏舞蹈症的病人可能會**被誤診**爲**精神分裂症、神經官能症**,或是其他神經疾病。美國目前大約有10,000～25,000名的亨丁頓氏舞蹈症病患,而還有20,000～50,000名的人屬於該症的危險群。亨丁頓氏舞蹈症在伍迪·格思里於1967病逝後才受到大眾的矚目,他當時已患病長達13年之久。他的遺孀,已故的瑪喬麗·格思里,創立了「打倒亨丁頓氏舞蹈症委員會」,該委員會因爲告知社會大眾這種疾病是如此可怕、如此的嚴重,因而扮演了相當重要的角色。

生理上,這種疾病會導致**全身肌肉不自主的運動**。每個病患都發展出獨特的異常運動模式（舞蹈症）。病患起初會**躁動、坐立不安**,偶爾表情怪異。嘴巴會部份張開,喉嚨的動作會產生**痙攣**,而言語上會有發音障礙；病患可能會變得難以吞嚥及呼吸。眼部肌肉會產生細微的顫動，而且由側面看時，可以看出**眼球會前後移動**。當下肢受到影響時，病患的走路姿勢會變得怪異且不穩定。**疲累**的情形時常出現且嚴重。

精神症狀在生理症狀變得明顯之前就已出現。知覺改變很罕見，但思考障礙卻十分平常。病患會產生**幻覺**，但**注意力仍舊正常**，而精神紊亂的狀態鮮少發生。病患也會產生情緒改變，從焦慮以及憂鬱開始，當症狀惡化之後，病患的情緒可能會變得**興奮**。病患**行為**也會**改變**：大約有20%的病患在被診斷出亨丁頓氏舞蹈症以前，都曾因為**犯罪行為**而受到懲罰。病患變成精神異常時分為兩個時期：發病初期會產生**精神分裂症**狀，而第二次的高峰在中期發生，病患會變得傾向**器質性精神障礙**（organic psychosis）。

亨丁頓氏舞蹈症是一種**自體顯性遺傳疾病**（autosomal dominant genetic disease）（這種疾病的發生僅需要一個缺陷基因）因此，只要父母中有人患有HD，孩子便有50%的機會遺傳到這種基因。沒有亨丁頓氏舞蹈症基因的人無法遺傳這種疾病，當然也不會因此而生病。人們要到生命即將結束時，始能得知自己是否有這種基因。人們還不知道亨丁頓氏舞蹈症特定的病程，因為此症並沒有特定的異常症狀可以作為診斷或治療的依據。最近的研究指出因為遺傳標記是確實存在的，因此我們知道亨丁頓氏舞蹈症普遍的成因為基因造成的。這意味著那個基因所決定的生化反應需要特定種類的化學環境在可能患病的神經系統細胞內或外。HD通常在成人之後才產生的事實說明，特定細胞需要一或多種營養素，以及某種在病人35～45歲時才啟動該基因的要素。

我相信亨丁頓氏舞蹈症基因引導一系列的化學反應，必須要有大於平均的維生素B₃和E。換言之，這是一種雙維生素依賴症。一種依賴症可能在出生時就開始緩慢發展，或是在出生時就存在。壓力以及營養失調的情況必須要持續好幾年才能產生典型的**維生素B₃**依賴症。在典型的症狀出現以前，患者必須持續二十年食用能夠誘發糖類代謝症狀的飲食。亨丁頓氏舞蹈症的危險群可能需要增加維生素**B₃**及**E**的需求，但這種疾病需要經過多年發展才會形成。飲食的品質以及維生素B₃和維生素E的劑量決定發病的時機。如果亨丁頓氏舞蹈症的潛在病人從飲食中**排除垃圾食物**，並輔以適量的那些種維生素，我預計這樣一來會**延遲發病**時間，或**根本不會發病**。如果研究一群同世代的亨丁頓氏舞蹈症潛在病人的營養狀況，飲食狀況最差的人會最早發病，而那些飲食近似於無垃圾（細胞分子矯正）飲食的人則最晚發病。

截至目前為止，尚未發現明顯的生化改變。在一個研究當中，亨丁頓氏舞蹈症病人的**大腦紅色素區**域**含有較少量的**γ-**氨基丁酸**（簡稱GABA）（gamma-aminobutyric acid）以及高肌肽（homocarnostine）。（註7）這指出病人缺乏GABA或許是因為製造GABA和**谷氨酸脫羧酶**（glutamic acid decarboxylase）（簡稱**GAD**）的酵素不足。研究者發現80%的GAD缺乏情形發生在亨丁頓氏舞蹈症病人腦部。（註8）這些紅色素區域的色素是由去甲腎上腺素和可能是腎上腺素而並非二羥苯丙氨酸（dihydroxyphenylalanine）所製造。**氧化的腎上腺色素**（腎上腺素紅）所產生的氧化色素與精神分裂症有關，而這或許能夠為亨丁頓氏舞蹈症的起因提供線索。（註9）

亨丁頓氏舞蹈症還尚未存有治療方式。症狀或許能夠經由藥物控制部分病情，但這個疾病的發展基本上是不受控制的。在這部分，與帕金森氏症有相似的特點，無論是否使用左**旋多巴**（L-dopa），病人還是持續惡化。我還未在文獻中發現任何關於亨丁頓氏舞蹈症病人病情好轉或是停止惡化的例子。

案例分析

1973年A.G.被他的醫生轉介到我這裡來，與他的妻子一同出現在我的辦公室。他們告訴我他患有亨丁頓氏舞蹈症。他們對亨丁頓氏舞蹈症的瞭解比我還多，因為我先前從未遇過亨丁頓氏舞蹈症病人，但我還是能夠從我的醫學訓練回憶中想起這個疾病是無法治癒的。他們耳聞過鉅量維生素療法，因此已經將所有的垃圾食物從飲食中排除並希望補充維生素，但他們不知該使用何種維生素，因此希望我能夠給予建議。他們知道亨丁頓氏舞蹈症是無法治癒的，僅對主要的病情改善抱有些微的期望，但他們希望維生素補充品能夠減緩惡化的速度。

該名病患家族還有其他兄弟。他們的父親以及一個叔叔（父親的兄弟）患有亨丁頓氏舞蹈症，兩人都**精神異常**並在精神病院中去世。家中總共有5名男孩，其中2個是正常的，年紀最大的在療養院中，臥病在床並有精神問題，而最小的病情更加嚴重，在另一間療養院中（一年後去世）。第3個孩子就是A.G.，他的病情穩定地惡化長達20年之久。

A.G.出生於1913年。當我第一次看到他時，他已經從40歲就發病至今。他開始變得神經緊張，在過去幾年更加惡化。他40歲時的體重為165磅，但當我見到他時，因為肌肉組織減少，體重已經下降到130磅。他變得非常虛弱，光是要活下去就已經耗費他所有的精力：進食、穿衣，和照顧自己。他無時無刻不感到疲累。A.G.並沒有產生知覺的改變，但他的思考能力已經開始衰退；他開始有思考障礙（在思考的時候空白或停頓），他的記憶容易錯誤，而且注意力低落。他變得憂鬱、易怒、緊張、神經緊繃。他無法順暢行走，他的肌肉時常抽動，還時常被絆倒。

我同意監控他的維生素補充劑量，但他們瞭解千萬不能抱有康復的希望。

因為我擔心我可能會被指控給予一個無法治癒的病人錯誤的希望。我建議A.G.繼續保持無垃圾食物的飲食，同時加入抗壞血酸（每餐飯後1克）以及強效的多種維生素配方，其中含有：硫胺素（thiamine, vitamin B$_1$）（**100毫克**）、核黃素（vitamin B$_2$）（**25毫克**）、維生素 **B$_6$**（**100毫克**）、**菸鹼醯胺**（**200毫克**）和**抗壞血酸**（**500毫克**）於每餐飯後，以及維生素B$_{12}$（**每週1000微克**）。

一個月後，A.G.不再那麼憂鬱，也變得更強壯，他的注意力較集中，而在那麼多年來，他第一次能夠能在屋子四處活動。我加入**菸鹼酸**（**每餐飯後1000毫克**）、**葉酸**（**5毫克，每日兩次**），以及一些**硫酸鎂**溶劑，以改善肌肉的抽動。2個月後，他表示即使之後病情還是會繼續惡化，但只要他的餘生能夠保持目前的良好感覺，他就滿足了。我將菸鹼酸濃度加倍，並加入**維生素E**（**每日2次，每次400個國際單位**）。6個月後，他的狀況還是一樣，但他已經減輕5磅了。因為他有嚴重的鼻竇炎以及過度攝取牛奶，我讓他禁食奶製品2週。

7個月後，他發現他變得更加疲累。無奶製品的飲食並沒有讓他更好過，因此他又開始攝取奶製品。我認為即使他感覺更好也更強壯了，他的病情實際上並沒有改善。他持續下降的體重並不樂觀，而且他的肌肉還是持續消瘦如多年來一樣。我將維生素E的劑量加倍至800個國際單位，一天兩次。接下來的那個月他增加2磅，而在治療的第11個月，他的體重增加到135磅，這是他發病以來體重第一次有上升的情形發生。他的肌肉開始回復到原先的大小、狀態，以及力量。所有的肌肉顫動以及抽動症狀都消失了。A.G.和他的妻子感覺到維生素E劑量加倍是症狀改善的原因。我再次加倍維生素E的劑量至1,600個國際單位，同樣1天2次，並將菸鹼酸的劑量減少至每餐飯後500毫克。

在治療的第13個月，他的體重穩定地維持在135～136磅。他變得活力充沛，而且他的卡路里消耗量讓他的體重無法上升。他們夫婦倆對於病情的改善感到歡喜。A.G.感覺到菸鹼酸會使鼻腔腫脹，因此我改用同等劑量的菸鹼醯胺取代。第22個月時，他停止服用菸鹼醯胺，以評估是否還需要使用。停止後的幾週內，他便又變得焦躁不安及神經緊張，而且行走時雙腳僵硬，因此他隨即又開始使用菸鹼醯胺。我最後一次見到他，是在開始治療後的第3年，他那時狀況依舊良好。

我使用這幾種維生素是有原因的。當細胞分子矯正醫師使用這種同時使用多樣藥物的治療方式，批評者都不表贊同。然而奇怪的是，那些批評者卻認為混合使用鎮靜劑、抗憂鬱藥物，以及其他物質來保護病人免於毒物影響才是合理的。「**一藥治一病**」的模式使得醫生在治療每一種疾病時，僅使用一種藥物，如果該藥物不起效果，則不提供任何其他的物質。這被認為是一種科學方法，特別是那些雙盲實驗的支持者。當面對沒有治療方法的疾病時，這種「科學」方法呼籲僅使用一種化合物。如果有6種同樣價值的營養素，但不知該用哪一種時，可以下列2種方式進行。首先，可以獨立研究每一種營養素，但這需耗費多年的時間進行研究。科學家沒有什麼好損失的，但病人卻經不起「科學」方法帶來的沈重負擔。然而，**在講求科學化的同時，也可能優先考量病人的福祉**，這樣會較為人道。只要讓病人服用所有的營養素，並期望能產生反應。病人一旦好轉，那麼便可一次減少一種營養素，找出何種營養素是最關鍵的成分。每當遇到無望、逐漸惡化的病症時，這就是我所使用的方法。

在第2個例子當中，T.T.不覺得她患有亨丁頓氏舞蹈症，即使她知道她有50%的機會從她的母親遺傳這種基因。（註10）她的丈夫因細胞分子矯正治療而從精神分裂中恢復，而她的母親住在法國一間精神病院，也患有亨丁頓氏舞蹈症。她認為如果維生素能夠治療如精神分裂這樣嚴重的疾病，那麼維生素可能也能夠避免亨丁頓氏舞蹈症發病。因此她在1978年的12月開始服用大量的維生素。她所服用的維生素如下：維生素E（800國際單位）、菸鹼酸（2500毫克）、維生素C（1,000毫克），以及一錠綜合維生素。1981年時，她表示感覺良好。過去7年來，她都因感到勞累而無法繼續工程師的工作，但開始治療後，她已回到工作崗位上。此外，過去她曾經有感知上的錯覺，使她無法開車，有恐懼感，還失去記憶。在服用維生素1年後，這些症狀已經全都消失了。這個病患到2007年時，情況還是相當良好。

T.T.還未被診斷出患有亨丁頓氏舞蹈症時，她已經有些初期症狀，並且將這些基因遺傳給一個或更多其他女兒，她的女兒們後來也開始使用維生素治療法，也產生良好反應。因此，我們能夠確定哪個孩子比較傾向擁有亨丁頓氏舞蹈症基因，並確定找出避免疾病發病的方法。所有潛在該風險的孩童都應該開始使用維生素治療。那些對維生素治療有明顯反應的孩童可能擁有亨丁頓氏舞蹈症基因，並且應該持續服用那些維生素。我會使用維生素E是因為維生素E的缺乏與動物的營養不良有相當的關係，使用維生素B$_3$是因為它熟知的預防知覺及思考障礙的功能，使用**維生素C**是因為有**抗壓**的效果。其他的維生素是為了平衡這個治療方案，但他們其中有些維生素也可能扮演重要的角色。

對大多數的疾病而言，2個例子不能證明什麼，但對亨丁頓氏舞蹈症這樣罕見的疾病而言，出現2個好轉的病例意義重大，因為從未有人提出任何病人恢復健康的案例。2個恢復健康的病例並不代表每個亨丁頓氏舞蹈症病人都會對治療產生反應，但這的確證明有人會因此而受益。我認為亨丁頓氏舞蹈症的症狀是由數個因素引起的，其中一個來自遺傳，病緩慢進展成為維生素依賴症，這或許是**維生素B$_3$**及**維生素E**的**雙重依賴症**。

我希望我能夠研究一連串的案例，但亨丁頓氏舞蹈症實在是太過罕見，以致於單一精神科醫師僅看過非常少數幾名病人，除非有人能夠特別在慢性精神病院裡蒐集病人。在二十五年來的執業過程，我只看過一個病例。當我將報告提交至《加拿大醫學協會期刊》時，他們因為我沒有進行雙盲實驗而拒絕。史上第一個好轉病例顯然無法產生甚麼效用。我因此轉而投稿至《細胞分子矯正精神醫學期刊（Journal of Orthomolecular Psychiatry）》（註11）。那些自認是科學家的醫師，即使被告知自己的職責所在，至少要做到科學化時，難道不可能精確複製別人的實驗嗎？

最近幾份報告指出營養治療開始受到重視。查爾斯 N.史提爾（Charles N. Still）比較**亨丁頓氏舞蹈症**以及**糙皮病**後，發現他們**臨床上極為相似**。這兩者都是慢性發展的中樞神經系統疾病，最後必定會導致惡質症（cachexia）以及死亡。這兩者通常在人生後半期才產生，並有相似的症狀，同樣也是由類似基因遺傳。這兩種疾病皆沒有獨特的神經病理改變，但兩者卻很相像。我們認為亨丁頓氏舞蹈症是一種糙皮病的症狀表現。除此之外，因為糙皮病是一種多種營養缺乏的疾病，需要良好的飲食以及維生素的補充，因此同樣的方法也應該適用於治療亨丁頓氏舞蹈症。史提爾博士強調病患應攝取適當的卡路里，輔以**氨基酸**、**維生素E**，以及其他維生素。他使用400～800個國際單位的維生素E，飯前30分鐘時服用。他也使用**抗壞血酸**（每日1,000毫克）以**強化維生素E**的功效。他同時也使用少量的B群及額外的**流質蛋白質**（每日50～100克），和多元不飽和脂肪酸Ω3與**卵磷脂**合併使用。史提爾博士因為這個配方而讓患者停止體重下降。（註12）

打倒亨丁頓氏舞蹈症委員會重新印製及發送《讓我們健康生活》雜誌（1980年7月）中的一份報告。許多亨丁頓氏舞蹈症病患描述營養治療是如何幫助改善病情。伊蓮恩提到她的2個兄弟在40歲時就已死亡，其中一個在出院時，6呎高的人卻只有118磅重。除了處方藥物以外，伊蓮恩給那個兄弟飲用營養飲料，其中富含**蛋白質、維生素E、抗壞血酸、B₃、B₆、泛酸（B₅）**，以及其他B群，還有維生素A及D、**鈣、鎂、錳**，和**鋅**。他的體重在一年內增加到160磅。而另外一個卻沒有恢復得像他兄弟那麼好，但他除了亨丁頓氏舞蹈症同時也罹患癌症。這兩個兄弟最後變得較為機警，其中一個人的字跡再度變得容易辨識。史提爾博士在他的文章中提到：「我相信這其中所包含的，是由一種或更多種主要營養素的缺乏而產生的加速老化……我們能夠穩定男性及女性的體重。我們絕對能夠改善一些病人的耐力以及活力，針對那些病人還沒嚴重退化到無法運用所增加能量的程度。」

亨丁頓氏舞蹈症的治療方式

　　亨丁頓氏舞蹈症基本的治療方式為**營養面**的。既然沒有任何其他治療方式有治療理論，也沒有改善任何病情的記錄，那麼營養治療必須及早使用，而且必須是病人所使用的第一個療法，而不是最後一個。亨丁頓氏舞蹈症的潛在病患，如果沒有更早開始，也必須在青春期開始預防性治療。最理想的是，每個可能遺傳到亨丁頓氏舞蹈症基因的**嬰兒**必須從出生就開始食用**無糖**及**無垃圾食物**的飲食。

給所有出生在有亨丁頓氏舞蹈症潛在風險家庭的孩童

1. 細胞分子矯正營養。
2. 補充品（如有需要）：**維生素B$_3$及B$_6$**給過動或學習障礙的病症，而維生素**A**及**D**給有過敏，像是氣喘或是花粉熱的症狀。一般醫師對於細胞分子矯正疾病的指示如下：

給有潛在發病風險的青少年

1. 細胞分子矯正營養
2. 補充品（分成3份）：
   - 菸鹼醯胺（每日100～500毫克）
   - 抗壞血酸（每日1500毫克以上）
   - 比哆醇（每日100～300毫克）

- 維生素E（每日800國際單位）
- 鋅製劑（每日達到30毫克的鋅）
- 錳（每日50毫克）
- 硒（每日100毫克）

給亨丁頓氏舞蹈症患者

1. 細胞分子矯正營養。病人必須確定是否有任何**食物過敏**，並且避免這些食物。

2. 補充品（分成3份）：

- 維生素B_3：B_3對已經存在的**精神症狀**特別地重要。菸鹼酸用以降低血脂濃度。六煙酸肌醇酯（inositol hexaniacinate）（「不會引起充血反應的菸鹼酸」）較能為許多病人接受。建議的劑量為每日1,000～3,000毫克。**維生素B_3用以治療精神障礙十分有效**，精神障礙的問題也常出現於亨丁頓氏舞蹈症病人身上。

- 抗壞血酸：每日3次，一次最少1000毫克（1克）。在有些病例當中，抗壞血酸的劑量必須要提高到亞腹瀉的劑量。如果純抗壞血酸**太酸**，可以改攝取其鹽類的形式（像是**抗壞血酸鈉**（sodium ascorbate）、**抗壞血酸鈣**（calcium ascorbate）、**抗壞血酸鉀**（potassium ascorbate)）。維生素C能夠改善病人的免疫防禦機制，改善組織及細胞修復，並且還有良好的抗壓特性。

- 比哆醇：每日的建議劑量**為250毫克**的**維生素B_6**。如果有明顯比哆醇或鋅**缺**乏的情況，必須提高使用的劑量。比哆醇也含有抗神經質的特性。

- **維生素E**：最好能夠含有天然生育醇（tocopherol）的形式這個劑量為每日2次，每次從**400國際單位**開始增加，直到體重停止下降為止，而調整的頻率為每月1次。可能會需要增加至高達

4,000國際單位。維生素E是一個獨特的**抗氧化劑**，能夠保護動物**免於神經肌肉疾病**。

* **鋅**：使用鋅鹽，**硫酸鋅**（zinc sulfate）（每日1～2次，每次220毫克）或**葡萄糖酸鋅**（zinc gluconate）（每日1～2次，每次100毫克）。如果其中一種引起噁心的反應，則使用另一種。與正餐一同服用。鋅有普遍的療癒成分。鋅缺乏的情形也十分常見。

* **錳**：猛的建議劑量為每日50毫克。 錳有**抗顫動**的成分，並且能夠特別針對**遲發性不自主運動**，遲發性不自主運動為一**鎮靜劑**引起的疾病。

* **硒**：每日200毫克。硒能夠作為抗氧化劑，**以強化維生素E的效用**。

* **必需脂肪酸**：**必需脂肪酸大量存在**於正常的**大腦組織**當中，對健康的**腦細胞膜**與控制人體動作十分重要。病人應該補充必需脂肪酸，**特別是omega-3**。最好的來源為**亞麻仁籽油**以及**魚油**（EPA）（非魚肝油）。月見草油（GLA）也是非常好的來源。

過敏、感染（Infections）、毒性反應、創傷（Trauma）、紅斑性狼瘡（Lupus）及多發性硬化症（Multiple Sclerosis）

　　藥物治療始於人體最初的不適，達到眼所能見或手所能觸的階段，比如說膿腫（boil）或是腳踝腫脹。但是局部用藥只能治療一部份疾病，而且也許只是很小的一部份——剩下的只能由影響全身的代謝反應（metabolic reactions）來處理

　　引起代謝壓力的因素有很多，其中包括：遺傳、營養不良（malnutrition）和饑餓、生物（病毒、細菌、真菌（黴菌）和大型寄生蟲）入侵、創傷、骨折（fracture）、燒傷、一般過敏和食物過敏、**重金屬**及其他物質的毒性反應等等。沒有人會懷疑，健康的人比不健康的人更能抵禦傷害。我們身體的天然防禦能力應當保持在最佳效力的狀態。我們認為，加強營養上的健康能夠提高這種防禦能力，從而減少多種疾病的發病率；如果已經患病，也能加速療癒。

　　即使被大量細菌、病毒或其他有機體入侵，最佳劑量的**抗壞血酸（維生素C）**依然能夠十分有效地幫助身體消滅細菌與病毒。**B群維生素**也同樣非常重要。舉例而言，**維生素B₃**能夠強化身體的防禦系統以對抗**結核病**（tuberculosis）和細菌。原則上，任何（營養）缺乏或相對缺乏都會削弱我們保護自己、有效抵禦入侵的能力。雖然少數有機體（如結核菌）有自我防禦功能，可抵抗人體防禦系統的影響，或至少使其不那麼有效，然而當使用了諸如B₃和抗壞血酸等營養素時，這些有機體一般說來能較有效地被遏制。

慢性念珠菌（chronic candidiasis）感染已成為現今一大問題。目前一些醫學實作顯示，溫和的酵母菌群（yeast colonization）轉化成為主要感染源的可能性增加。研究結果顯示，許多患有不同類型慢性疾病的病患，他們的病情直到黴菌感染得到控制才有所好轉。

這些疾病包括過敏反應、憂鬱症（depression）、精神分裂症（schizophrenia）、多發性硬化症（multiple sclerosis）等等。產生慢性酵母菌感染的因素包括食用富含糖與澱粉的飲食和長期使用抗生素、類固醇（corticosteroids）和避孕藥及汞中毒（補牙）。富含糖的飲食為腸道酵母菌（intestinal yeast）提供了理想養份。少數嚴重酵母菌感染者會產生醉酒反應，因為這些酵母菌有機體會在他們的腸道內形成酒精。抗生素會殺死腸道內的有益菌，如乳酸菌（lactobacillus），乳酸菌減少卻允許酵母菌過度繁殖，因此長期使用抗生素（殺死有益菌）會使得以上情況惡化。皮質類固醇（corticosteroids）和化療藥物（anticancer drugs）免疫系統抑制劑，同樣會加速酵母菌繁殖，避孕藥亦會如此。慢性酵母菌感染會引起慢性代謝壓力（chronic metabolic stress）。治療方案為抗壓力營養計劃外加直接攻擊念珠菌。應採用無糖飲食（低碳水化合物），而且為清空消化道必要時執行斷食（a fast）。

所有的系統性疾病（systemic diseases）都會給身體帶來極大壓力。主觀上病患感到難受、疲勞、無精打采並有可能感到畏寒或發燒等等，不一而足的症狀會因人而異。同樣的人體也有客觀上的變化，如體溫升高、脈搏加快或者減慢、白血球細胞數量變化（編審註：在血液檢查中，通常白血球分類（WBC differentia）中的Monocytes（單核白血球）數量增加，通常意味著黴菌感染）以及其它生化指標變化。同時，營養分隨著尿液加速流失，尤其是水溶性維生素和礦物質。嚴重燒傷後，必須營養素會隨著分泌物（exudate）以及尿液而顯著流失；在消化道疾病中，也有類似的營養素流失。這表明，身體在面對壓力時，會調動必須營養素，但在這過程中**營養素也同時會流失很多**。當維生素在體內可以被合成時，其數量也會顯著上升。因此，能夠合成抗壞血酸（維生素C）的動物在強烈壓力之下，該營養素合成量將提升至四～五倍。在承受壓力下，**腎上腺**（爲人體儲存維生素C最多的器官）抗壞血酸量會急劇下降，氧化抗壞血酸（oxidized ascorbic acid）量會上升。**抗壞血酸對於正常白血球活性**（leukocyte activity）至關重要——**當白血球的抗壞血酸含量充足時，它們能夠吞噬和消滅更多的細菌**。它們酷愛這種維生素，因此，只要身體裡有一點抗壞血酸就會被白血球所佔有，便使得其他組織（抗壞血酸）不足。

一般抗壓療方

在任何療法中，**抗壓療程**都是最重要的一部份。其中必須包括以下營養素的最佳供給量：

- 卡路里，但只通過細胞分子矯正飲食法（orthomolecular diet）攝取。
- 優質蛋白質，以預防並盡可能修復組織損傷。
- 抗壞血酸（使用瀕臨腹瀉劑量）
- 綜合維生素製劑，**著重使用B群維生素**。目前現有的抗壓治療處方一般都很不錯，因爲都含有維生素C以及主要的B群維生素，如B_3和B_6。
- 必須礦物質，如**鋅**（zinc）。大多數人鋅攝取量都處於臨界水平（marginal levels），且在有壓力的情況下，鋅含量會加速耗竭，很容易導致鋅缺乏。即使是禁食引起輕微壓力，仍然會引發鋅缺乏症狀，如指甲表面下方產生白斑（**白堊區域**，white chalky areas）。除了抗壓營養治療外，還應當採取措施減輕焦慮、消除或減輕疼痛，來防止壓力加重。特殊疾病可能需要額外的營養治療。

燒傷與創傷

燒傷，會造成人們**體液**（fluid）、**蛋白質**和許多必須營養素的消耗。燒傷面積越大，消耗情況越嚴重。如今，燒傷中心已意識到供應體液和蛋白質的重要性，並懂得採用移植（grafts）的方法來治療燒傷部位。除了上述方法及抗壓療法以外，還應當使用**大量維生素E，內服**且**外敷**於燒傷部位。我們已經多次看到**小範圍**的**深度燒傷**都能**徹底治癒**，以至於無法分辨哪一部份皮膚曾被灼傷。而上述治療方法只需外敷維生素E。燒傷部位的組織暴露在空氣之中會被氧化，就像切開的蘋果或馬鈴薯一樣。由於血液循環受損，體內的抗氧化劑（自由基清除劑）會變得不是很有效率。維生素E是一種良好的抗氧化劑，外用於燒傷表面，可以減少自由基形成。（註2）因為抗壞血酸也是抗氧化劑，所以**抗壞血酸鈉**（sodium ascorbate）與**維生素E**混合噴於燒傷處，效果會很好。菸鹼酸（**B₃**）可以**減少燒傷肌膚組織液流出**（exudate），因此也可以使用菸鹼酸。

即便疼痛很快得到控制，**挫傷**（contusions）、**擦傷**（abrasions）、**骨折**（fractures）和**手術**都會有形成外傷。現代手術較之過去相對無痛，病患也不會受苦，但在大多數醫院，手術與術後都會給身體造成**創傷壓力**。因為醫院通常沒有察覺最佳營養的必要性或者不知道該怎麼做，所以病患或許要忍受額外不必要的傷痛。我（亞柏罕·賀弗）治療過很多病患，他們都是自上一次入院（通常是接受手術）之後，開始感到疲勞、緊張與不適，這些病痛感甚至持續長達好幾年。

那些懂得優質營養的重要性並且在醫院待過的人，就會知道醫院的飲食質量有多差：碳酸飲料、布丁果凍、白麵包、糖、和罐頭湯，在許多醫院仍被視爲優質飲食。如果給每位入院的病人在準備手術和其他治療的同時，提供抗壓療方，並且在手術等治療之後繼續使用，那麼他們就能更快修復傷口。這一營養建議同樣適用於舒緩其他類型的創傷。

感染

除使用抗壓療方外，**超大劑量抗壞血酸（維生素C）**也應當應用於**各種感染**。這可能需要靜脈注射大劑量（抗壞血酸）。維生素C有助於提高身體防禦感染的能力，並且它**不會干擾抗生素使用**和作用。它對於無法使用抗生素治療的**病毒性感染（viral infections）特別有用**（抗生素無法對抗病毒），因爲抗壞血酸能促進體內**干擾素**（interferon）生成，從而啓動免疫系統，使之對抗病毒。使用劑量多少與病毒感染的嚴重性和致毒性直接相關。一個很普通的病毒性感冒可能每天至多只需要服用**10克**的維生素C；**病毒性肝炎**（viral hepatitis）則可能需要每天多至**100克**，攝入方式大多爲**靜脈注射**抗壞血酸鹽類。（多爲抗壞血酸鈉）

皰疹（herpes），最頑固的**感染性病毒**之一，它也無法抵禦抗壞血酸。**生殖器皰疹**（Genital herpes）和**帶狀皰疹**（shingles俗稱「皮蛇」）需要額外治療。對於這些感染，我建議使用**L-賴氨酸**（L-Lysine）（每日**四**次，每次**250毫克**）、**抗壞血酸**（用量達到腸道忍耐極限）以及**注射維生素B$_{12}$**（**每日最高1,000微克**）（編審註：大劑量的維生素C靜脈注射可以有效降低或完全停止帶狀皰疹療癒後的神經性疼痛，目前台灣地區彰化基督教醫院疼痛科已運用此療法）。生殖器皰疹的治療在本質上與其他病毒感染的治療是一樣的，它取決於使用適量的抗壞血酸，但是反應速度較慢，且病人仍可能復發（雖然痛苦程度較低、持續時間也較短）。

抗生素會殺死腸道有益菌，但對於抑制**大腸桿菌**（E. coli）和**念珠**

菌（candida）都不是很有效。因此，許多使用**抗生素**的病患仍然面臨著**念珠菌**及其它不良菌種過度繁殖（overcolonize）的危險。這可以通過注射幾天腸道外用抗生素（parenteral antibiotics）以及確保飲食不促進酵母菌生長來控制。

這時應食用細胞分子矯正飲食，因為它是**無糖低澱粉**、高纖的食品。病患在使用抗生素的同時，還應當使用抗黴菌（antifungal）藥物或是**抗念珠菌**（anti-candida）藥物，諸如制黴菌素（mycostatin）。這對於需要長期使用抗生素藥物的病患至關重要。最後，還可使用**嗜酸乳桿菌**（lactobacillus acidophilus）使其在腸道內與正常菌群一同繁殖。病患可食用富含以上**有益菌**的食品，如：優酪乳（如果對牛奶不過敏）、自然發酵的**優格**、德國泡菜（sauerkraut）或**益生菌**補充劑。這些食品應當每日隨餐同食，並在抗生素停用後繼續食用。

過敏

抗壓療方可以治療**過敏**。對於特定過敏性反應，某些營養素確能發揮獨特作用。

不管是什麼情況，都要先確定此人對何種物質過敏，然後控制飲食並使用抗過敏療法。有些維生素也有抗過敏特性。

菸鹼酸——菸鹼酸潮紅（flush）其實就是**組織胺潮紅**。50年前，我在12名精神分裂症病患身上做了一個實驗，就是不斷增加組織胺注射量。（註3）每次注射之後都會產生潮紅現象，與菸鹼酸潮紅一模一樣。菸鹼酸將組織胺從儲存處釋放出來，除非組織胺再次飽和，否則那個位置便不再發生潮紅。這就是 什麼第一次潮紅是最強烈的，除非好幾天都不再攝取菸鹼酸，那麼潮紅便不會恢復到最初的強度。在使用維持劑量的菸鹼酸過程中，儲存的組織胺會少很多。**釋放到血液中的組織胺有**

90分鐘的半衰期（half-life）。可以推理的是，因爲攝取菸鹼酸期間只會釋放少量組織胺，所以導致**急性過敏性休克**（acute allergic shock）的反應應該不會太常見。

大劑量菸鹼酸可以**降低食物過敏反應**。在我接觸大腦過敏症（cerebral allergies）病患以前，幫助病患康復，我經常不得不每日使用12,000毫克（12克）或者更多劑量的菸鹼酸。後來我發現，每日服用12克不會有問題的病患，如果減去一種過敏食物，就不再能夠承受同樣劑量的菸鹼酸。此後，他們每日的菸鹼酸攝入量只需要**3克**，有時候是**6克**。現在，我認爲能夠承受高劑量（**12克**或更多）菸鹼酸的人**對一種或多種食物過敏**。所以，大多數人使用菸鹼酸在無潮紅的劑量，這對於所有**組織胺釋出**的（histamine-mediated）**過敏反應都有相當大的減輕作用**。

菸鹼酸還會在同樣的儲存處（如同組織胺之所在）釋放**肝素**（heparin）或**類肝素**（heparinoids）。這些具有數天的半衰期。類肝素對於許多分子都有卓越的清除功能。（抗凝血功能）

我猜想某天我們將有口服類肝素製劑，它不會影響正常血液凝固，但具有寶貴的臨床特性。（註4）它們有可能是有價值的抗組織胺或者是抗過敏物質。（編審註：Ω3的大劑量使用（亞麻仁油、魚油無法被大劑量使用）以證實可以滿足上述的需求，除了有效延長APTT（凝血激酶時間）以外，Ω3可轉化成前列腺素PGE3，亦產生極大的抗發炎與抗過敏效果）

抗壞血酸──抗壞血酸和**組織胺**會**相互摧毀**。釋放的組織胺分子遇到抗壞血酸就會被毀掉。這就解釋了什麼大劑量抗壞血酸對抗**蚊蟲叮咬**會有效果。叮咬面積比較**不會水腫**，也比較**不癢**。

比哆醇──維生素B_6有助於迅速緩解過敏性反應，尤其是靜脈注射維生素B_6。（註5）

　　維生素A與D₃——這兩種維生素可用於治療哮喘（註6），我認爲他們很有治療價值。維生素幾乎能與所有藥物兼容，如果判斷需要使用抗組織胺時就應該使用。

食物過敏

　　大多數的醫生們都懂得，有些食物會使某些人生病。許多坊間傳說以此爲根據。舉例而言，坊間有這種說法，**牛奶**是一種會形成粘液（如鼻涕）的食物。事實上，對於很多牛奶過敏的人而言，的確經常會形成**粘液**。常見症狀有：流鼻涕、鼻涕倒流（postnasal drip）、痰（phlegm），症狀看起來像**感冒**，但通常並非「得了」感冒，而是吃下了過敏食物。然而，大多數（美國）人喝牛奶不見得會引起痰液。

　　70多年以前，沃爾特．阿爾瓦雷茲（Walter Alvarez）曾闡述過，食物會造成焦慮、易怒、精神錯亂等等症狀。在一些報告中，研究人員解釋了某些特定的**過敏**反應是如何引起**神經官能症**（neuroses）以及**思覺失調**（psychoses），但這些研究者卻被人們所忽視。直到1970年代，臨床生態學（clinical ecology）才被引入細胞分子矯正精神病學（orthomolecular psychiatry）。（註7）雖然我們當中的許多人已經由傳統醫生轉變爲細胞分子矯正精神病醫生（orthomolecular psychiatrists），但我們曾一度確信過敏與精神病學無關。

　　到了今日，大多數細胞分子矯正醫生都會檢查病患的過敏狀況。在我的精神分裂症患者中，我曾經讓其中的160人禁食4天。這些病人使用大劑量維生素療法（megadose vitamin therapy）和標準療法（standard therapy）的結果都以全部失敗或是部份失敗告終。但是，在禁食的尾聲，超過一百名病患恢復正常。幾個月內，我改變了整個治療模式：一旦我將過敏因素考慮在內，便極少使用電休克療法

（electroconvulsive therapy）。我現在確信，沒有哪位精神病醫師應該忽略過敏所扮演的角色。

傳統的過敏症專科醫生（allergist）較關注免疫學檢驗（immunological test）而不是病患本身。他們希望對於特定類型的反應保留「過敏」一詞，同時，還有許多人拒絕接受食物會導致過敏的想法。細胞分子矯正醫生通常用「過敏」來形容對食物的不良反應，除非是與過敏無關的直接毒性反應（污染物、添加劑等）。過敏症對食物以及外來分子（foreign molecule）是敏感的。

診斷敏感性

無論是從空氣、水還是食物而來的敏感，都可以通過一般的診斷方式得知。一個人的過敏史可以判定他的過敏反應是否是在嬰兒時期形成的，以及形成之後又發生了什麼狀況。與過敏有關的症狀表現有：**氣喘**（asthma）、**花粉熱**（hay fever）、以及**皮疹**（rashes），這說明其它伴隨疾病也有可能是**過敏**症。我發現，這些公認的體細胞過敏反應（somatic allergic reaction）在**憂鬱症**病患身上有極高的發生率。同時也應該要關注這些病人在營養病史的食物過敏紀錄。一個人對食物的好惡對於確診很有幫助，當與食物頻率表（food frequency list）相結合時尤其有效。從中可以看出哪些食物引起過敏反應。

臨床檢測與實驗室檢測也應用於診斷敏感症。這兩種檢測各有其優缺點。

- **排除飲食法（包括斷食）**——排除引起反應的食物達到足夠長的時間，身體就會停止反應，症狀也就會消失。通常在為期四天的斷食中就會產生效果，或者是排除單獨造成中毒的食品，或者一次排除多種食品。一旦症狀消失，就可以分別再進食這些食物，逐一挑戰。如果症狀再次出現，就可以確定他對那種食物敏感。排除飲食法的優點是對食物的實際檢驗，而且相當可信，很多人不想或是不相信自己可以斷食，且食物檢驗需要耗時幾個星期才能完成。此外，這方法非常經濟。最後，斷食可以呈現生動的例證，證明食物是如何引發症狀。一旦某人在喝一杯牛奶之後經歷「四天的感冒症狀」，牛奶就不會再那麼誘人了。

- **皮下測試法（intradermal test）**──這種診斷試驗中，會使用不同稀釋量的食物萃取物注射進皮膚內（皮下）。比能夠引起反應的最淡濃度更低的稀釋液可以用來中和這些反應（編審註：此為順勢療法的應用）。將這些稀釋液結合起來，每週給病患使用溶液，使其**脫敏**（desensitize）。這一方法需要花醫生和技術人員更多的精力，因此也更昂貴。對於許多人來說，這比禁食及後續食物試驗要容易。但是，在我看來，它沒有禁食法準確。這對於不能或是不願意遵循精確試驗以及所需要的飲食計劃（禁食及特殊飲食）的人來說是最為合適的。此外，脫敏療法允許人們只在原有的飲食上做出最小的改變。這一方法較為傳統，正統醫生以及信賴他們的病患會遵循此法。

- **舌下試驗（sublingual testing）**──舌下試驗，原則上與皮下試驗類似，但更精確，可能是因為此法與生理反應更相符──畢竟我們通常不經過皮膚進食，而是經過消化道粘膜來進食。此法的主要缺點是非客觀因素可能導致一些問題，但如果技巧夠熟練，那將十分有效。

- **放射過敏源吸附試驗（Radio-Allergo-Sorbent Test，簡稱 RAST）**──RAST測量血液中**免疫球蛋白E**（immunoglobulin E，即**IgE**）含量。對於某種特定物質，如果免疫球蛋白E抗體水平高，這意味著該病患對那種物質過敏，然而如果該數值水平低，並不代表不過敏。

- **細胞毒性試驗**（**Cytotoxic Test**）—— 在這個試驗中，白血球（white blood cells）與食物萃取物混合。有毒的食物萃取物會破壞白血球，這一過程可以通過顯微鏡觀察到。對於**白血球損害程度**，可以給出一個粗略的定量評估。一份血液樣本可以用於測試兩百種不同的食物萃取物。這個實驗假設是：如果這種類型的毒性（細胞毒性）可以在體外看出，就能看出發生在體內的類似破壞作用。確定食物毒性後，此人開始實行排除飲食法，避免食用所有測試反應呈陽性的食物。接下來，調整期食用新飲食，他就會好轉，因為白血球已經不再受到持續攻擊。要防止新的過敏形成，他們要遵循一段為期四天或五天的輪替飲食（rotation diet）。經過幾個月後，過去禁吃的食物或許可以重新加入輪替飲食。許多人可能會逐漸發現他們什麼都可以吃，但前提是必須遵循輪替規則。細胞毒性試驗不能測量大部分過敏症專科醫生所定義的過敏症，但可以測量食物敏感症。對臨床醫生而言一個試驗的可靠性是由相關臨床評估為依據，因為是由醫生評估臨床反應所以是公平有效的。細胞毒性試驗對於病患與醫生來說也是同樣簡單的。

通過病例和少數簡單的排除方法，許多人不需要試驗也可以發現他們主要的敏感食物。其他人可能需要一個或多個試驗，我猜想有人可能需要以上所有試驗。（**編審註**：近年來台灣地區診所大多採用ELISA技術的過敏源IgG檢測法（針對本島90～224種常用食物做為檢測項目）以找出患者潛在的延遲性食物過敏源，但由於檢測費用昂貴（自費），上述的方法仍值得患者本身作為參考。）

治療食物敏感

　　一旦確定**食物過敏源**，治療就相對比較簡單。在身體恢復消化這些食物的能力（不再觸發原有反應）以前，這些食物必須被摒棄。有些人幾個月後就可以重新食用這些食物，但有一些案例中，某些食物總是會引起反應。我曾經有一個病患，在15歲時因食用蕃茄引發蕁麻疹（hives），後來65歲再次嘗試時又復發。這被稱為固定型過敏（fixed allergy）。一旦人們明白食物與他們自身健康之間的關係，就能夠發現自己的過敏症。

　　治療方法可以很簡單，但病人也有可能很難遵循診療程序。從舊飲食過度到新飲食可能很困難。人們需要支持、鼓勵和輔導，而且即便如此，他們也經常失敗和感到沮喪。對於那些對甜食敏感的人來說，假期（尤其是耶誕節）可能尤其難熬；一月是成人復發高峰期。最後，那些比較有動力的人會規劃他們健康所需的飲食計劃。在排除飲食法的最初階段，許多病患會進入超級敏感期（supersensitive phase），那時即使是很少量的食物仍然會引發嚴重的反應。也許這是**幸運的**，因為它強化了人們的決心，**不再食用導致他們敏感的食物**。

　　抗過敏營養素已在上述提及。不幸的是，有一些細胞分子矯正醫生對過敏知之不多，甚至有更多的臨床生態學家對維生素和礦物質知道的也甚少。但是全方位的醫生（wide-spectrum clinician）會結合以上兩種療法（排除過敏及補充維生素和礦物質）的優點來進行治療。臨床生態學家曾一度堅決反對食用維生素，現在卻已經開始使用它們，且驚訝的發現其效果相當的好。證據顯示，這些維生素能提高身體清除過敏反應的能力和效率。

毒性反應

重金屬

多數**重金屬中毒**都由**牙醫**造成，因爲他們會使用**汞**合金（amalgams）補牙。過去**汽油**中含有的**鉛**（lead）也是主要來源之一。政府以及公共衛生部門官員都意識到鉛的問題，並敦促逐漸減少在汽油中添加鉛，但這需要很多年才能使得所有的鉛污染消失。剝落的鉛基油漆**塗料**中也含有鉛。**兒童**是主要受害者──他們離地面更近，**而地面上有很多鉛粒子**，他們還有可能把被鉛污染的土或者是受鉛汙染的剝落漆片放進嘴裡。兒童的牙齒或頭髮裡若鉛含量高，將有可能導致**學習障礙**或**行爲問題**。

很少人警覺到，誤稱爲「銀」充塡料的汞合金塡料（mercury amalgam fillings）是**汞**污染的主要來源。牙醫學校教導說汞合金充塡料是安全的，且已被廣泛使用。壞消息是，直到2001年，全美國已使用了**61,500磅**（2,800萬克或**28噸**）汞合金塡料。好消息是，該趨勢正在下降。在使用了超過一個世紀的以汞爲基礎的修復物質後，也是該停止的時候了。現在，越來越多的醫生提供複合（「白色」）塡料（composite fillings），也有越來越多的病患堅持要求只使用複合塡料。口腔醫療機構仍在淡化現有汞合金的危害。《細胞分子矯正精神病學報》（Journal of Orthomolecular Psychiatry）率先警示，汞鑽入牙齒並殘留十年或更久會形成危害。牙醫師貝特西．羅素曼寧（Betsy Russel-Manning）曾收集大量資訊，有關於牙醫所使用的各種金屬、它們對身體的影響、如何診斷身體是否因而異常以及如何應對。（註8）

汞合金（汞合金）是金屬的混合，由銀（65%以上）、錫（25%以上）、銅（6%以下）以及鋅（2%以下）構成。聽起來好像不是很糟糕，但它將與同等份的**純汞**混合，所以**汞是主要成份**。汞是最具毒性的部分，因為它很容易**蒸發**入口，被吸入、吸收，並轉化為有機汞化合物（organic mercury compounds）。這些是**強力具毒性的酶**（enzyme poison），汞也必然會在體內引起可怕的反應。汞金屬還會穿過牙齒進入**牙床、骨骼**和**其它組織**。與大多數人所想像的正好相反，汞不會乖乖的留存在填料所在的空隙裡（而會漏出），顯微鏡檢查可以發現，原先完全填充汞銀的填充處會出現部分空隙。

現已發現汞合金會導致許多疾病，包括**偏頭痛**（migraine）、**多發性硬化症**（multiple sclerosis）（註9）以及自體免疫疾病（immune diseases）。當人們移除汞合金，大量徵兆和症狀也會隨之消失。除非別無選擇，人們應當謹慎使用汞合金，畢竟保護我們的牙齒是至關重要的。其實，有很多非金屬的填充材料一樣好用且更易於取得。或者人們可以使用**黃金**，這是最不易溶解的，所以也是含毒性最低的金屬。只要通過電解作用就能輕易使金屬產生危害：它們會在口中形成微型電池（miniature battery），發出可感覺的**電流**（appreciable current），並給某些人帶來障礙。

一般內科（general practitioner）若發現病患對於標準治療有異常的抱怨，那麼應當意識到**牙科填充物**與疾病之間的可能關聯。他們不能在深入評估以前，就斷言病患的疾病是由神經官能問題或社會心理問題所造成的。醫生們應當仔細檢查口腔，記錄汞合金材料或其它金屬結構的**數量**，並判斷材料是何時填入的。他們可能需要要求每位病患從牙醫那裡取來牙科評估報告。對金屬所造成的損傷評估感興趣或是擅長的牙醫寥寥無幾。然而，他們可以建議病患不再接受汞合金填料，對於某些病患來說，還可以建議他們除去汞合金填料並以複合物取代之。同時，抗壓處方有助於中和毒性反應並增強移除的效果。（編審註：**根管治療**過後（抽神經）的牙齒亦被前述的曼寧（Manning）博士證實**極度具有毒性**，他曾於1993年出版《根管治療的黑幕》「Root canal cover-up」一書，有關口

腔局部與系統感染與近年來研究的印證，請上網詳閱編審的facebook）

　　高纖維飲食大有裨益，因為重金屬會與**纖維**結合。維生素能抵消一些由酶所引起的毒性反應。**抗壞血酸**可與**汞**以及其它**礦物質**結合，並加快其排泄。鑽取出汞合金的過程中會釋放大量汞粒子和蒸汽，所以，在**看牙醫前後都應攝取額外的抗壞血酸**。最後，人們應當拒絕所有的合金材料與**鎳質齒橋**（nickel bridgework）；並要求你的牙醫使用非金屬的填充材料、金、或是含鎳量很低的高級不鏽鋼（high-grade stainless）；生物牙醫專門從事汞合金的安全移除與無毒材料的使用。更棒的是，適當的飲食和口腔清潔，會先降低你需要補牙的機率。

有機毒素

　　有機毒素包括含碳之化合物，如**四氯化碳**（carbon tetrachloride）、**殺蟲劑**（insecticides）以及**植物生長抑制劑**（plant growth inhibitors）。它們都是**酶類**毒物，並且會促進體內自由基的產生。過度氧化會引發許多慢性反應，如**加速衰老**、**癌變**以及**加劇過敏性反應**的擴散。許多城市的供水因為循環使用，因此會含有未清除的微量有機化學物質。自來水消毒時會添加**氯**（chlorine），當它與有機化學物質結合時會形成毒性很強的有機氯化合物（chlorinated organic compounds），並在體內沉積。最好的治療方法是使用抗壓療法，除此以外還需使用大劑量維生素E。**抗壞血酸**會摧毀水溶性自由基（water-soluble free radicals），而維生素E會摧毀脂溶性自由基（fat-soluble free radicals）。如果水被嚴重污染，應該使用**活性碳**（activated charcoal）來過濾清除這些有機氯化合物。

鹵素

　　我們唯一需要擔心的鹵素就是氯化物和**氟化物**（fluoride）。前者是在自來水消毒時添加的，而後者是為降低齲齒而添加的。如果沒有更好的系統可用，氯是必須使用的，因爲如果不殺菌的話危害會更嚴重。有些國家用臭氧（ozonization）淨化水，這可能更好，如果是處理過的水裡不含大量烴離子（一種自由基）的情況下。人們可能會對氯敏感，我的一些病患，他們的病情直到飲用不含氯的水才開始好轉。可以藉由過濾來除去氯和氯化烴分子（chlorinated hydrocarbon molecules），或者在喝每杯水之前加入微量**抗壞血酸鈉**，將其轉換爲氯化鈉。**除去含氟水當中的氟化物是不可能的，所以這種水最好避免飲用。**

毒液（venom）與植物毒素

　　毒液和植物毒素包括蛇咬、蟲咬、少數魚類咬傷或刺傷、有毒或有刺的植物，如毒藤。最好的治療方式是使用抗壓配方，**使用大量抗壞血酸**，如果可行的話合併使用特定的解毒劑或蛇毒血清。大劑量的抗壞血酸已成功應用於中和蟲咬與毒蛇咬傷。（註10）它可以救命。維生素C的**抗組織胺**特性對付**植物毒素**特別有用。

　　許多年前，我被黃蜂螫傷。我驚奇地看著手臂上的傷口處漸漸長成一個類蜂窩（hive）。幾分鐘之內，我吞下了**1,000毫克**抗壞血酸粉末，我認爲這樣的劑量算是高了。然後我觀察那個類蜂窩持續生長了約達十分鐘，直到它又大又紅、色澤光亮、奇癢無比，但是突然它停止生長，很快就幾乎消退了。被螫一小時後，那個螫傷處幾乎消失，而且也完全不癢了。5年前，在大開曼島（Grand Cayman），一個舊識碰到了一種叫「牛搔」（Lagunaria patersonii）的惡毒植物。幾分鐘內，他的手臂、胸部、頸部，也就是他與這個普通帶刺植物接觸的部位，都遭受了難以忍受的劇痛。我馬上給了他**5,000毫克**口服抗壞血酸以及一片苯海拉明（Benadryl）口服片劑。一個小時之內，他感到舒服並且搔癢感也幾乎消失了。

　　抗壞血酸摧毀了**組織胺**，這就能解釋它在對付這些毒素時的有益作用。任何有可能接觸到這些叮咬傷害的人都應當考慮每日服用**大量的抗壞血酸**並且在接觸後**立即增加劑量**。**毒液越危險，劑量也越應加大**，可能需要靜脈注射抗壞血酸鹽，**劑量高達每日10萬毫克（100公克）**。

自體免疫疾病

在自體免疫的情況下，免疫防禦系統因無法辨識敵人與自家人並轉而攻擊自體組織，從而導致疾病，如紅斑性狼瘡（lupus erythematosis）、多發性硬化症（multiple sclerosis）和其它一些病症。前兩種病症我們將在接下來繼續討論。免疫系統出現障礙原因有很多，包括**營養素缺乏、重金屬中毒**（如齒科使用之汞合金填料揮發出的汞）和**慢性感染**（**念珠菌**及其它**真菌**感染或**寄生蟲**）（編審註：或極有可能來自於**根管治療死牙**所衍生的厭氧菌感染，如：肉毒桿菌（botulism））。多重**食物過敏**和敏感問題最後會**鈍化**我們的免疫防禦功能。過多的**自由基**也可能會產生同樣的效果。因此，很多紅斑性狼瘡病患**不能忍受陽光**，這表明他們對陽光的作用很敏感，它會產生使我們皮膚變黑的自由基。接下來我將討論兩種自體免疫疾病，都是我曾診治過的，一種是紅斑性狼瘡，另一種是多發性硬化症。

紅斑性狼瘡

許多年前，一位患有嚴重憂鬱症和紅斑性狼瘡的病患找到我，那時我第一次開始對使用菸鹼酸（**維生素B₃**）治療狼瘡感興趣。治療的一部份就包括使用菸鹼酸，我當時用的時候並沒預料到它會對狼瘡有那麼好的效果。令我驚訝的是，他的狼瘡開始消退，幾個月後幾乎痊癒。第二位病患的反應與第一位一樣好，但是六個月後，他的狼瘡又復發了，而這種維生素與抗壞血酸同時使用的療方，也不再有效了。

在《太陽是我的敵人》一書中，亨利埃塔．艾賴勤（Henrietta Aladjem）描繪了狼瘡如何影響她的生活，如何論斷此病無藥可治，以及她如何依靠自己的力量找到一位保加利亞的教授——很明顯他研究出了一種療法。（註11）他告訴她，**肌肉注射**（每日**1毫升**）**菸鹼酸**對其中一種狼瘡有效，同時他建議她在家開始治療。她在波士頓的醫生不太情願給她菸鹼酸，也不太認可這種療法，但她說服了他。當她的書出版時，她已經康復，並且一直保持健康狀態。

毫無疑問，營養療法對於狼瘡極為重要。或許主流醫學有必要讓它與現代藥物相結合。一般說來，營養療法與補充品相結合時效果更好，而且僅需要使用小劑量強效藥物，也可以更早停藥。狼瘡治療應包括一個過敏檢驗，及通過檢查來判斷是否需要維生素和礦物質補充品以及是否需要任何食物過敏或敏感的治療。

多發性硬化症

多發性硬化症（multiple sclerosis，MS）至今依然難以解釋，並且極難治療。**外來物質**（稱作「異源物」）可能是導致多發性硬化症的一個因素。現今，**阿斯巴甜**（aspartame）被認為是其中一種，這是一種被廣泛濫用的人造甜味劑。神經外科醫生羅素．布萊洛克博士（Dr. Russell Blaylock）在他的著作《興奮毒素：致命的味道》（Excitotoxins:The Taste That Kills）一書中陳述：阿斯巴甜的使用與多發性硬化症密切相關。病例顯示，有的病患在確診多發性硬化症後，在不飲用所謂**無糖飲料**後得以康復。（註12）

另有一些研究者認為，前列腺素（prostaglandins）及其必須脂肪酸（essential fatty acid）前驅物也與MS有關。（註13）**月見草油**對某些多發性硬化症的病患有幫助，低奶脂製品飲食也證明有類似作用。（註14）

這指向脂肪可能是因素之一，但也有可能是因為對牛奶有過敏反應。如果緯度是一個主要因素，那麼我們可以假設這樣一種關係：在寒冷地區生長的動植物必然有較多的不飽和脂肪酸（unsaturated fatty acids）以提高抗寒能力。這就是 什麼冰冷水域的魚類和加拿大北部的海豹，與較溫暖地區的動物相比，含有較豐富的Ω3必須脂肪酸；植物也是如此，寒冷地區的**亞麻籽**和芥花植物油含有的Ω3脂肪酸比溫暖地區的橄欖油、花生油、椰子油要多。居住在較冷地域的人需要較多的奧米加3必須脂肪酸,但是現代飲食與一百年前的飲食相比，那種必須脂肪酸量只占過去的20%。（註15）這種改變的產生由食品工業大量提供烹調油開始，這些都是溫帶植物油，缺乏Ω3脂肪酸。

大量證據顯示，多發性硬化症有許多種呈現，或許有四種或更多。有少數人通過排除飲食法，禁食過敏或敏感之食物而得以康復。第二群人包括一些通過採用大劑量維生素細胞分子矯正療法（註16）而康復的病人，而第三群病患在針對慢性念珠菌病進行積極治療時康復了。第四群病患可能對礦物質敏感。如果各種病症不能夠單獨區分開來，就無法進行控制性雙盲測試（double-blind studies）。同時，我們相信許多人是能夠得到幫助的。

病患在遵循這一複雜的營養治療時，必須非常用心並且具備強而有力的動機。病患必須堅決反對那些對營養治療持否定意見的醫生，他們會用治療費用高昂、恢復速度緩慢等理由公然勸阻病患。如果多發性硬化症發現的早，治療效果會好很多。每一個多發性硬化症病患都需要通過所有可用的診斷方式進行仔細檢查，並從一開始就採用細胞分子矯正療法。家人、衛生保健服務供應商，以及社區機構的支持也都很重要。我們相信細胞分子矯正營養療法比單獨使用治標不治本的藥物治療效果要來得好。

多發性硬化症的維生素療法

最近研究證實，菸鹼醯胺niacinamide（**維生素B$_3$**）是成功治療多發性硬化症以及其它神經疾病的關鍵。一位哈佛醫學院的研究人員稱，菸鹼醯胺能「**非常有效地防止脫髓鞘軸突（ demyelinated axons ）的退化**，改善了行為缺陷（behavioral deficits）。」（註17）這是非常好的新聞，但其實也不算是新聞了。60多年前，加拿大醫生蒙特（H. T. Mount）開始用靜脈注射**維生素B$_1$**（硫胺素thiamine）加上肌肉注射**肝臟萃取物**（liver extract）的方式來治療多發性硬化症病患，肝臟萃取物能提供其它B群維生素。他追蹤關注了這些病患的進展長達27年之久。結果非常的卓越，他並將結果發表在1973年《加拿大醫學協會學報》Canadian Medical Association Journal上。（註18）其實，蒙特博士並不孤單。

早在40年前，北卡羅來納州的醫學博士科蘭納醫生（Frederick R. Klenner, M.D），就已經在使用**維生素B$_3$**和**B$_1$**及其它的維生素B群，維生素C和E以及包括**鎂、鈣、鋅**在內的多種營養素，用於預防和逆轉多發性硬化症。（註19）

臨床觀察結果使得蒙特醫生與科蘭納醫生相信，**多發性硬化症**、**重症肌無力**（myasthenia gravis）以及其它的運動神經元病變的首要誘因就是**神經細胞缺乏足夠的營養素**。透過提供病患細胞分子矯正的大劑量營養素方式，兩位醫生都證明了這一理論。他們幾十年來醫療實踐的成功療效證實了他們的理論是正確的。維生素B群，包括硫胺素（**B$_1$**）和菸鹼醯胺（**B$_3$**），都對神經細胞健康至關重要。當病狀出現後，修復神經細胞損毀就必須使用大劑量的維生素。

一個關鍵營的養素可能就是**維生素D**，號稱「陽光維生素」。1950年，我（亞柏罕・賀弗）對加拿大薩斯喀徹溫省的所有多發性硬化症患者進行了一項調查。後來發現，居住在溫尼伯（Winnipeg）的人罹患多發性硬化症的風險比住在紐奧良的人要高出四倍，沒有人知道 什麼。

了解原因而做了很多的研究調查，甚至檢查了土壤成份，但並沒有明確的解釋多發性硬化症的奇怪分佈。但有一點很明確，就是居住在新奧爾良的人得到的陽光比住在溫尼伯的人多很多。在加拿大，陽光中的紫外線不足，使得無法在四個月內產生足夠一年使用的維生素D。在南方，即使是一天之中僅有部份的太陽照射時間，也可以產生大量的維生素D（數千個國際單位）。

最近的一項研究證實，**日照充足**地區的人們罹患多發性硬化症的概率相對較低；多發性硬化症的高發病率與身體循環中主要維生素D代謝物（25-羥基維生素D）的含量低有關。其它流行病學證據也支持這一觀點，即維生素D具有免疫調節作用，使身體更具有抗發炎免疫的功效。（註20）目前在美國，維生素D缺乏症已達到流行病水平。有越來越多的科學證據顯示，維生素D缺乏症會引起多種疾病，包括**多發性硬化症**、**類風濕關節炎**（rheumatoid arthritis）、**糖尿病**（diabetes）、**心臟病**以及**癌症**。（註21）在治療多發性硬化症時，若要取得治療效果，需要使用**高劑量**維生素D_3。研究結果顯示，病患體內維生素D水平達到生理範圍上限的兩倍，並不會誘發**高鈣血症**（hypercalcemia）或**高尿鈣症**（hypercalciuria），這顯示維生素D攝取量超出現行上限許多，還是安全的。（註22）在牛奶中添加數百國際單位的維生素D是不夠的，因為它只是每日所需多種維生素當中的一種。為治療多發性硬化症，需要持續一年每日攝入5,000～10,000國際單位的劑量。

最近的一份報告指出，體內的維生素D濃度高與罹患多發性硬化症的低風險有關。（註23）

我（安德魯・索爾）有很多朋友深受多發性硬化症之苦。我們家唯一一位多發性硬化症病患就是我的姨媽，但這足以使我下決心預防這種疾病發生在我自己身上。其中一種方法就是服用大量維生素D補充品，在紐約的冬季時間，我通常每日服用大約3,000個國際單位；天氣暖和時，我每日攝入2,000個國際單位。除此之外， 了多曬太陽，我還做園藝活動、每日散步幾英里、騎自行車。這意味著我服用著比每日建議攝取量高出五倍～十倍所建議的維生素D（包括曬太陽）。有人可能會擔心這有點過頭了，我最近做了個血液測試，結果顯示我體內的維生素D含量竟然……很低！尤其是我的25-羥基維生素D水平只有25毫微克/毫升，套句檢查報告裡的話說就是「**顯示維生素D不足**」。我吃驚無比，因為我已經持續一年攝取較高劑量的維生素D，我原以為我的攝取量可能有點高。我作為一個「健康迷」，血液中的維生素D濃度為「不足」，其他人一定也是如此。

　　科蘭納醫生並沒有依賴一種維生素而已，就好像並不是一種藥物對應一種疾病一樣。他是第一位細胞分子矯正綜合營養醫生（orthomolecular polynutrient physician）。服用所有所需維生素，無論是口服還是注射，這需要英勇的執著精神。但是還是有人可以這麼做，並且從中獲益。由於科蘭納醫生的治療方案十分複雜，人們很難遵循，我（亞柏罕·賀弗）使用以下方案，簡單許多。成功治療多發性硬化症的每日方案：

- 菸鹼酸，500～1,000毫克
- 抗壞血酸，3,000毫克或更多
- 維生素D，5,000～10,000國際單位
- 高劑量綜合維生素B群，一日一次
- 必須脂肪酸（魚油），一次1,000毫克，每日三次
- 鋅，50毫克

　　被宣揚最廣的康復病例是來自溫哥華島的戴爾·漢弗萊（Dale Humpherys），使用科蘭納醫生的治療方案後，他的多發性硬化症完全痊癒了。其它病患也有積極的反應，具體內容參見以下《維多利亞報》的報導，這是一份英屬哥倫比亞省維多利亞市的報紙。（註24）

「五名病患擊敗多發性硬化症」

五名病患—全都罹患多發性硬化症—正在維多利亞市靜靜地創造醫學歷史。迄今為止,對於這種致殘疾病還沒有已知的正規治療方法。現在,新療法只需使用簡單維生素,就為這五人帶來了明顯的改善,其中一名婦女的進展,被其醫生形容為「十分戲劇性」。

「JM」是一名42歲的家庭主婦,以前必須用**輪椅**代步。現在她可以走路,甚至**跳舞**。她是三個孩子的母親也是一位退休服務員的妻子,「M」女士開始療程不過才六周時間。但是,「M」女士以及其它四人都是幸運的。因為在維多利亞市還有醫生願意給他們這種營養治療。大維多利亞區另有13名病患也找到了願意提供治療的醫生,他們的療程也已經開始。但是還有10名仍然在尋求醫療救治的多發性硬化症病患但卻被拒絕。問題出在於,醫生對於這種療法沒有經驗,而且此法並沒有被"醫藥專業"正式認可。

"在這裡僅有七到八位醫生願意使用此法」,戴爾．漢弗萊這樣說道,他是此療法的創始人。1975年11月5日,《維多利亞報》刊登了漢弗萊醫生令人震驚的故事—治癒多發性硬化症。一位48歲的音樂老師⋯⋯在遵循由北卡羅來納州里茲維爾市的科蘭納醫生所開出的療法之後,多發性硬化症被治癒了。

科蘭納醫生在一篇醫學論文中概述了這種療法,此篇論文在《維多利亞報》上刊載。多發性硬化症病患受到這篇論文的指引,帶著它找他們的醫生,詢問是否可以嘗試此法。結果十分令人震驚。自那之後,隨著漢弗萊的故事廣為流傳,讀者郵件也從全世界各地紛至遝來。

一位多倫多男性於二月一日飛抵維多利亞市約見漢弗萊醫生,他了找人醫治已經在做最後的嘗試。他曾經幾乎要與輪椅生涯妥協,如今已經痊癒並能同時兼職兩份工作。

「M」女士感謝她的醫生,她說道:「我是幸運兒之一,我找他尋求幫助,他讀了科蘭納醫生的論文,表示文中指出這種方法不會造成什麼傷害,所以同意我們應當試試看。」她說:「我不能理解那些拒絕病患的醫生—有些人甚至無法提出拒絕的理由。」

皮膚問題

青春痘 / 粉刺

　　青春痘（acne）是青春期最常見的煩惱之一，但向我（亞柏罕・賀弗）求助的病患當中很少有人抱怨它是主要困擾。只有極少數非常嚴重的情況下，青春痘才會成為病患的首要顧慮。大約30年前，有一位非常沮喪的薩斯卡通16歲男孩。他的臉上佈滿巨大的、不規則的、紅腫滲血的腫塊，到處都受到感染，樣子十分可怕。他告訴我他再也無法忍受他的臉，如果我的治療不起作用，他就會去自殺。他對我說時，態度十分冷靜嚴肅，他表示青春痘已經毀了他的社交生活。

　　我從不認為青春痘是一種慢性感染，也無法理解 什麼抗生素會管用，事實上，它們的確並沒有幫助。我認為青春痘是**營養素缺乏症**中的一種，普爾費佛博士醫師（Dr. Carl C. Pfeiffer, MD PhD）也這麼認為，在他的著作《精神與基本營養素》（Mental and Elemental Nutrients.）一書中闡述了青春痘的營養療法。（註1）在療程開始時，我提供上述那個男孩一個**無糖**飲食計劃，**禁食所有奶製品**，並添加了每日的補充方案：**菸鹼酸B$_3$（3,000毫克）、抗壞血酸（3,000毫克）、比哆醇B$_6$（250毫克）**以及硫酸鋅（220毫克）。一個月後，他臉部的情況好轉了：明顯的紅色也開始褪去，臉部不再感染，情緒也好多了。他告訴我他不再想要自殺了。三個月後，他的臉部青春痘幾乎完全消失了。他很高興，並開始重回學校及其它地方的社交活動。

　　這是一個激動人心的例子，不過仍然有少數療法失敗的情況，康復率的差異也很大。我同樣建議人們不要用力洗刷、擠壓或是玩弄他們的臉。我將描述一些病例，大多數他們的主訴是青春痘問題，並伴隨有憂鬱和焦慮症狀。大多數青少年都有輕微的青春痘問題：臉上、肩上或是背部有一些青春痘。他們不認為這是一個問題，但當被問及時，他們承認有所顧慮。在每個病例中，他們的青春痘都透過細胞分子矯正療法消失了。

育有3子的蘇珊，從小臉上就有嚴重的青春痘問題，不過她的化妝技術實在太高超，即使我已認識她好幾年，都沒注意到她的青春痘。幾年前，蘇珊向我抱怨臉上的青春痘，問我是否有營養品與維生素能改善此問題。我安排她排進細胞分子矯正療程。不到半年，她臉上青春痘都消失了，然而她以前對於一般醫師和皮膚科醫師的療法卻都沒有反應。她復原情形良好，但是卻開始偏離這個療程，而青春痘也因此復發。其後，她又開始進行細胞分子矯正療程，臉上不再出現青春痘，恢復狀況也相當好。

29歲的S.G.，自13歲開始就為青春痘問題所苦。嘗試各種方法，只有四環黴素有效果，然而，每次她使用這種**抗生素**，效用只能維持一陣子，不久青春痘就會再度復發。**避孕藥**功效也不大，效用也只能維持一陣子。嘗試各種藥膏也都無效，甚至有些藥膏及肥皂都會使她過敏。雖然輻射美容（Sunlamp radiation）讓她的臉部粉刺改善不少，但卻讓她的胸前青春痘更嚴重。而含有A、E、B群等維生素的製劑對她也起不了效用。除了青春痘問題，S.G.還有以下問題：頭皮癢、指甲上有白色區塊以及嚴重的狐臭。在嬰兒時期，S.G.就患有腹絞痛的問題，而長大後她是重度乳製品攝食者。有人建議她不要再吃含有糖及牛奶的食物，並補充**菸鹼酸**（每天3次，每次100毫克）、**抗壞血酸**（每天3次，每次1,000毫克）、**比哆醇**（每天250毫克）、**鱈魚肝油**（每天3次，每次2粒）、**白雲石鈣劑**（每天3錠）以及**硫酸鋅**（110毫克）。兩週後，

S.G.臉上的青春痘逐漸好轉，但有好幾次輕微的復發。3個月後，她狀況良好只是需要增加**硫酸鋅**用量到每天220毫克。接下來的8年，她臉上都不曾出現青春痘。

　　25歲的L.N.，已經記不得她臉上沒青春痘是什麼時候的事。四環黴素雖然能改善她的症狀，但只要一停用，她臉上的青春痘就會復發。從以下幾項症狀看得出她比哆醇B₆攝取不足，如**指甲上有白色班**、身上有**妊娠紋**（stretch marks），以及有**嚴重的經前憂鬱症**。她被安排在無糖飲食的療程，配合攝取**菸鹼酸**（每天3次，每次100毫克）、**抗壞血酸**（每天3次，每次1000毫克）、**比哆醇**（每天250毫克），以及硫酸鋅（每天110毫克）。3個月後並無顯著改善，因此菸鹼酸用量增至每天3次，每次500毫克；抗壞血酸每天3次，每次2克、比哆醇維持每天250毫克、硫酸鋅用量增至每天220毫克。此外，我建議她不要再服用避孕藥。她的青春痘問題在一週內就有所改善；進行療程後的九個月，情況改善良好，接下來7年都不曾復發。

青春痘治療摘要

　　不管青春痘症狀輕微或嚴重，下述療法對大多數人都有效──不攝取含糖及會引起過敏的食物，補充攝取維生素B₃、C、**比哆醇**以及**鋅**，然而，最佳攝取量的取決需要依照個人反應來做調整。沒有人理應受青春痘之苦，或煩惱長期服用四環黴素可能產生的可怕副作用。

　　皮膚及**神經系統**同屬於**外胚層**結構（在胚胎發育時期，兩者源自同一個組織）。也許就是因為這樣，這兩個系統所需要的營養內容相似。這或許能解釋為什麼許多精神病人都患有皮膚疾病。我還未見過患有嚴重青春痘，而精神狀態卻很健全的人。

　　我的病患在精神疾病康復的同時，皮膚狀況也同樣會有很大的改善；而如果是患有嚴重青春痘的病患，一旦臉上青春痘治癒之後，他們就不再有沮喪及焦慮。這兩者間一定有所關聯，因為只要青春痘治癒，病患就不會再沮喪焦慮。但是我也看過許多病患，青春痘受到抗生素的控制卻還是焦躁不安。細胞分子矯正療程能治癒青春痘、讓病患不需再服用四環黴素，也能同時治癒心理抑鬱症狀。所以說，中度到重度的青春痘問題與精神疾病都是營養不良所致。

牛皮癬 Psoriasis

牛皮癬（乾癬）分佈位置不定、情況會時好時壞，所以很少有讓病患一勞永逸的療程。適用於某些人的療程卻可能讓其他病患的症狀惡化。多年前，我用**菸鹼酸**治療一名精神分裂病患。一個月後，他症狀有所改善，但他堅稱他大為改善不是**精神分裂症狀**而是他的**乾癬**。他原先背部及胸部都是乾癬，但一個月後，他的症狀就消失了。自然而然，下個病患若有乾癬症狀，菸鹼酸就成了療程的第一步，而且我告知他先前病患的康復情況相當良好。然而，這名病患回診時，卻讓我相當懊惱，因為他的乾癬不但沒改善，還更加惡化。從那之後，我才發現菸鹼酸有可能令乾癬症狀惡化。至於我另一名乾癬病患希望服用維生素B_3，這時我開菸鹼醯胺處方箋給他，但卻沒有任何正向或負面的效用。

接下來的例子將說明治療過程與病患反應。42歲的C.T.從青春期開始就有嚴重的偏頭痛，幾乎每週都會發作。從25歲起，她就深受乾癬所苦，腳上、手臂甚至頭皮都可見乾癬蹤跡，因此她甚至好幾次到醫院接受治療。此外，她手腕及膝蓋還有輕微的關節炎。我安排她進行無糖及無奶的飲食療程，並補充**菸鹼醯胺**（每天4次，每次500毫克）、**比哆醇B_6**（每天250毫克）、以及**硫酸鋅**（每天220毫克）。六週之後乾癬改善，腿部症狀消失，手部症狀也好多了。頭痛發作頻率高峰減為兩週一次、其間症狀也減輕不少。

　　17歲的E.S.手肘、腳上都有乾癬，而這症狀已經發生達7年之久了。只要她感到燥熱、身體疲倦或飲用咖啡之後，身上的斑塊狀病變就會更加嚴重。通常7～8月間，她身上的乾癬會消失。而她的精神狀況顯示她已經在**罹患精神分裂症的邊緣**。因此，她被建議開始服用菸鹼醯胺（1天3次，每次1,000毫克）、**抗壞血酸**（每天2次，每次1,000毫克）、**維生素A**（每天25,000國際單位）、**核黃素**（即維生素B₂，每天100毫克）、白雲石鈣劑（每天3次，每次1錠）。2個月後，她身心狀況都有所改善，然而乾癬症狀改善卻不大。但由於她精神狀況復原情況相當良好，因此也不需要再複診。

保養您的皮膚

　　皮膚（包括頭髮和指甲）是人體面積最廣、活動最旺盛、組織最複雜的身體器官之一。皮膚保護我們免於大量繁殖之有機體、有毒化學物質及強烈陽光的威脅。皮膚也保護人體免於流失水分及養份，皮膚幫助人體調節溫度，也同時是排泄器官。人在與動物接觸時皮膚也是第一道防線。另外，皮膚也會再生。儘管皮膚有那麼多的功用，但令人意外的是皮膚病的種類並不多。

　　然而，如果要讓皮膚順利發揮這些功能，就需要適當的給予養分。**皮膚很難直接吸收養分**，但可以**藉由循環系統得到養分**。如果營養不良，皮膚就會出現各種症狀，包括紅疹、搔癢、青春痘、粉刺、感染或濕疹。儘管油軟膏及乳液能用來治療皮膚表面感染及汙染物，但卻無法治療營養不良所導致的皮膚疾病。遺憾的是，大多數的皮膚科醫生仍拒絕承認飲食與青春痘或皮膚疾病的關連性。一般而言，皮膚病治療方式跟其它疾病相同，需要減少從飲食與環境中進入的有害物質以及攝取營養食物與所需之營養補充品。

結論

在本書中，我們探討的許多症狀都能夠以補充營養方式治癒，而不會產生副作用。書中明確指出，要恢復健康必須仰賴養分補給而非藥物治療。**所有人體細胞都是完全經由我們所吃及所喝所產生，沒有一個細胞是經由藥物所製造產生**。這是自然的造物法則而細胞分子矯正醫學就是運用此法則。再者，細胞營養療法**價格低廉又效果顯著**，最重要的是**安全可靠**。根本就沒有人因為攝取維生素而致死。

細胞分子矯正醫學不同於傳統醫學之處，在於沒有忽略對人體相當重要的**維生素、礦物質、必須脂肪酸**和其他養分。它承認藥物治療能適用於某些病例，但細胞分子矯正醫學應用範圍更廣，同時也強調依照病人狀況提供最佳營養補給量。**細胞分子矯正醫學治療源起於1952年的加拿大薩斯喀徹溫省，當時已有人利用維生素B₃及抗壞血酸治療精神分裂患者**。雖然這套療法尚未獲得醫界的認可，不過現在已有許多人利用高劑量的菸鹼酸來使病患血液中的膽固醇恢復正常，而這已成為人盡皆知的金字招牌。

兩度榮獲諾貝爾獎的**鮑林博士**（Linus Pauling）率先將營養醫學命名為「細胞分子矯正醫學」（orthomolecular medicine）。鮑林博士的想法是人類生命發展既仔細又緩慢，並且需要大量的天然化合物以維繫生命。假使飲食中的卡路里或養份供應不足，生命可能就無法延續下去。人在營養供需度介於生與死之間，若某人對於營養的需求大到無法從對於每個人幾乎都足夠的基礎飲食中獲取，就可能產生疾病。營養補充量除了要能補充不足，更要高於飲食標準以滿足人體累積已久的需求。這些需求即是營養依賴性（nutrient dependencies）。而藥物永遠無法治癒營養依存所造成的疾病。藥物僅能安定神經、達到減緩症狀的功效，雖然有時還能救命；然而，藥物也會讓人體產生其他生理變化，絕大多數都相當有害。藥物的普遍使用已產生濫用藥物的世代，以致於許多人看似正常，身體卻都已亮起紅燈。藥物充其量只能緩和症狀而無法真正治癒疾病。**藥物治療儼然成為公共健康問題**，每年僅北美地區就有超過**十萬人**因藥物治療不當而喪生。

而細胞分子矯正醫學則大不相同，補充營養素絕對安全，也能讓身體真正的復原。真正需要解決是營養不足的問題，解決方法則是應用人人都適用的細胞分子矯正醫學。

References（註）

Chapter 1: What is Orthomolecular Medicine?

1. Pauling, L. "Orthomolecular Psychiatry." Science 160 (1968): 265–271. Pauling, L. *How to Live Longer and Feel Better.* NewYork:W.H. Freeman, 1986.
2. Williams, R.J. *Biochemical Individuality.* New York: John Wiley and Sons, 1956.
3. Pauling, L. "Orthomolecular Psychiatry." *Science* 160 (1968): 265–271.
4. Stone, I. "The Natural History of Ascorbic Acid in the Evolution of the Mammals and Primates and Its Significance for Present-day Man." *J Ortho Molecular Psych* 1 (1972): 82–89. Stone, I. *The Healing Factor:Vitamin C Against Disease.* NewYork: Grosset and Dunlap, 1972.
5. Williams, R.J. *The Wonderful World Within You.* New York: Bantam Books, 1977.
6. Paterson, E.T. "Towards the Orthomolecular Environment." *J Ortho Molecular Psych* 10 (1981): 269–283. Kowalson, B. "Metabolic Dysperception: Its Diagnosis and Management in General Practise." *J Schizophrenia* 1 (1967): 200–203. Green, R.G. "Subclinical Pellagra: Its Diagnosis and Treatment." *Schizophrenia* 2 (1970): 70–79.
7. Cleave,T.L., G.D. Campbell, and N.S. Painter. *Diabetes, Coronary Thrombosis and the Saccharine Disease.* Bristol, England: John Wright and Sons, 1969. Cleave,T.L. *The Saccharine Disease.* New Canaan, CT: Keats Publishing, 1975.
8. Cleave. *The Saccharine Disease.*
9. Ross, R.N. "The Hidden Malice of Malnutrition" *Bostonia* 61:2 (February/March 1987): 49–52.

Chapter 2: The Use of Food Supplements

1. National Cancer Institute press release (April 25, 2002).Available online at: www.hhs. gov/ news/press/2002pres/20020425.html.
2. Fletcher, R.H., and K.M. Fairfield. "Vitamins for Chronic Disease Prevention in Adults: Clinical Applications." *JAMA* 287 (2002): 3127–3129. Fairfield, K.M., and R.H. Fletcher."Vitamins for Chronic Disease Prevention in Adults: Scientific Review." *JAMA* 287 (2002): 3116–3126.
3. Kolata, G. "Vitamins: More May Be Too Many." *The New York Times* (April 29, 2003). 4. Flegal, K.M., M.D. Carroll, C.L. Ogden, et al. "Prevalence and Trends in Obesity Among U.S. Adults, 1999–2000." *JAMA* 288:14 (October 2002): 1723–1727.
5. Wynn,V. "Vitamins and Oral Contraceptive Use." *Lancet* 1:7906 (March 1975): 561–564.
6. "Antioxidants: What They Are and What They Do." *Harvard Health Letter* 24:5 (February 1999).
7. Stampfer, M.J., C.H. Hennekens, J. Manson, et al. "Vitamin E Consumption and the Risk of Coronary Disease in Women." *N Engl J Med* 328 (1993): 1444–1449. Rimm, E.B., M.J. Stampfer, A. Ascherio, et al. "Vitamin E Consumption and the Risk of Coronary Heart Disease in Men." *N Engl J Med* 328 (1993): 1450–1456.
8. Enstrom, J.E., L.E. Kanim, and M.A. Klein."Vitamin C Intake and Mortality Among a

Sample of the United States Population." *Epidemiology 3* (1992): 194–202.

9. Block, G., C.D. Jensen, E.P. Norkus, et al."Usage Patterns, Health, and Nutritional Status of Long-term Multiple Dietary Supplement Users: A Cross-sectional Study." *Nutr J* 6:1 (October 2007): 30.Available online: www.nutritionj.com/content/pdf/1475-2891-6-30.pdf.

10. Stone, I."The Natural History of Ascorbic Acid in the Evolution of the Mammals and Primates and Its Significance for Present-day Man." *J Ortho Molecular Psych* 1 (1972): 82–89. Stone, I. *The Healing Factor:Vitamin C Against Disease.* NewYork: Grosset and Dunlap, 1972.

11. Hoffer,A."Mechanism of Action of Nicotinic Acid and Nicotinamide in the Treatment of Schizophrenia." In Hawkins, D., and L. Pauling. *Orthomolecular Psychiatry:Treatment of Schizophrenia.* San Francisco:W.H. Freeman, 1973, pp. 202–262.

12. Smith, L. *Clinical Guide to the Use of Vitamin C:The Clinical Experiences of Frederick R. Klenner, M.D.* Tacoma,WA: Life Sciences Press. 1991.

13. Sackler,Arthur M. *Nutr Rev* (Fall 1985): 23.

14. "Report of the Independent Vitamin Safety Review Panel." *Orthomolecular Medicine News Service* (May 23, 2006). Available online at: http://www.orthomolecular.org/ resources/omns/ v02n05.shtml. "Vitamin Safety Review Panel Issues Follow-up Report." *Orthomolecular Medicine News Service,* (May 26, 2006). Available online at: http:// www.orthomolecular.org/ resources/omns/v02n06.shtml.

15. Annual Reports of the American Association of Poison Control Centers' National Poisoning and Exposure Database (formerly known as the Toxic Exposure Surveillance System). AAPCC,Washington, DC. Available online at: www.aapcc.org/dnn/NPOS/ AnnualReports/ tabid/125/Default.aspx.

16. Leape, L.L."Error in Medicine." *JAMA* 272:23 (1994): 1851. Also: Leape, L.L. "Institute of Medicine Medical Error Figures are Not Exaggerated." *JAMA* 284:1 (July 2000): 95–97.

17. Wynn,V. "Vitamins and Oral Contraceptive Use." *Lancet* 1:7906 (March 1975): 561–564.

18. Watson,W.A.,T.L. Litovitz,W. Klein-Schwartz, et al. "2003 Annual Report of the American Association of Poison Control Centers Toxic Exposure Surveillance System." *Am J Emerg Med* 22:5 (September 2004): 388–389.

19. Fletcher, R.H., and K.M. Fairfield. "Vitamins for Chronic Disease Prevention in Adults: Clinical Applications." *JAMA* 287 (2002): 3127–3129. Fairfield, K.M., and R.H. Fletcher."Vitamins for Chronic Disease Prevention in Adults: Scientific Review." *JAMA* 287 (2002): 3116–3126.

20. Peters, J.M., S. Preston-Martin, S.J. London, et al."Processed Meats and Risk of Childhood Leukemia." *Cancer Causes Control 5:2* (March 1994): 195–202.

21. Sarasua, S., and D.A. Savitz."Cured and Broiled Meat Consumption in Relation to Childhood Cancer." *Cancer Causes Control 5:2* (March 1994): 141–148.

22. Saul,A.W."Can Vitamin Supplements Take the Place of a Bad Diet?" *J Ortho Molecular Med* 18:3–4 (2003): 213–216.

23. Watson, Litovitz, Klein-Schwartz."2003 Annual Report of the American Association of

Poison Control Centers Toxic Exposure Surveillance System."

Chapter 3: Niacin (Vitamin B₃)

1. Hoffer,A., and H. Foster. *Feel Better, Live Longer with Vitamin B₃.* Toronto, Canada: CCNM Press, 2007.
2. Rudin, D.O. "The Major Psychoses and Neuroses as Omega-3 Essential Fatty Acid Deficiency Syndrome: Substrate Pellagra." *Biol Psych* 16 (1981): 837–850.
3. Hoffer, A., H. Osmond, M.J. Callbeck, et al. "Treatment of Schizophrenia with Nicotinic Acid and Nicotinamide." *J Clin Exp Psychopathol* 18 (1957): 131–158.
4. Still, C.N. "Nutritional Therapy in Huntington's Chorea Concepts Based on the Model of Pellagra." *Psych Forum* 9 (1979): 74–78. Still,C.N."Sex Differences Affecting Nutritional Therapy in Huntington's Disease—An Inherited Essential Fatty Acid Metabolic Disorder?" *Psych Forum* 9 (1981): 47–51.
5. Kaufman,William, Ph.D.,M.D. Unpublished notes, January 13, 1998.Courtesy of Mrs. Charlotte Kaufman.
6. Kaufman,William, Ph.D., M.D. *The Common Form of Joint Dysfunction: Its Incidence and Treatment.* Brattleboro,VT: E.L. Hildreth, 1949, p. 24. The text of this book is available online at: www.doctoryourself.com/kaufman6.html.
7. Kaufman,William, Ph.D., M.D., in a 1978 radio interview with Carlton Fredericks.
8. Kaufman,William, Ph.D., M.D. "Niacinamide Therapy for Joint Mobility." *Conn State Med J* 17 (1953): 584–589.Also:"Niacinamide,A Most Neglected Vitamin. 1978 Tom Spies Memorial Lecture." *J Intl Acad Prev Med* 8 (1983): 5–25. See also: "Niacinamide Improves Mobility in Degenerative Joint Disease."Abstract published in Program of the American Association for the Advancement of Science for its meeting in Philadelphia, Pennsylvania, May 24–30, 1986. A complete bibliography of Dr. Kaufman's writings is available online at: www.doctoryour self.com/biblio_kaufman.html.
9. Hoffer,A., and H. Osmond. "In Reply to the American Psychiatric Association Task Force Report on Megavitamins and Orthomolecular Therapy in Psychiatry." Regina, Saskatchewan, Canada: Canadian Schizophrenia Foundation, 1976.
10. Altschul, R.,A. Hoffer, and J.D. Stephen. "Influence of Nicotinic Acid on Serum Cholesterol in Man." *Arch Biochem Biophys* 54 (1955): 558–559.
11. Altschul, R., and A. Hoffer. "The Effect of Nicotinic Acid upon Serum Cholesterol and upon Basal Metabolic Rate of Young Normal Adults." *Arch Biochem Biophys* 73 (1958): 420–424.
12. Carlsons, L.A. "Nicotinic Acid: The Broad-spectrum Lipid Drugs. A 50th Anniversary Review." J Intern Med 258 (2005): 94–114. Parsons,W.B., Jr. *Cholesterol Control Without Diet: The Niacin Solution,* 2nd ed. Scottsdale,AZ: Lilac Press, 2003.
13. Canner, P.L., K.G. Berge, N.K.Wenger, et al. "Fifteen-year Mortality in Coronary Drug Project Patients: Long-term Benefit with Niacin." *J Am Coll Cardiol* 8 (1986): 1245–1255.
14. Hoffer,A., and H. Foster. *Feel Better, Live Longer with Vitamin B₃.* Toronto, Canada: CCNM Press, 2007.
15. Wright, J. "Statins:To Whom Should They Be Prescribed." *The Medical Post (Toronto)*

(February 20, 2007).

16. Boyle, E. In "The Vitamin B$_3$ Therapy: A Second Communication to A.A.'s Physicians." From Bill W. (February 1968).

17. Mason, M."An Old Cholesterol Remedy is New Again." *The New York Times* (January 23, 2007).

18. Condorelli, L."Nicotinic Acid in the Therapy of the Cardiovascular Apparatus." In Altschul, R. (ed.). *Niacin in Vascular Disorders and Hyperlipidemia.* Springfield, IL: Charles C. Thomas, 1964.

19. Ibid.

20. Ibid.

21. Wahlberg, G., L.A. Carlson, J.Wasserman, et al. "Protective Effect of Nicotinamide Against Nephropathy in Diabetic Rats." *Diabetes Res* 2:6 (1985): 307–312.

22. Green, R.G. "Subclinical Pellagra: Its Diagnosis and Treatment." *Schizophrenia* 2 (1970): 70–79. Green, R.G. "Subclinical Pellagra—A Central Nervous System Allergy." *J Ortho Psych* 3 (1974): 312–318. Green, R.G."Subclinical Pellagra." In Hoffer,A., H. Keirn, and H. Osmond (eds.). *Hoffer-Osmond Diagnostic Test.* Huntington, NY: Robert E. Krieger, 1975.

23. Cott, A. "Treatment of Schizophrenic Children." *Schizophrenia* 1 (1969): 44–59. Cott, A. "Orthomolecular Approach to the Treatment of Learning Disabilities." *J Ortho Molecular Psych* 3 (1971): 95–105. Cott, A. "Orthomolecular Approach to the Treatment of Children with Behavioral Disorders and Learning Disabilities." J Appl Nutr 25 (1973): 15–24. See also: Hoffer, A."Vitamin B$_3$ Dependent Child." *Schizophrenia* 3 (1971): 107–113. Hoffer,A."Treatment of Hyperkinetic Children with Nicotinamide and Pyridoxine." *Can Med Assoc J* 107 (1972): 111–112.

24. Vague, P., B.Vialettes,V. Lassmann-Vague, et al."Nicotinamide May Extend Remission Phase in Insulin-dependent Diabetes." *Lancet* 1:8533 (1987): 619–620.

25. Yamada, K., K. Nonaka,T. Hanafusa, et al. "Preventive and Therapeutic Effects of Large-dose Nicotinamide Injections on Diabetes Associated with Insulitis." *Diabetes* 31 (1982): 749–753.

26. Boyle. In "The Vitamin B$_3$ Therapy: A Second Communication to A.A.'s Physicians."

27. Hoffer,A. *Niacin Therapy in Psychiatry.* Springfield, IL: Charles C.Thomas, 1962.

28. Kaneko, S., J.Wang, M. Kaneko, et al. "Protecting Axonal Degeneration by Increasing Nicotinamide Adenine Dinucleotide Levels in Experimental Autoimmune Encephalomyelitis Models." *J Neurosci* 26:38 (September 2006): 9794–9804.

29. Mount, H.T. "Multiple Sclerosis and Other Demyelenating Diseases." *Can Med Assoc J* 108 (1973): 1356–1358.

30. Klenner, F.R. "Treating Multiple Sclerosis Nutritionally." *Cancer Control J* 2:3, 16–20. (Undated reprint.) Dr. Klenner's megavitamin protocol is available online at: www.tldp.com/ issue/11_00/klenner.htm.

31. Carlson, L.A, L. Levi, and L. Oro."Plasmal Lipids and Urinary Excretion of Catecholamines in Man During Experimentally Induced Emotional Stress, and Their Modification by Nicotinic Acid." Report of Laboratory for Clinical Stress and Research, Department of Medicine and Psychiatry, Karolinska Sjukhuset, Stockholm, Sweden,

1967.

32. Smith, Russell F. "A Five-year Field Trial of Massive Nicotinic Acid Therapy of Alcoholics in Michigan." *J Ortho Molecular Psych 3* (1974): 327–331.

33. Ross, Harvey. *Fighting Depression.* New York: Larchmont Books, 1975.

34. Hoffer, A. "Hong Kong Veterans Study." *J Ortho Molecular Psych 3* (1974): 34–36. Hoffer, A., and M.Walker. *Nutrients to Age Without Senility.* New Canaan, CT: Keats, 1980.

35. Warburg, O."The Prime Cause and Prevention of Cancer." Lecture at a meeting of Nobel Laureates on June 30, 1967, at Lindau, Lake Constance, Berlin-Dahlem. (English edition by Burk, Dean, and Konrad Triltsch,Wurtzburg, Germany, 1967.)

36. Illingworth,D.R., B.E. Phillipson, J.H. Rapp, et al."Colestipol Plus Nicotinic Acid in Treatment of Heterozygous Familial Hypercholesterolemia." *Lancet* 1:8215 (1981): 296–298.

37. Hoffer,A. *Niacin Therapy in Psychiatry.* Springfield, IL: Charles C.Thomas, 1962. Hoffer,A. "Safety, Side Effects and Relative Lack of Toxicity of Nicotinic Acid and Nicotinamide." *Schizophrenia* 1 (1969): 78–87.

Chapter 4: Vitamin C (Ascorbic Acid)

1. Stone, I. "The Natural History of Ascorbic Acid in the Evolution of the Mammals and Primates and Its Significance for Present-day Man." *J Ortho Molecular Psych* 1 (1972): 82–89. Stone, I. *The Healing Factor:Vitamin C Against Disease.* New York: Grosset and Dunlap, 1972.

2. Ibid.

3. Clemetson, C.A.B. "Histamine and Ascorbic Acid in Human Blood." *J Nutr* 110 (1980): 662–668.

4. Levy,Thomas E., M.D. *Vitamin C, Infectious Diseases, and Toxins: Curing the Incurable.* Philadelphia: Xlibris Corporation, 2002.

5. Murata, A., F. Morishige, and H.Yamaguchi. "Prolongation of Survival Times of Terminal Cancer Patients by Administration of Large Doses of Ascorbate." *Intl J Vitamin Nutr Res Suppl* 23 (1982): 103–113. Null, G., H. Robins, M.Tanenbaum, et al. "Vitamin C and the Treatment of Cancer: Abstracts and Commentary from the Scientific Literature." *Townsend Letter for Doctors and Patients* (April/May 1997). Riordan, N.H., et al. "Intravenous Ascorbate as a Tumor Cytotoxic Chemotherapeutic Agent." *Med Hypotheses* 44:3 (March 1995): 207–213.

6. Enstrom, J.E., L.E. Kanim, and M.A. Klein."Vitamin C Intake and Mortality among a Sample of the United States Population." *Epidemiology 3* (1992): 194–202.

7. Dr. Klenner's papers are listed and summarized in Smith, Lendon H., M.D. (ed.). *Clinical Guide to the Use of Vitamin C.* Tacoma,WA: Life Sciences Press, 1988. Available online at: www.seanet.com/~alexs/ascorbate/198x/smith-lh-clinical_guide_1988.htm.

8. Rath, M., and L. Pauling."A Unified Theory of Human Cardiovascular Disease Leading the Way to the Abolition of This Disease as a Cause for Human Mortality." *J Ortho Molecular Med* 7 (First Quarter 1992): 5.

9. Ignore, L.J. "Long-term Combined Beneficial Effects of Physical Training and Metabolic

Treatment on Arterioscleroses in Hypercholesterolemic Mice." *Proc Natl Acad Sci* 101 (June 2004): 246–252.

10. Losonczy, K.G.,T.B. Harris, and R.J. Havlik. "Vitamin E and Vitamin C Supplement Use and Risk of All-cause and Coronary Heart Disease Mortality in Older Persons: The Established Populations for Epidemiologic Studies of the Elderly." *Am J Clin Nutr* 64:2 (August 1996): 190–196.

11. Neale, R.J., H. Lim, J.Turner, et al. "The Excretion of Large Vitamin C Loads in Young and Elderly Subjects:An Ascorbic Acid Tolerance Test." *Age Ageing* 17:1 (January 1988): 35–41.

12. Knekt, P., J. Ritz, M.A. Pereira, et al. "Antioxidant Vitamins and Coronary Heart Disease Risk: A Pooled Analysis of 9 Cohorts." *Am J Clin Nutr* 80:6 (December 2004): 1508–1520.

13. Spittle,C.R."Atherosclerosis and Vitamin C." *Lancet* 2:7737 (December 1971): 1280–1281. Spittle, C.R. "Atherosclerosis and Vitamin C." *Lancet* 1:7754 (April 1972): 798.

14. Eteng, M.U., H.A. Ibekwe,T.E. Amatey, et al. "Effect of Vitamin C on Serum Lipids and Electrolyte Profile of Albino Wistar Rats." *Niger J Physiol Sci* 21:1–2 (June-December 2006): 15–19.

15. Kurl, S.,T.P.Tuomaninen, J.A. Laukkenen, et al. "Plasma Vitamin C Modifies the Association between Hypertension and Risk of Stroke." *Stroke* 33 (2002): 1568–1573.

16. Ibid.

17. Block, G., C. Jensen, M. Dietrich, et al. "Plasma C-Reactive Protein Concentrations in Active and Passive Smokers: Influence of Antioxidant Supplementation." *J Am Coll Nutr* 23:2 (2004): 141–147.

18. Pauling, L. "The Significance of the Evidence about Ascorbic Acid and the Common Cold." Proc Natl Acad Sci USA 68:11 (November 1971): 2678–2681.

19. Pauling, L. *Vitamin C and the Common Cold.* San Francisco:W.H. Freeman, 1970. See also: Pauling, L."Ascorbic Acid and the Common Cold."Available online at: http:// profiles.nlm.nih. gov/MM/B/B/G/V/_/mmbbgv.pdf.

20. Hemila, H. "Vitamin C and the Common Cold." *Br J Nutr* 67:1 (January 1992): 3–16.

21. Gorton, H.C., and K. Jarvis. "The Effectiveness of Vitamin C in Preventing and Relieving the Symptoms of Virus-induced Respiratory Infections." *J Manipul Physiol Ther* 22:8 (1999): 530–533.

22. Van Straten, M., and P. Josling. "Preventing the Common Cold with a Vitamin C Supplement: A Double-blind, Placebo-controlled Survey." *Adv Ther* 19:3 (May-June 2002): 151–159.

23. Klenner, F.R. "Significance of High Daily Intake of Ascorbic Acid in Preventive Medicine." *Megascorbate Ther* 1:1 (1997). Available online at: www.vitamincfoundation. org/mega_ 1_1.html. Smith, Lendon H. (ed.). *Clinical Guide to the Use of Vitamin C: The Clinical Experiences of Frederick R. Klenner, M. D.* Available online at: www. seanet.com/~alexs/.

24. Mink, K.A., E.C. Dick, L.C. Jennings, et al. "Amelioration of Rhinovirus Colds by Vitamin C (Ascorbic Acid) Supplementation." Paper presented at the 1987 International Symposium on Medical Virology, Los Angeles, California, November 12–14, 1987.

25. Cathcart,R.F."Vitamin C,Titrating to Bowel Tolerance,Anascorbemia, and Acute Induced Scurvy." *Med Hypotheses* 7 (1981): 1359–1376.

26. Cathcart, R.F. "Vitamin C in the Treatment of Acquired Immune Deficiency Syndrome (AIDS)." *Med Hypotheses* 14:4 (August 1984): 423–433.Available online at: www. doctoryourself. com/aids_cathcart.html.

27. McCormick,W.J. "The Changing Incidence and Mortality of Infectious Disease in Relation to Changed Trends in Nutrition." *Med Record* (September 1947).

28. McCormick,W.J."Ascorbic Acid as a Chemotherapeutic Agent." *Arch Pediatr NY* 69 (April 1952): 151–155.

29. Ibid.

30. Gorton, H.C., and K. Jarvis. "The Effectiveness of Vitamin C in Preventing and Relieving the Symptoms of Virus-induced Respiratory Infections." *J Manipul Physiol Ther* 22:8 (1999): 530–533. See also: Smith, Lendon H. (ed.). *Clinical Guide to the Use of Vitamin C:The Clinical Experiences of Frederick R. Klenner, M.D.* Available online at: www.seanet.com/~alexs/.

31. Jungeblut,C.W."Inactivation of Poliomyelitis Virus *in vitro* by Crystalline Vitamin C (Ascorbic Acid)." *J Exp Med* 62 (1935): 517–521. Jungeblut, C.W. "Further Observations on Vitamin CTherapy in Experimental Poliomyelitis." *J Exp Med* 66 (1937): 459–477. Jungeblut, C.W."A Further Contribution to Vitamin C Therapy in Experimental Poliomyelitis." *J Exp Med* 70 (1939): 315–332.

32. Sabine,A.B."Vitamin C in Relation to Experimental Poliomyelitis." *J Exp Med* 69 (1939): 507–515.

33. Klenner, F.R. "Recent Discoveries in the Treatment of Lockjaw with Vitamin C and Toluenol." *Tri-State Medical Journal* (July 1954). Klenner, F.R. "Observations on the Dose and Administration of Ascorbic Acid When Employed Beyond the Range of a Vitamin in Human Pathology." *J Appl Nutr* 23 (1971): 61–88. Klenner, F.R. "Response of Peripheral and Central Nerve Pathology to Mega-Doses of the Vitamin B-Complex and Other Metabolites." *J Appl Nutr* 25 (1973): 16–40.Available online at: www.tldp. com/issue/11_00/klenner.htm. Stone, I. "The Natural History of Ascorbic Acid in the Evolution of the Mammals and Primates and Its Significance for Present-day Man." *J Ortho Molecular Psych* 1 (1972): 82–89. Stone, I. *The Healing Factor:Vitamin C Against Disease.* New York: Grosset and Dunlap, 1972.

34. Cathcart, R.F. "Clinical Trial of Vitamin C." (Letter to the Editor.) *Medical Tribune* (June 25, 1975).

35. Lewin, S. *Vitamin C: Its Molecular Biology and Medical Potential.* New York: Academic Press, 1976.

36. Cathcart, R.F. "Vitamin C in the Treatment of Acquired Immune Deficiency Syndrome (AIDS)." *Med Hypotheses* 14:4 (August 1984): 423–433.Available online at: www. doctoryourself. com/aids_cathcart.html.

37. Cathcart, R.F. "Treatment of the Flu with Massive Doses of Vitamin C." Available online at: www.orthomed.com/mystery.htm#treatment. Cathcart, R.F. "Avian (Bird) Flu." Available online at: www.orthomed.com/bird.htm.

38. Stone, I. "The Genetic Disease, Hypoascorbemia: A Fresh Approach to an Ancient

Disease and Some of Its Medical Implications." *Acta Genet Med Gemellolog* 16:1 (1967): 52–60.

39. McCormick,W.J. "Have We Forgotten the Lesson of Scurvy?" *J Appl Nutr* 15:1-2 (1962): 4–12. McCormick,W.J. "Cancer: The Preconditioning Factor in Pathogenesis." *Arch Pediatr NY* 71 (1954): 313. McCormick,W.J."Cancer: A Collagen Disease, Secondary to a Nutritional Deficiency?" *Arch Pediatr* 76 (1959): 166.

40. McCormick. "Have We Forgotten the Lesson of Scurvy?"

41. Stone. "The Natural History of Ascorbic Acid in the Evolution of the Mammals and Primates and Its Significance for Present-day Man." Stone, I. *The Healing Factor:Vitamin C Against Disease.*

42. Holmes, H.N., K. Campbell, and E.J. Amberg. "The Effect of Vitamin C on Lead Poisoning." *J Lab Clin Med* 24:11 (August 1939): 1119–1127.

43. Klenner."Observations on the Dose and Administration of Ascorbic Acid When Employed Beyond the Range of a Vitamin in Human Pathology." Klenner. "Response of Peripheral and Central Nerve Pathology to Mega Doses of the Vitamin B Complex and Other Metabolites."

44. Ibid.

45. Stone. "The Natural History of Ascorbic Acid in the Evolution of the Mammals and Primates and Its Significance for Present-day Man." Stone. *The Healing Factor:Vitamin C Against Disease.*

46. Cathcart,R."Vitamin C:The Non-toxic, Non-rate-limited,Antioxidant Free Radical Scavenger." *Med Hypotheses* 18 (1985): 61–77.

47. Curhan, G.C.,W.C.Willett, F.E. Speizer, et al. "Intake of Vitamins B_6 and C and the Risk of Kidney Stones in Women." *J Am Soc Nephrol* 10:4 (April 1999): 840–845.

48. Gerster, H. "No Contribution of Ascorbic Acid to Renal Calcium Oxalate Stones." *Ann Nutr Metab* 41:5 (1997): 269–282.

49. McCormick, W.J. "Lithogenesis and Hypovitaminosis." *Med Record* 159:7 (July 1946): 410–413.

50. McCormick,W.J. "Intervertebral Disc Lesions: A New Etiological Concept." *Arch Pediatr NY* 71 (January 1954): 29–33.

51. Libby, A. F., and I. Stone. "The Hypoascorbemia-Kwashiorkor Approach to Drug Addiction Therapy:A Pilot Study." *J Ortho Molecular Psych* 6 (1977): 300–308. Libby,A.F., J.Day,C.R. Starling, et al. "A Study Indicating a Connection between Paranoia, Schizophrenia, Perceptual Disorders and I.Q. in Alcohol and Drug Abusers." *J Ortho Molecular Psych* 11 (1982): 50–66. Libby,A.F., C.R. Starling, F.H. Josefson, et al. "The 'Junk Food Connection': A Study Reveals Alcohol and Drug Lifestyles Adversely Affect Metabolism and Behavior." *J Ortho Molecular Psych* 11 (1982): 116–127. Libby,A.F., C.R. Starling, D.K. MacMurray, et al."Abnormal Blood and Urine Chemistries in an Alcohol and Drug Population: Dramatic Reversals Obtained From Potentially Serious Diseases." *J Ortho Molecular Psych* 11 (1982): 156–181.

52. Kalokerinos, A. *Every Second Child.* New Canaan, CT: Keats, 1981.

53. McCormick,W.J. "The Striae of Pregnancy: A New Etiological Concept." *Med Record* (August 1948).

54. McCormick. "Lithogenesis and Hypovitaminosis."
55. Cathcart R.F. Available online at: www.orthomed.com/index2.htm. (See comment near bottom of webpage.)
56. Gerster, H. "No Contribution of Ascorbic Acid to Renal Calcium Oxalate Stones." *Ann Nutr Metab* 41:5 (1997): 269–282. See also: Hickey, S., and H. Roberts. "Vitamin C Does Not Cause Kidney Stones." *Orthomolecular Medicine News Service* (July 5, 2005). Available online at: http://orthomolecular.org/resources/omns/v01n07.shtml.
57. Herbert,V., and E. Jacob."Destruction of Vitamin B$_{12}$ by Ascorbic Acid." *JAMA* 230 (1974): 241–242.
58. Newmark, H.L., J. Scheiner, M. Marcus, et al. "Stability of Vitamin B$_{12}$ in the Presence of Ascorbic Acid." *Am J Clin Nutr* 29 (1976): 645–649.
59. Marcus, M., M. Prabhudesai, and S.Wassef. "Stability of Vitamin B$_{12}$ in the Presence of Ascorbic Acid in Food and Serum: Restoration by Cyanide of Apparent Loss." *Am J Clin Nutr* 33 (1980): 137–143. Hogenkamp, H.P.C. "The Interaction between Vitamin B$_{12}$ and Vitamin C." Am J Clin Nutr 33 (1980): 1–3.
60. Murata, Morishige, and Yamaguchi. "Prolongation of Survival Times of Terminal Cancer Patients by Administration of Large Doses of Ascorbate."Also: Hanck,A. (ed.). *Vitamin C: New Clinical Application*s. Bern: Huber, 1982, pp. 103–113. Null, G., H. Robins, M.Tanenbaum, et al. "Vitamin C and the Treatment of Cancer: Abstracts and Commentary from the Scientific Literature." *Townsend Letter for Doctors and Patients* (April/May 1997). Riordan, N.H., et al. "Intravenous Ascorbate as a Tumor Cytotoxic Chemotherapeutic Agent." *Med Hypotheses* 44:3 (March 1995): 207–213. Rivers, J.M. "Safety of High-level Vitamin C Ingestion. Third Conference on Vitamin C." *Ann NY Acad Sci* 498 (1987).

Chapter 5: Vitamin E

1. Pacini,A.J."Why We Need Vitamin E." *Health Culture Magazine* (January 1936).
2. Shute, Evan, M.D. (edited by Shute, James C.M.). *Vitamin E Story.* Burlington, Ontario, Canada:Welch Publishing, 1985.
3. Shute, E.V.,A.B.Vogelsang, F.R. Skelton, et al."The Influence of Vitamin E on Vascular Disease." *Surg Gynecol Obst* 86 (1948): 1–8.
4. Legge, R.F. *Resolving the Vitamin E Controversy.* Toronto: Maclean Hunter, 1971. See also: Shute. Vitamin E Story. Saul,A.W."Vitamin E:A Cure in Search of Recognition." *J Ortho Molecular Med* 18:3–4 (2003): 205–212.
5. Horwitt, M.K. "Vitamin E: A Reexamination." *Am J Clin Nutr* 29:5 (1976): 569–578.
6. HealthWorld Online Interviews with Nutritional Experts."Vitamin E and the RDA."Available online at: www.healthy.net.
7. Shute. *Vitamin E Story,* p. 146.
8. Ibid.
9. Vivekananthan, D.P., M.S. Penn, S.K. Sapp, et al. "Use of Antioxidant Vitamins for the Prevention of Cardiovascular Disease: Meta-analysis of Randomised Trials. *Lancet* 361 (2003): 2017–2023.
10. "Natural Alpha Tocopherol (Vitamin E) in the Treatment of Cardiovascular and Renal

Diseases." Available online at: www.doctoryourself.com/shute_protocol.html.

11. Williams, H.T.G., D. Fenna, and R.A. MacBeth. "Alpha Tocopherol in the Treatment of Intermittent Claudication." *Surg Gynecol Obst* 132:4 (April 1971): 662–666.

12. Hove, E.L., K.C.D. Hickman, and P.L. Harris. *Arch Biochem* 8 (1945): 395.

13. Shute,Vogelsang, Skelton, et al. "The Influence of Vitamin E on Vascular Disease."

14. Enria and Fererro. *Arch Scienze Med* 91 (1951): 23.

15. Shute,Vogelsang, Skelton, et al. "The Influence of Vitamin E on Vascular Disease."

16. Butturini. *Gior Clin Med* 31 (1950): 1.

17. Percival, L. T*he Summary* 3 (1951): 55–64.

18. Ames, Baxter, and Griffith. *Intl Rev Vitamin Res* 22 (1951): 401.

19. Ridker, P.M., C.H. Hennekens, J.E. Buring, et al. "C-reactive Protein and Other Markers of Inflammation in the Prediction of Cardiovascular Disease in Women." *N Engl J Med* 342 (2000): 836–843.

20. Ni, J., M. Chen,Y. Zhang, et al. "Vitamin E Succinate Inhibits Human Prostate Cancer Cell Growth via Modulating Cell Cycle Regulatory Machinery." *Biochem Biophys Res Commun* 300:2 (January 2003): 357–363. Morris, M.C., D.A. Evans, J.L. Bienias, et al. "Dietary Intake of Antioxidant Nutrients and the Risk of Incident Alzheimer's Disease in a Biracial Community Study." *JAMA* 287:24 (2002): 3230–3237.

21. "Vitamin E: Safe, Effective, and Heart-Healthy."*Orthomolecular Medicine News Service* (March 23, 2005).Available online at: www.orthomolecular.org/resources/omns/v01n01. shtml.

22. Stampfer, M.J.,C.H. Hennekens, J.E. Manson, et al."Vitamin E Consumption and the Risk of Coronary Disease in Women." *N Engl J Med* 328 (1993): 1444–1449. Rimm, E.B., M.J. Stampfer, A. Ascherio, et al. "Vitamin E Consumption and the Risk of Coronary Heart Disease in Men." *N Engl J Med* 328 (1993): 1450–1456.

23. Stephens, N.G., et al. "Randomised Controlled Trial of Vitamin E in Patients with Coronary Disease: Cambridge Heart Antioxidant Study (CHAOS)." *Lancet* 347 (March 1996): 781–786.

24. Ochsner, A., M.E. Debakey, and P.T. Decamp. "Venous Thrombosis." *JAMA* 144 (1950): 831–834.

25. Korsan-Bengtsen, K., D. Elmfeldt, and T. Holm. "Prolonged Plasma Clotting Time and Decreased Fibrinolysis After Long-term Treatment with Alpha-tocopherol." *Thromb Diath Haemorrh* 31:3 (June 1974): 505–512.

26. Shute,W.E. *Your Child and Vitamin E.* New Canaan, CT: Keats, 1979.

27. Horwitt, M.K. "Vitamin E: A Reexamination." *Am J Clin Nutr* 29 (1976): 569–578.

28. Vasdev, S.,V. Gill, S. Parai, et al. "Dietary Vitamin E Supplementation Lowers Blood Pressure in Spontaneously Hypertensive Rats." *Mol Cell Biochem* 238:1–2 (September 2002): 111–117.Vaziri, N.D., Z. Ni, F. Oveisi, et al."Enhanced Nitric Oxide Inactivation and Protein Nitration by Reactive Oxygen Species in Renal Insufficiency." *Hypertension* 39:1 (January 2002): 135–141. Galley, H.F., J.Thornton, P.D. Howdle, et al. "Combination Oral Antioxidant Supplementation Reduces Blood Pressure." *Clin Sci* (*London*) 92:4 (April 1997): 361–365.

29. President and Fellows of Harvard College. "Antioxidants:What They Are and What They

Do." *Harvard Health Letter* 24:5 (February 1999).

30. Elsayed,N.M.,R. Kass, M.G. Mustafa, et al."Effect of Dietary Vitamin E Level on the Biochemical Response of Rat Lung to Ozone Inhalation." *Drug Nutr Interact* 5:4 (1988): 373–386.

31. Sano, M., C. Ernesto, R.G. Thomas, et al. "A Controlled Trial of Selegiline, Alpha-tocopherol, or Both as Treatment for Alzheimer's Disease. The Alzheimer's Disease Cooperative Study." *N Engl J Med* 336:17 (April 1997): 1216–1222.

32. Malmberg, K.J., R. Lenkei, M. Petersson, et al."A Short-term Dietary Supplementation of High Doses of Vitamin E Increases T Helper 1 Cytokine Production in Patients with Advanced Colorectal Cancer." *Clin Cancer Res* 8:6 (June 2002): 1772–1778.

33. Shute, E.V., A.B.Vogelsang, F.R. Skelton, et al. "The Influence of Vitamin E on Vascular Disease." *Surg Gynecol Obst* 86 (1948): 1–8.

34. United States Post Office Department Docket No. 1/187, March 15, 1961.Available online at: www.usps.gov/judicial/1961deci/1-187.htm.

35. Bursell, S.E.,A.C. Clermont, L.P.Aiello, et al."High-dose Vitamin E Supplementation Normalizes Retinal Blood Flow and Creatinine Clearance in Patients with Type 1 Diabetes." *Diabetes Care* 22:8 (August 1999): 1245–1251.

36. Koo, J.R., Z. Ni, F. Oviesi, et al."Antioxidant Therapy Potentiates Antihypertensive Action of Insulin in Diabetic Rats." *Clin Exp Hypertens* 24:5 (July 2002): 333–344.

37. Ogunmekan, A.O., and P.A. Hwang. "A Randomized, Double-blind, Placebo-controlled, Clinical Trial of D-Alpha-tocopheryl Acetate (Vitamin E), as Add-on Therapy, for Epilepsy in Children." *Epilepsia* 30:1 (January-February 1989): 84–89.

38. Hittner, H.M., L.B. Godio, A.J. Rudolph, et al. "Retrolental Fibroplasia: Efficacy of Vitamin E in a Double-blind Clinical Study of Preterm Infants." *N Engl J Med* 305:23 (December 1981): 1365–1371.

39. Office of Dietary Supplements."Vitamin E." Office of Dietary Supplements, National Institutes of Health.Available online at: http://ods.od.nih.gov/factsheets/vitamine. asp#en3.

40. Cheraskin, E."Antioxidants in Health and Disease:The Big Picture." *J Ortho Molecular Med* 10:2 (1995): 89–96. See also: Meydani, S.N., M.P. Barklund, S. Liu, et al. "Effect of Vitamin E Supplementation on Immune Responsiveness of Healthy Elderly Subjects." *FASEB J* 3 (1989): A1057.

41. Meydani, S.N., M.P. Barklund, S. Liu, et al. "Vitamin E Supplementation Enhances Cellmediated Immunity in Healthy Elderly Subjects." *Am J Clin Nutr* 52:3 (September 1990): 557–563.

42. Wright, M.E., K.A. Lawson, S.J.Weinstein, et al. "Higher Baseline Serum Concentrations of Vitamin E are Associated with Lower Total and Cause-specific Mortality in the Alpha-Tocopherol, Beta-Carotene Cancer Prevention Study." *Am J Clin Nutr* 84:5 (November 2006): 1200–1207.

43. Roche Vitamins. "Vitamin E in Human Nutrition." Available online at: www.roche-vitamins. com/home/what/what-hnh/what-hnh-vitamins/what-hnh-vitamin-e.

44. Gruppo Italiano per lo Studio della Sopravvivenza nell'Infarto Miocardico. "Dietary Supplementation with n-3 Polyunsaturated Fatty Acids and Vitamin E after Myocardial

Infarction: Results of the GISSI-Prevenzione Trial." *Lancet* 354:9177 (August 1999): 447–455.

45. Rosenberg, H., and A.N. Feldzamen. *Book of Vitamin Therapy.* New York: Berkley Publishing, 1974.

46. Rosenbloom, M. "Vitamin Toxicity." eMedicine. October 23, 2001. Available online at: www.eMedicine.com.

47. ABC News."Vita-Mania:RDA for C, E Raised; Limits Set."Available online at: http://abcnews. go.com/sections/living/DailyNews/vitamin000411.html.Also: *The Associated Press,*Washington, DC (April 11, 2000).

Chapter 6: The Other B Vitamins and Vitamin A

1. Willett,W.C., and B. MacMahon. "Diet and Cancer—An Overview." *N Engl J Med* 310 (1984): 633–638, 697–703. Nettesheim, P. "Inhibition of Carcinogenesis by Retinoids." *Can Med Assoc J* 122 (1980): 757–765. Prasad, K.N., and B.N. Rama. "Nutrition and Cancer." In Bland, J. (ed.). 1984–85 *Yearbook of Nutritional Medicine.* New Canaan, CT: Keats, 1985, pp. 179–211.

2. Reich, C.J. "The Vitamin Therapy of Chronic Asthma." *J Asthma Res* 9 (1971): 99–102.

3. Meyers, D.G., P.A. Maloley, and D.Weeks. "Safety of Antioxidant Vitamins." *Arch Intern Med* 156:9 (May 1996): 925–935.

4. Basu, S., B. Sengupta, and P.K. Paladhi. "Single Megadose Vitamin A Supplementation of Indian Mothers and Morbidity in Breastfed Young Infants." *Postgrad Med J* 79:933 (July 2003): 397–402. Also: Rahmathullah, L., J.M.Tielsch, R.D. Thulasiraj, et al. "Impact of Supplementing Newborn Infants with Vitamin A on Early Infant Mortality: Community-based Randomized Trial in Southern India." *Br Med J* 327:7409 (August 2003): 254.

5. Victor, M., and R.D. Adams. "On the Etiology of the Alcoholic Neurologic Diseases with Special Reference to the Role of Nutrition." *Am J Clin Nutr* 9 (1961): 379–397.Victor, M., R.D.Adams, and G.H. Collins. *The Wernicke-Korsakoff Syndrome.* Philadelphia: F.A. Davis, 1971.

6. Cade, J.F.J."Massive Thiamine Dosage in the Treatment of Acute Alcoholic Psychoses." *Aust NZ J Psych* 6 (1972): 225–230.

7. Klenner, F.R. "Observations on the Dose and Administration of Ascorbic Acid When Employed Beyond the Range of a Vitamin in Human Pathology." *J Appl Nutr* 23 (1971): 61–88. Klenner, F.R. "Response of Peripheral and Central Nerve Pathology to Mega-Doses of the Vitamin B-Complex and Other Metabolites." *J Appl Nutr* 25 (1973): 16–40. Available online at: www.tldp.com/issue/11_00/klenner.htm. Mount, H.T.R. "Multiple Sclerosis and Other Demyelenating Diseases." *Can Med Assoc J* 108 (1973): 1356–1358.

8. Zaslove, M.,T. Silverio, and R. Minenna."Severe Riboflavin Deficiency:A Previously Undescribed Side Effect of Phenothiazines." *J Ortho Molecular Psych* 12 (1983): 113–115.

9. McCully, Kilmer S. *The Homocysteine Revolution*, 2nd ed. New York: McGraw-Hill, 1999. McCully, Kilmer S. *The Heart Revolution.* New York: Harper, 2000.

10. Will, E.J., and O.L.M. Bijvoet. "Primary Oxalosis: Clinical and Biochemical Response to

High-dose Pyridoxine Therapy." *Metabolism* 28 (1979): 542–548. Mitwalli,A.,G. Blair, and D.G. Oreopoulos. "Safety of Intermediate Doses of Pyridoxine." *Can Med Assoc J* 131 (1984): 14.

11. Rimland, B. *Infantile Autism: The Syndrome and Its Implications for a Neural Theory of Behavior.* New York: Appleton-Century-Crofts, 1964.

12. Hoffer,A., and H. Osmond."The Relationship between an Unknown Factor (US) in Urine of Subjects and HOD Test Results." *J Neuropsych* 2 (1961): 363–368.

13. Pfeiffer, C.C. *Mental and Elemental Nutrients.* New Canaan, CT: Keats, 1975. Pfeiffer, C.C., A. Sohler, M.S. Jenney, et al. "Treatment of Pyroluric Schizophrenia (Malvaria) with Large Doses of Pyridoxine and a Dietary Supplement of Zinc." *J Appl Nutr* 26 (1974): 21–28.

14. Schaumberg, H., et al."Sensory Neuropathy from Pyridoxine Abuse." *New Engl J Med* 309 (1983): 445–448.

15. Coleman, M., S. Sobels, H.N. Bhagavan, et al. "A Double-blind Study of Vitamin B$_6$ in Down's Syndrome Infants. Part I, Clinical and Biochemical Results." *J Mental Def Res* 29 (1985): 233–240.

16. Staff of Prevention Magazine. *Complete Book of Vitamins. Emmaus*, PA: Rodale, 1977.

17. Pfeiffer, C.C. *Mental and Elemental Nutrients.* New Canaan, CT: Keats, 1975.

18. Reading, C.M. "Latent Pernicious Anemia: A Preliminary Report." *Med J Aust* 1 (1975): 91–94.

19. Carney, M.W.P. "Serum Vitamin B$_{12}$Values in 374 Psychiatric Patients." *Behav Neuropsych* 1 (1969): 19–22.

20. Wang, X., X. Qin, H. Demirtas, et al. "Efficacy of Folic Acid Supplementation in Stroke Prevention: A Meta-analysis." *Lancet* 369:9576 (June 2007): 1876–1882. Freudenheim, J.L., S. Graham, J.R. Marshall, et al. "Folate Intake and Carcinogenesis of the Colon and Rectum." *Intl J Epidemiol* 20:2 (June 1991): 368–374. Also: Jennings, E."Folic Acid as a Cancer-preventing Agent." *Med Hypotheses* 45:3 (September 1995): 297–303.

21. Boyd, W.D., J. Graham-White, G. Blackwood, et al. "Clinical Effects of Choline in Alzheimer's Senile Dementia." *Lancet* 2 (1977): 711.

22. Berry, I.R, and L. Borkan. "Phosphatidyl Choline—Its Use in Neurological and Psychiatric Syndromes." *J Ortho Molecular Psych* 12 (1983): 129–141.

23. Davis, K.L., P.A. Berger, and L.E. Hollister."Letter: Choline for Tardive Dyskinesia."*N Engl J Med* 293:3 (July 1975): 152. Also: Davis, K.L., L.E. Hollister, P.A. Berger, et al. "Cholinergic Imbalance Hypotheses of Psychoses and Movement Disorders: Strategies for Evaluation." *Psychopharmacol Comm* 1:5 (1975): 533–543. See also: Growdon, J.H.,A.J. Gelenberg, J. Doller, et al. "Lecithin Can Suppress Tardive Dyskinesia." *N Engl J Med* 298:18 (May 1978): 1029–1030. Growdon, J.H., and A.J. Gelenberg."Choline and Lecithin Administration to Patients with Tardive Dyskinesia." *Trans Am Neurol Assoc* 103 (1978): 95–99. Growdon, J.H., M.J. Hirsch, R.J. Wurtman, et al. "Oral Choline Administration to Patients with Tardive Dyskinesia." *N Engl J Med* 297:10 (September 1977): 524–527. Davis, K.L., P.A. Berger, L.E. Hollister, et al."Choline Chloride in the Treatment of Huntington's Disease and Tardive Dyskinesia: A Preliminary Report." *Psychopharmacol Bull* 13:3 (July 1977): 37–38. Davis, K.L., L.E. Hollister, J.D.

Barchas, et al. "Choline in Tardive Dyskinesia and Huntington's Disease." *Life Sci* 19:10 (November 1976): 1507–1515.

Chapter 7: Vitamin D

1. Kroening, G., S.Westphal, and C. Luley."Vergleichende Untersuchungen zur 25-OH-Vitamin- D_3-Bestimmung im Serum." (Poster.) Available online at: www.ibl-hamburg. com/prod/ mg_11021_m.htm.
2. Trang, H.M., D.E. Cole, L.A. Rubin, et al. "Evidence that Vitamin D_3 Increases Serum 25- Hydroxyvitamin D More Efficiently than Does Vitamin D_2." *Am J Clin Nutr* 68 (1998): 854–858.
3. "Vitamin Deficiency, Dependency, and Toxicity.Vitamin D Toxicity." *Merck Manual Online,* Section 1, Chapter 3. Available online at: www.merck.com/pubs/mmanual/ section1/chapter3/ 3e.htm.
4. "BluePrint for Health Herb Index:Vitamin D." Blue Cross and Blue Shield of Minnesota, Inc., 2002.
5. Willis, M., and A. Fairly. "Effect of Increased Dietary Phytic Acid on Cholecalciferol Requirements in Rats." *Lancet* 7774 (1972): 406.
6. Holick, M.F. "Vitamin D: A Millenium Perspective." *J Cell Biochem* 88 (2003): 296–307.
7. McCormick, C.C. "Passive Diffusion Does Not Play a Major Role in the Absorption of Dietary Calcium in Normal Adults." *J Nutr* 132:11 (November 2002): 3428–3430.
8. Dawson-Hughes, B., S.S. Harris, E.A. Krall, et al. "Effect of Calcium and Vitamin D Supplementation on Bone Density in Men and Women 65 Years of Age or Older." *N Engl J Med* 337 (1997): 670–676.
9. Mitric, J.M. *Maturity News Service* (November 15, 1992).
10. Recker, R.R. "Osteoporosis." *Contemporary Nutr* 8:5 (May 1983).
11. Christiansen,C., and P. Rodbro."Initial and Maintenance Doses of Vitamin D_2 in the Treatment of Anticonvulsant Osteomalacia." *Acta Neurol Scand* 50 (1974): 631–641.
12. Kreiter, S.R., R.P. Schwartz, H.N. Kirkman Jr., et al."Nutritional Rickets in African American Breast-fed Infants." *J Pediatr* 137:2 (August 2000): 153–157.
13. Wortsman. J., et al."Decreased Bioavailability of Vitamin D in Obesity." *Am J Clin Nutr* 72 (2000): 690–693.
14. Cosman, F., J. Nieves, L. Komar, et al. "Fracture History and Bone Loss in Patients with MS." *Neurology* 51:4 (October 1998): 1161–1165. Nieves, J., F. Cosman, J. Herbert, et al."High Prevalence of Vitamin D Deficiency and Reduced Bone Mass in Multiple Sclerosis." *Neurology* 44:9 (September 1994): 1687–1692.
15. Hayes, C.E., M.T. Cantorna, and H.F. DeLuca. "Vitamin D and Multiple Sclerosis." *Proc Soc Exp Biol Med* 216:1 (October 1997): 21–27.
16. Embry, A.F. "Vitamin D Supplementation in the Fight against Multiple Sclerosis." Available online at: www.direct-ms.org/vitamind.html. Accessed July 2003. Goldberg, P. "Multiple Sclerosis:Vitamin D and Calcium as Environmental Determinants of Prevalence. Part 1: Sunlight, Dietary Factors and Epidemiology." *Intl J Environ Studies* 6 (1974): 19–27. Goldberg, P. "Multiple Sclerosis:Vitamin D and Calcium as

Environmental Determinants of Prevalence. Part 2: Biochemical and Genetic Factors." I*ntl J Environ Studies* 6 (1974): 121–129.

17. Goldberg, P., M. Fleming, and E. Picard. "Multiple Sclerosis: Decreased Relapse Rate Through Dietary Supplementation with Calcium, Magnesium and Vitamin D." *Med Hypotheses* 21 (1986): 193–200.

18. Smith, L.H. *Clinical Guide to the Use of Vitamin C.* Portland, OR: Life Sciences Press, 1988, pp. 42–53. Klenner, F.R."Treating Multiple Sclerosis Nutritionally." *Cancer Control J* 2:3, 16–20. (Undated reprint.) Klenner, F.R. "Response of Peripheral and Central Nerve Pathology to Mega-Doses of the Vitamin B-Complex and Other Metabolites." *J Appl Nutr* 25 (1973): 16–40. Available online at: www.tldp.com/issue/11_00/klenner.htm.

19. Barthel, H.R., and S.H. Scharla. "Benefits Beyond the Bones—Vitamin D against Falls, Cancer, Hypertension and Autoimmune Diseases." (Article in German.) *Dtsch Med Wochenschr* 128:9 (February 2003): 440–446. Rostand, S.G. "Ultraviolet Light May Contribute to Geo- graphic and Racial Blood Pressure Differences." *Hypertension* 30:2 Part 1 (1997): 150–156. Werbach, M.R., and J. Moss. *Textbook of Nutritional Medicine.* Tarzana, CA: Third Line Press, 1999, p. 423.

20. Zittermann,A., S.S. Schleithoff, G.Tenderich, et al. "Low Vitamin D Status: A Contributing Factor in the Pathogenesis of Congestive Heart Failure?" *J Am Coll Cardiol* 41:1 (January 2003): 105–112.

21. Nishio, K., S. Mukae, S. Aoki, et al. "Congestive Heart Failure is Associated with the Rate of Bone Loss." *J Intern Med* 253:4 (April 2003): 439–446.

22. Price,D.I., L.C. Stanford, Jr.,D.S. Braden, et al."Hypocalcemic Rickets:An Unusual Cause of Dilated Cardiomyopathy." *Pediatr Cardiol* 24:5 (2003): 510–512.

23. Key, S.W., and M. Marble."Studies Link Sun Exposure to Protection against Cancer." *Cancer Weekly Plus* (November 17, 1997): 5–6. Studzinski, G.P., and D.C. Moore. "Sunlight: Can It Prevent as well as Cause Cancer?" *Cancer Res* 55 (1995): 4014–4022.

24. Sullivan, K. *Naked at Noon: Understanding Sunlight and Vitamin D.* North Bergen, NJ: Basic Health, 2004.

25. Martinez, M.E., E.L. Giovannucci,G.A. Colditz, et al."Calcium,Vitamin D, and the Occurrence of Colorectal Cancer among Women." *J Natl Cancer Inst* 88 (1996): 1375–1382. Kearney, J., E. Giovannucci, E.B. Rimm, et al. "Calcium, Vitamin D, and Dairy Foods and the Occurrence of Colon Cancer in Men." *Am J Epidemiol* 143 (1996): 907–917.Tong,W.M., E. Kallay, H. Hofer, et al. "Growth Regulation of Human Colon Cancer Cells by Epidermal Growth Factor and 1,25-Dihydroxyvitamin D_3 is Mediated by Mutual Modulation of Receptor Expression." *Eur J Cancer* 34 (1998): 2119–2125.

26. Salazar-Martinez, E., E.C. Lazcano-Ponce,G. Gonzalez Lira-Lira, et al."Nutritional Determinants of Epithelial Ovarian Cancer Risk:A Case-control Study in Mexico." *Oncology* 63:2 (2002): 151–157.Thys-Jacobs, S., D. Donovan, A. Papadopoulos, et al. "Vitamin D and Calcium Dysregulation in the Polycystic Ovarian Syndrome." *Steroids* 64 (1999): 430–435.

27. Reich,C.J."The Vitamin Therapy of Chronic Asthma." *J Asthma Res* 9:2 (December 1971).

28. Mathieu, C., et al. "Prevention of Autoimmune Diabetes in NOD Mice by Dihydroxyvitamin D_3." *Diabetology* 37 (1994): 552–558. Hypponen, E., E. Laara,A. Reunanen, et al. "Intake of Vitamin D and Risk of Type I Diabetes:A Birth-cohort Study." *Lancet* 358 (2001): 1500–1503. Stene, L.C., J. Ulriksen, P. Magnus, et al. "Use of Cod Liver Oil During Pregnancy Associated with Lower Risk of Type I Diabetes in the Offspring." *Diabetologia* 43 (2000): 1093–1098.The EURODIAB Substudy 2 Study Group. "Vitamin D Supplement in Early Childhood and Risk for Type I (Insulin-dependent) Diabetes Mellitus." *Diabetologia* 42 (1999): 51–54.

29. Stumpf,W.E., and T.H. Privette. "Light,Vitamin D and Psychiatry. Role of 1,25 Dihydroxyvitamin D_3 (Soltriol) in Etiology and Therapy of Seasonal Affective Disorder and Other Mental Processes." *Psychopharmacology* (*Berlin*) 97:3 (1989): 285–294. Lansdowne, A.T., and S.C. Provost. "Vitamin D_3 Enhances Mood in Healthy Subjects During Winter." *Psychopharmacology* (*Berlin*) 135:4 (February 1998): 319–323. Gloth, F.M., 3rd,W. Alam, and B. Hollis."Vitamin D vs Broad-spectrum Phototherapy in the Treatment of Seasonal Affective Disorder." *J Nutr Health Aging* 3:1 (1999): 5–7.

30. Humbert, P., J.L. Dupond, P.Agache, et al."Treatment of Scleroderma with Oral 1,25-Dihydroxyvitamin D_3: Evaluation of Skin Involvement Using Non-invasive Techniques. Results of an Open Prospective Trial." *Acta Derm Venereol* 73:6 (1993): 449–451.

31. Morimoto, S., K.Yoshikawa,T. Kozuka, et al."An Open Study of Vitamin D_3 Treatment in Psoriasis Vulgaris." *Br J Dermatol* 115:4 (1986): 421–429.

32. Cantorna, M.T., C. Munsick, C. Bemiss, et al."1,25-Dihydroxycholecalciferol Prevents and Ameliorates Symptoms of Experimental Murine Inflammatory Bowel Disease." *J Nutr* 130:11 (November 2000): 2648–2652.

33. Bicknell, F., and F. Prescott. *Vitamins in Medicine,* 3rd ed. Milwaukee,WI: Lee Foundation, 1953, p. 573.

34. Woodhead, J.S., R.R. Ghose, and S.K. Gupta. "Severe Hypophosphataemic Osteomalacia with Primary Hyperparathyroidism." *Br Med J* 281 (1980): 647–648.

35. Standing Committee on the Scientific Evaluation of Dietary Reference Intakes, Food and Nutrition Board, Institute of Medicine. *Dietary Reference Intakes for Calcium, Phosphorus, Magnesium, Vitamin D, and Fluoride,* Chapter 7.Washington, DC: National Academies Press, 1999.

36. Glerup, H., K. Mikkelsen, L. Poulsen, et al. "Commonly Recommended Daily Intake of Vitamin D is Not Sufficient if Sunlight Exposure is Limited." *J Intern Med* 247 (2000): 260–268.

37. Eguchi, M., and N. Kaibara."Treatment of Hypophosphataemic Vitamin D-resistant Rickets and Adult Presenting Hypophosphataemic Vitamin D-resistant Osteomalacia." *Intl Orthop* 3 (1980): 257–264.

38. Bicknell, F., and F. Prescott. *Vitamins in Medicine,* 3rd ed. Milwaukee,WI: Lee Foundation, 1953, pp. 544, 578–591.

39. Marya, R.K., S. Rathee,V. Lata, et al. "Effects of Vitamin D Supplementation in Pregnancy." *Gynecol Obstet Invest* 12 (1981): 155–161.

40. Trivedi, D.P., R. Doll, and K.T. Khaw. "Effect of Four Monthly Oral Vitamin D_3

(Cholecalciferol) Supplementation on Fractures and Mortality in Men and Women Living in the Community: Randomised Double-blind Controlled Trial." *Br Med J* 326:7387 (March 2003): 469.

41. Rosenbloom, Mark, M.D. "Vitamin Toxicity." eMedicine.com. Available online at: www.emedicine.com/emerg/topic638.htm.

42. Garrison, R.H., Jr., and E. Somer. *Nutrition Desk Reference,* 2nd ed. New Canaan,CT:Keats, 1990, p. 40.

43. "Cholecalciferol (Vitamin D$_3$) Chemical Profile 12/84." Chemical Fact Sheet No. 42.Washington, DC: U.S. Environmental Protection Agency, 1984. Available online at: http://pmep.cce.cornell.edu/profiles/rodent/cholecalciferol/rod-prof-cholecalciferol.html.

Chapter 8: Other Important Nutrients

1. Jariwalla, R.J. "Inositol hexaphosphate (IP6) as an Anti-neoplastic and Lipid-lowering Agent." *Anticancer Res* 19:5A (September-October 1999): 3699–3702.

2. Fuller, H.L. "Reduction of Serum Cholesterol in Hypercholesteremic Patients: Effect of a Polysorbate 80-choline-inositol Complex." *Md State Med J* 8:1 (January 1959): 6–13. Felch, W.C., J.H. Keating, and L.B. Dotti. "The Depressing Effect of Inositol on Serum Cholesterol and Lipid Phosphorus in Hypercholesteremic Myocardial Infarct Survivors." *Am Heart* J 44:3 (September 1952): 390–395. Dotti, L.B.,W.C. Felch, and S.J. Ilka. "Inhibiting Effect of Inositol on Serum Cholesterol and Phospholipids Following Cholesterol Feeding in Rabbits." *Proc Soc Exp Biol Med* 78:1 (October 1951): 165–167. Felch,W.C., and L.B. Dotti. "Depressing Effect of Inositol on Serum Cholesterol and Lipid Phosphorus in Diabetics." *Proc Soc Exp Biol Med* 72:2 (November 1949): 376–378.

3. Katayama,T. "Effect of Dietary Sodium Phytate on the Hepatic and Serum Levels of Lipids and on the Hepatic Activities of NADPH-generating Enzymes in Rats Fed on Sucrose." *Biosci Biotechnol Biochem* 59:6 (June 1995): 1159–1160.

4. Pfeiffer, C.C. *Mental and Elemental Nutrients.* New Canaan, CT: Keats, 1975.

5. Marx, J.L. "A New View of Receptor Action." *Science* 224 (1984): 271–274.

6. Levine, J. "Controlled Trials of Inositol in Psychiatry." *Eur Neuropsychopharmacol* 7:2 (May 1997): 147–155.

7. Fux, M., J. Levine,A.Aviv, et al. "Inositol Treatment of Obsessive-compulsive Disorder." *Am J Psych* 153:9 (September 1996): 1219–1221.

8. Benjamin, J., J. Levine, M. Fux, et al. "Double-blind, Placebo-controlled, Crossover Trial of Inositol Treatment for Panic Disorder." *Am J Psych* 152:7 (July 1995): 1084–1086.

9. Pfeiffer, C.C. *Mental and Elemental Nutrients.* New Canaan, CT: Keats, 1975.

10. Casley-Smith, J. "Results of Coumarin Double-blind Study." Letter, October 18, 1983.

11. Casley-Smith, J.R., F. Weston, and P.C. Johnson. "Benzo-pyrones in the Treatment of Chronic Schizophrenia Diseases." *Psych Res* 18:3 (1986): 267–273.

12. Grieb, G. ["Alpha-lipoic Acid Inhibits HIV Replication."] (In German.) *Med Monatsschr Pharm* 15:8 (August 1992): 243–244. Baur,A.,T. Harrer, M. Peukert, et al. "Alpha-lipoic Acid is an Effective Inhibitor of Human Immuno-deficiency Virus (HIV-1) Replication." *Klin Wochenschr* 69:15 (October 1991): 722–724. Fuchs, J., H. Schofer, R. Milbradt, et

al. "Studies on Lipoate Effects on Blood Redox State in Human Immunodeficiency Virus Infected Patients." *Arzneimittelforschung* 43:12 (December 1993): 1359–1362.

13. Rudin, D., and C. Felix. *Omega-3 Oils.* Garden City Park, NY:Avery, 1996.

14. Jacobson, T.A. "Secondary Prevention of Coronary Artery Disease with Omega-3 Fatty Acids." *Am J Cardiol* 98:4A (August 2006): 61i–70i. Lee, K.W.,A. Hamaad, R.J. MacFadyen, et al. "Effects of Dietary Fat Intake in Sudden Death: Reduction of Death with Omega-3 Fatty Acids." *Curr Cardiol Rep* 6:5 (September 2004): 371–378. Richter,W.O. "Long-chain Omega- 3 Fatty Acids from Fish Reduce Sudden Cardiac Death in Patients with Coronary Heart Disease." *Eur J Med Res* 8:8 (August 2003): 332–336. Bhatnagar, D., and P.N. Durrington. "Omega-3 Fatty Acids: Their Role in the Prevention and Treatment of Atherosclerosis-related Risk Factors and Complications." *Intl J Clin Pract* 57:4 (May 2003): 305–314. Zock, P.L., and D. Kromhout. ["Nutrition and Health—Fish Fatty Acids against Fatal Coronary Heart Disease."] (In Dutch.) *Ned Tijdschr Geneeskd* 146:47 (November 2002): 2229–2233. (No authors listed.) ["Cardioprotective and Anti-arrhythmia Omega-3 Fatty Acids. Protection from Sudden Cardiac Death."] (In German.) *MMW Fortschr Med* 144:37 (September 2002): 54. Nair, S.S., J.W. Leitch, J. Falconer, et al."Prevention of Cardiac Arrhythmia by Dietary (n-3) Polyunsaturated Fatty Acids and Their Mechanism of Action." *J Nutr* 127:3 (March 1997): 383–393. Christensen, J.H., P. Gustenhoff, E. Korup, et al. "Effect of Fish Oil on Heart Rate Variability in Survivors of Myocardial Infarction: A Double-blind Randomised Controlled Trial." *Br Med J* 312:7032 (March 1996): 677–678.

15. Bucher, H.C., P. Hengstler, C. Schindler, et al. "N-3 Polyunsaturated Fatty Acids in Coronary Heart Disease: A Meta-analysis of Randomized Controlled Trials." *Am J Med* 112:4 (March 2002): 298–304.

Chapter 9: Minerals

1. Pfeiffer, Carl C. Personal communication, June 19, 1984.

2. Foster, H.D. "How HIV-1 Causes AIDS: Implications for Prevention and Treatment." *Med Hypotheses* 62:4 (2004): 549–553.

3. Foster, H.D. *What Really Causes AIDS.* Victoria, BC, Canada:Trafford, 2002.Available online at: www.hdfoster.com.

4. Sojka, J.E., and C.M.Weaver. "Magnesium Supplementation and Osteoporosis." *Nutr Rev* 53:3 (March 1995): 71–74. Dimai, H.P., S. Porta, G.Wirnsberger, et al. "Daily Oral Magnesium Supplementation Suppresses Bone Turnover in Young Adult Males." *J Clin Endocrinol Metab* 83:8 (August 1998): 2742–2748.

5. Martin, D.D., and C.S. Houston. "Osteoporosis, Calcium and Physical Activity." *Can Med Assoc J* 136 (1987): 587–593.

6. Kipp,D.E., C.E. Grey, M.E. McElvain, et al."Long-term Low Ascorbic Acid Intake Reduces Bone Mass in Guinea Pigs." *J Nutr* 126:8 (August 1996): 2044–2049. Kipp, D.E., M. McElvain, D.B. Kimmel, et al. "Scurvy Results in Decreased Collagen Synthesis and Bone Density in the Guinea Pig Animal Model." *Bone* 18:3 (March 1996): 281–288. Erratum in: *Bone* 19:4 (October 1996): 419.

7. National Institutes of Health. "Vitamin D and Osteoporosis." Available online at: http://

ods.od.nih.gov/factsheets/vitamind.asp.

8. Mikati, M.A., L. Dib, B.Yamout, et al. "Two Randomized Vitamin D Trials in Ambulatory Patients on Anticonvulsants: Impact on Bone." *Neurology* 67 (2006): 2005–2014.

9. LeBoff, M.S., L. Kohlmeier, S. Hurwitz, et al. "Occult Vitamin D Deficiency in Postmenopausal U.S.Women with Acute Hip Fracture." *JAMA* 281:16 (April 1999): 1505–1511.

10. Martin, D.D., and C.S. Houston. "Osteoporosis, Calcium and Physical Activity." *Can Med Assoc J* 136 (1987): 587–593.

11. Graber,T.W.,A.S.Yee, and F.J. Baker."Magnesium: Physiology, Clinical Disorders and Therapy." *Ann Emerg Med* 10 (1981): 49–57.

12. Fouty, R.A. "Liquid Protein Diet, Magnesium Deficiency and Cardiac Arrest." *JAMA* 240 (1978): 2632–2633.

13. Rubin, H."Growth Regulation, Reverse Transformation and Adaptability of 3T3 Cells in Decreased Mi + Concentration." *Proc Natl Acad Sci* 78 (1981): 328–332.

14. Seelig, M.S. "Magnesium in Oncogenesis and in Anti-cancer Treatment Interaction with Minerals and Vitamins." In Quillan, P., and R.M.Williams (eds.). *Adjuvant Nutrition in Cancer Treatment.* Arlington Heights, IL: Cancer Treatment Research Foundation, 1994, pp. 238–318. Available online at: www.mgwater.com/cancer.shtml.

15. Altura, B.M., B.J. Altura, A. Gebrewold, et al. "Magnesium Deficiency and Hypertension: Correlation between Magnesium Deficiency Diets and Micro-circulatory Changes in Situ." *Science* 223 (1984): 1315–1317.

16. Neilsen, F.H. "Ultratrace Minerals." *Contemporary Nutr* 15:7 (1990).

17. Pfeiffer, C.C. *Mental and Elemental Nutrients.* New Canaan, CT: Keats, 1975. Also, Pfeiffer, C.C. *Zinc and Other Micro-Nutrients.* New Canaan, CT: Keats, 1978.

18. Kunin, R.A. "Manganese and Niacin in the Treatment of Drug-Induced Dyskinesias." *J Ortho Molecular Psych* 5 (1976): 4–27.

19. Pfeiffer, C.C. *Mental and Elemental Nutrients.* Also: Pfeiffer, C.C. *Zinc and Other Micro- Nutrients.*

Chapter 10: Gastrointestinal Disorders

1. Cleave,T.L., G.D. Campbell, and N.S. Painter. *Diabetes, Coronary Thrombosis, and the Saccharine Disease,* 2nd ed. Bristol, England: John Wright and Sons, 1969.

2. Cleave, Campbell, and Painter. *Diabetes, Coronary Thrombosis, and the Saccharine Disease,* 2nd ed.Adatia,A."Dental Caries and Periodontal Disease." In Burkitt,D.P., and H.C.Trowell (eds.). *Refined Carbohydrate Foods and Disease.* New York: Academic Press, 1975, pp. 251–277.

3. Hileman, B. "Fluoridation of Water: Questions about Health Risks and Benefits Remain after More Than 40 Years." *Chem Engineer News* 66 (August 1988): 26–42. Hileman, B. "New Studies Cast Doubt on Fluoridation Benefits." *Chem Engineer News* 67 (May 1989): 5–6.

4. Cleave,T.L., G.D. Campbell, and N.S. Painter. *Diabetes, Coronary Thrombosis, and the Saccharine Disease,* 2nd ed. Bristol, England: John Wright and Sons, 1969.

5. Burkitt, D. "Hiatus Hernia." In Burkitt, D.P., and H.C.Trowell (eds.). *Refined Carbohydrate Foods and Disease.* NewYork: Academic Press, 1975, pp. 161–172.

6. Cleave, Campbell, and Painter. *Diabetes, Coronary Thrombosis, and the Saccharine Disease,* 2nd ed.

7. Heaton, K. "The Effects of Carbohydrate Refining on Food Ingestion, Digestion and Absorption." In Burkitt and Trowell (eds.). *Refined Carbohydrate Foods and Disease,* pp. 59-68.

8. Parker,W., and R.R. Bollinger. Duke University Medical Center press release, October 8, 2007.

9. De Liz, A.J. "Administration of Massive Doses of Vitamin E to Diabetic Schizophrenic Patients." *J Ortho Molecular Psych* 4 (1975): 85–87.

10. Warburg,O."The Prime Cause and Prevention of Cancer." Lecture at meeting of the Nobel Laureates on June 30, 1966, at Lindau, Lake Constance, Berlin-Dahlem.

11. Cleave, Campbell, and Painter. *Diabetes, Coronary Thrombosis, and the Saccharine Disease,* 2nd ed.

Chapter 11: Cardiovascular Disease

1. Sinatra, Stephen T., M.D., and James C. Roberts, M.D. *Reverse Heart Disease Now.* New York: Wiley, 2006.

2. Illingworth, D.R., B.E. Phillipson, J.H. Rapp, et al."Colestipol Plus Nicotinic Acid in Treatment of Heterozygous Familial Hypercholesterolemia." *Lancet* 1:8215 (1981): 296–298.

3. Canner, P.L."Mortality in Coronary Drug Project Patients During a Nine-year Post-treatment Period." *J Am Coll Cardiol* 5 (1985): 442.

4. Altschul,R. *Niacin in Vascular Disorders and Hyperlipidemia.* Springfield, IL: Charles C.Thomas, 1964.

5. Altschul, R., A. Hoffer, and J.R. Stephen. "Influence of Nicotinic Acid on Serum Cholesterol in Man." *Arch Biochem Biophys* 54 (1955): 558–559.

6. Ginter, E. "Vitamin C and Cholesterol." *Intl J Vitamin Nutr Res* 16 (1977): 53.

7. Myers, R.E."Brain Damage Not Caused by Lack of Oxygen." *Medical Post (Canada)* (March 29, 1977). Myers, R.E. "Lactic Acid Accumulation as Cause of Brain Edema and Cerebral Necrosis Resulting from Oxygen Deprivation." In Korobkin, R., and C. Guilleminault (eds.). *Advances in Perinatal Neurology.* New York: Spectrum Publishing, 1977. Myers, R.E."Report to Second Joint Stroke Conference." *Medical Post (Canada)* (March 29, 1977).

8. McCarron, D.A., C.D. Morris, H.J. Henry, et al."Blood Pressure and Nutrient Intake in the United States." *Science* 224 (1984): 1392–1398. Ramos, J.G., E. Brietzke, S.H. Martins-Costa, et al."Reported Calcium Intake is Reduced in Women with Preeclampsia." *Hypertens Pregnancy* 25:3 (2006): 229–239. Matsuura, H. ["Calcium Intake and Cardiovascular Diseases."] *Clin Calcium* 16:1 (January 2006): 25–30. Rylander, R., and M.J. Arnaud. "Mineral Water Intake Reduces Blood Pressure among Subjects with Low Urinary Magnesium and Calcium Levels." *BMC Public Health* 4 (November 2004): 56. Porsti, I., and H. Makynen. "Dietary Calcium Intake: Effects on Central Blood Pressure

Control." *Semin Nephrol* 15:6 (November 1995): 550–563. Ryzhov, D.B., N.Z. Kliueva, G.T. Eschanova, et al. ["The Mechanisms of the Development of Arterial Hypertension with a Calcium Deficiency in the Diet."] *Fiziol Zh Im I M Sechenova* 79:8 (August 1993): 104–110. Mikami, H.,T. Ogihara, and Y.Tabuchi. "Blood Pressure Response to Dietary Calcium Intervention in Humans." *Am J Hypertens* 3:8 Part 2 (August 1990): 147S–151S. Karanja, N., and D.A. McCarron. "Calcium and Hypertension." *Annu Rev Nutr* 6 (1986): 475–494. McCarron, D.A. "Dietary Calcium as an Antihypertensive Agent." *Nutr Rev* 42:6 (June 1984): 223–225.

9. Sontia, B., and R.M.Touyz. "Role of Magnesium in Hypertension." *Arch Biochem Biophys* 458:1 (February 2007): 33–39. Rosanoff, A. ["Magnesium and Hypertension."] *Clin Calcium* 15:2 (February 2005): 255–260. Carlin Schooley, M., and K.B. Franz. "Magnesium Deficiency During Pregnancy in Rats Increases Systolic Blood Pressure and Plasma Nitrite." *Am J Hypertens* 15:12 (December 2002): 1081–1086. Martynov, A.I.,O. D. Ostroumova,V.I. Mamaev, et al. ["Role of Magnesium in Pathogenesis and Treatment of Arterial Hypertension."] *Ter Arkh* 71:12 (1999): 67–69. Evans, G.H., C.M.Weaver, D.D. Harrington, et al. "Association of Magnesium Deficiency with the Blood Pressure–lowering Effects of Calcium." *J Hypertens* 8:4 (April 1990): 327–337. Singh, R.B., S.S. Rastogi, P.J. Mehta, et al."Magnesium Metabolism in Essential Hypertension." *Acta Cardiol* 44:4 (1989): 313–322. Ryan, M.P., and H.R. Brady."The Role of Magnesium in the Prevention and Control of Hypertension." *Ann Clin Res* 16:Suppl 43 (1984): 81–88.

Chapter 12: Arthritis

1. Kaufman,W. *Common Form of Niacin Amide Deficiency Disease: Aniacinamidosis.* Bridgeport, CT:Yale University Press, 1943.Available online at: www.doctoryourself. com.
2. Kaufman,W. *The Common Form of Joint Dysfunction, Its Incidence and Treatment.* Brattleboro, VT: E.L. Hildreth, 1949.Available online at: www.doctoryourself.com.
3. Hoffer, A. "Treatment of Arthritis by Nicotinic Acid and Nicotinamide." *Can Med Assoc J* 81 (1959): 235–238.
4. Mandell, M. Dr. *Mandell's Lifetime Arthritis Relief System.* NewYork: Coward-McCann, 1983.
5. Simkin, P.A."Oral Zinc Sulphate in Rheumatoid Arthritis." *Lancet* 2:7985 (September 1976): 539542.
6. Darlington, L.G., N.W. Ramsey, and J.R. Mansfield. "Placebo-controlled, Blind Study of Dietary Manipulation Therapy in Rheumatoid Arthritis." *Lancet* 1 (1986): 236–238.
7. Reich, C.J. "The Vitamin Therapy of Chronic Asthma." *J Asthma Res* 9 (1971): 99–102.

Chapter 13: Cancer

1. Foster, H.D., and A. Hoffer."Schizophrenia and Cancer:The Adrenochrome Balanced Morphism." *Med Hypotheses* 62 (2004): 415–419.
2. Cameron, E., and L. Pauling. *Cancer and Vitamin C.* NewYork:W.W. Norton, 1979; revised 1993.
3. Prasad, K.N.,A. Kumar,V. Kochupillai, et al. "High Doses of Multiple Antioxidant

Vitamins: Essential Ingredients in Improving the Efficacy of Standard Cancer Therapy." *J Am College Nutr* 18 (1999): 13–25.

4. "Lifestyle Changes and the 'Spontaneous' Regression of Cancer:An Initial Computer Analysis." *Intl J Biosocial Res* 10:1 (1988): 17–33.

5. Riordan, H.D., J.A. Jackson, and M. Schultz. "Case Study: High-dose Intravenous Vitamin C in the Treatment of a Patient with Adenocarcinoma of the Kidney." *J Ortho Molecular Med* 5 (1990): 5–7.

6. Riordan, N., J.A. Jackson, and H.D. Riordan. "Intravenous Vitamin C in a Terminal Cancer Patient." *J Ortho Molecular Med* 11 (1996): 80–82.

7. Riordan, N.H., H.D. Riordan, X. Meng, et al. "Intravenous Ascorbate as a Tumor Cytotoxic Chemotherapeutic Agent." *Med Hypotheses* 44 (1995): 207–213.

8. Cohen, M.H., and S.H. Krasnow. "Cure of Advanced Lewis Lung Carcinoma (LL): A New Treatment Strategy." Proc AACR 28 (1987): 416. Lupulesco,A."Vitamin C Inhibits DNA,RNA and Protein Synthesis in Epithelial Neoplastic Cells." *Vitamin Nutr Res* 61 (1991): 125–129. Varga, J.M., and L. Airoldi. "Inhibition of Transplantable Melanoma Tumor Development in Mice by Prophylactic Administration of Ca-ascorbate." *Life Sci* 32 (1983): 1559–1564. Pierson, H.E., and G.G. Meadows. "Sodium Ascorbate Enhancement of Carbidopa-levodopa Methyl Ester Antitumor Activity Against Pigmented B-16 Melanoma." *Cancer Res* 43 (1983): 2047–2051. Chakrabarti, R.N., and P.S. Dasgupta. "Effects of Ascorbic Acid on Survival and Cell-mediated Immunity in Tumor-bearing Mice." *IRCS Med Sci* 12 (1984): 1147–1148.

9. From "Intravenous Ascorbate as a Chemotherapeutic and Biologic Response Modifying Agent."Wichita, KS:The Center for the Improvement of Human Functioning, International, Inc., Bio-Communications Research Institute. Available online at: www.brightspot.org. See the full text of Dr. Riordan's paper at: www.doctoryourself.com/riordan1.html.

10. Hoffer, A. *Vitamin C and Cancer.* Kingston, ON, Canada: Quarry Press. 2000. Also: Cameron, E., and L. Pauling. *Cancer and Vitamin C.* New York:W.W. Norton, 1979; revised 1993.

11. Wassell,William, M.D. "Skin Cancer and Vitamin C." Cancer Tutor. Available online at: www.cancertutor.com/Cancer02/VitaminC.html.

12. Riordan, N.H., H.D. Riordan, X. Meng, et al. "Intravenous Ascorbate as a Tumor Cytotoxic Chemotherapeutic Agent." *Med Hypotheses* 44 (1995): 207–213.

13. "Age Spots, Basal Cell Carcinoma, and Solar Keratosis." Available online at: www.doctoryourself. com/news/v5n9.txt.

14. Moss, R.W. *Antioxidants against Cancer.* State College, PA: Equinox Press, 2000.

15. Prasad, K.N., A. Kumar,V. Kochupillai, et al. "High Doses of Multiple Antioxidant Vitamins: Essential Ingredients in Improving the Efficacy of Standard Cancer Therapy." *J Am College Nutr* 18 (1999): 13–25.

16. Stoute, J.A. "The Use of Vitamin C with Chemotherapy in Cancer Treatment: An Annotated Bibliography." *J Ortho Molecular Med* 19 (2004): 198–245.

Chapter 14: The Aging Brain

1. Pfeiffer, C.C. *Mental and Elemental Nutrients.* New Canaan, CT: Keats Publishing, 1975.
2. Nottebohm, F. (Reported in Research News.) *Science* 224 (1984): 1325–1326.
3. Wright, I.S. "Can Your Family History Tell You Anything about Your Chances for a Long Life?" *Executive Health* (February 1978).
4. Falek,A., F.J. Kallmann, I. Lorge, et al. "Longevity and Intellectual Variation in a Senescent Twin Population." *J Gerontol* 15 (1960): 305–309. Jarvik, L.F.,A. Falek, F.J. Kallman, et al."Survival Trends in a Senescent Twin Population." *Am J Human Genet* 12 (1960): 170–179.
5. Hoffer,A. *Niacin Therapy in Psychiatry.* Springfield, IL: Charles C.Thomas, 1962.
6. Harman, D."Aging:A Theory Based on Free Radical and Radiation Chemistry." *J Gerontol* 11 (1956): 298–300.
7. Barr, F.E., J.S. Saloma, and M.J. Buchele."Melanin:The Organizing Molecule."*Med Hypotheses* 11 (1983): 1–140.
8. Levine, S.A., and P.M. Kidd. *Antioxidant Adaptation: Its Role in Free Radical Pathology.* San Leandro, CA: Biocurrents Division, Allergy Research Group, 1985.
9. Hoffer, A. "Orthomolecular Nutrition at the Zoo." *J Ortho Molecular Psych* 12 (1983): 116–128.
10. Rudin, D.O. "The Major Psychoses and Neuroses as Omega-3 Essential Fatty Acid Deficiency Syndrome: Substrate Pellagra." *Biol Psych* 16 (1981): 837–850.
11. Coleman, M., S. Sobels, H.N. Bhagavan, et al. "A Double-blind Study of Vitamin B_6 in Down's Syndrome Infants. Part I, Clinical and Biochemical Results." *J Mental Def Res* 29 (1985): 233–240.
12. Abalan, F. "Alzheimer's Disease and Malnutrition: A New Etiological Hypothesis." *Med Hypotheses* 15 (1984): 385–393.
13. Pfeiffer, C.C. *Mental and Elemental Nutrients.* New Canaan, CT: Keats, 1975.
14. Martyn, C.N., D.J. Barker, C. Osmond, et al."Geographical Relation Between Alzheimer's Disease and Aluminum in Drinking Water." *Lancet* 1:8629 (January 1989): 59–62. McLachlan, D.R.,T.P. Kruck, and W.J. Lukiw."Would Decreased Aluminum Ingestion Reduce the Incidence of Alzheimer's Disease?" *Can Med Assoc J* 145:7 (October 1991): 793–804.
15. Jackson, J.A., H.D. Riordan, and C.M. Poling. "Aluminum from a Coffee Pot." *Lancet* 1:8641 (April 1989): 781–782.
16. Dooley, E.E. "Linking Lead to Alzheimer's Disease." *Environ Health Perspectives* 108:10 (2000).Available online at: www.ehponline.org/docs/2000/108-10/forum. html#beat.
17. Garrison, Robert H., Jr., and Elizabeth Somer. *Nutrition Desk Reference.* New Canaan, CT: Keats, 1990, pp. 78–79, 106, 210–211.Weiner, Michael A. "Aluminum and Dietary Factors in Alzheimer's Disease." *J Ortho Molecular Med* 5:2 (1990): 74–78.
18. Murray, Frank."A B_{12} Deficiency May Cause Mental Problems." *Better Nutrition for Today's Living* (July 1991): 10–11.
19. Dommisse, John."Subtle Vitamin B_{12} Deficiency and Psychiatry: A Largely Unnoticed but Devastating Relationship?" *Med Hypotheses* 34 (1991): 131–140.

20. Garrison and Somer. *Nutrition Desk Reference,* p. 211.
21. Fisher, M.C., and P.A. Lachance. "Nutrition Evaluation of Published Weight Reducing Diets." *J Am Dietetic Assoc* 85:4 (1985): 450–454.
22. Little, A., R. Levy, P. Chaqui-Kidd, et al. "A Double-blind, Placebo-controlled Trial of High-dose Lecithin in Alzheimer's Disease." *J Neurol Neurosurg Psych* 48:8 (1985): 736–742.
23. Balch, J.F., and P.A. Balch. *Prescription for Nutritional Healing.* Garden City Park, NY:Avery, 1990, pp. 87–90.
24. Balch and Balch. *Prescription for Nutritional Healing,* pp. 8790. Kushnir, S.L., J.T. Ratner, and P.A. Gregoire. "Multiple Nutrients in the Treatment of Alzheimer's Disease." *Am Geriatr Soc J* 35:5 (May 1987): 476–477.
25. Ayd, F. Discussion, American Psychiatric Association (APA) meeting, Toronto, Ontario, Canada, 1977.
26. Kunin, R.A. "Manganese and Niacin in the Treatment of Drug-induced Dyskinesias." *J Ortho Molecular Psych* 5 (1976): 4.
27. Davis, K.L., L.E. Hollister, J.D. Barchas, et al. "Choline in Tardive Dyskinesia and Huntington's Disease." Life Sci 19 (1976): 1507.Wurtman, R.J. "Food for Thought." *The Sciences* 18 (1978): 6.
28. Domino, E.F.,W.W. May, S. Demetriou, et al. "Lack of Clinically Significant Improvement of Patients with Tardive Dyskinesia Following Phosphatidylcholine Therapy." *Biol Psych* 20 (1985): 1174–1188.

Chapter 15: Psychiatric and Behavioral Disorders

1. Mandell, M., and L.W. Scanlon. *Dr. Mandell's 5-Day Allergy Relief System.* NewYork:Thomas Y. Crowell, 1979.
2. Hoffer, A., H. Osmond, and J. Smythies. "Schizophrenia: A New Approach. II. Results of a Year's Research." *J Mental Sci* 100 (1954): 29–45.
3. Hoffer,A., and H. Osmond. *The Hallucinogens.* New York: Academic Press, 1967.
4. For a review of the benefits of niacin, see Hoffer,A., and H.D. Foster. *Feel Better, Live Longer with Niacin.* Toronto, Canada: CCNM Press, 2007.
5. Hoffer,A. *Niacin Therapy in Psychiatry.* Springfield, IL: Charles C.Thomas, 1962.
6. Smith, R.F. "A Five-year Field Trial of Massive Nicotine Acid Therapy of Alcoholics in Michigan." *J Ortho Molecular Psych* 3 (1974): 327–331.
7. Ibid.
8. Libby,A.F., and I. Stone."The Hypoascorbemia-Kwashiorkor Approach to Drug Addiction: A Pilot Study." *J Ortho Molecular Psych* 6 (1977): 300–308.
9. Stewart, M.A. "Hyperactive Children." *Sci Am* 222 (1974): 94–98.
10. Feingold, B.F. *Why Your Child is Hyperactive.* New York: Random House, 1974. See also: Crook,W.G. *Can Your Child Read? Is He Hyperactive?* Jackson, TN: Professional Books, 1977. Smith, L.H. *Improving Your Child's Behavior Chemistry.* Englewood Cliffs, NJ: Prentice-Hall, 1976.
11. Borane,V.R., and S.P. Zambare. "Role of Ascorbic Acid in Lead and Cadmium Induced Changes on the Blood Glucose Level of the Freshwater Fish, *Channa orientalis.*" *J*

Aquatic Biol 21:2 (2002): 244–248. Gajawat, S., G. Sancheti, P.K. Goyal. "Vitamin C Against Concomitant Exposure to Heavy Metal and Radiation: A Study on Variations in Hepatic Cellular Counts." *Asian J Exp Sci* 19:2 (2005): 53–58. Shousha,W.G. "The Curative and Protective Effects of LAscorbic Acid and Zinc Sulphate on Thyroid Dysfunction and Lipid Peroxidation in Cadmium- intoxicated Rats." *Egypt J Biochem Mol Biol* 22:1 (2004): 1–16.Vasiljeva, S.,N. Berzina, and I. Remeza. "Changes in Chicken Immunity Induced by Cadmium, and the Protective Effect of Ascorbic Acid." *Proc Latvian Acad Sci B Natural Exact Appl Sci* 57:6 (2003): 232–237. Mahajan, A.Y., and S.P. Zambare. "Ascorbate Effect on Copper Sulphate and Mercuric Chloride Induced Alterations of Protein Levels in Freshwater Bivalve *Corbicula striatella.*" *Asian J Microbiol Biotechnol Environ Sci* 3:1–2 (2001): 95–100. Norwood, J., Jr., A.D. Ledbetter, D.L. Doerfler, et al. "Residual Oil Fly Ash Inhalation in Guinea Pigs: Influence of Ascorbate and Glutathione Depletion." *Toxicol Sci* 61:1 (2001): 144–153. Guillot, I., P. Bernard,W.A. Rambeck. "Influence of Vitamin C on the Retention of Cadmium in Turkeys." *Vitamine und Zusatzstoffe in der Ernaehrung von Mensch und Tier,* 5th Symposium, Jena, September 28–29, 1995, pp. 233–237.

12. Lewinska, A., and G. Bartosz. "Protection of Yeast Lacking the Ure2 Protein against the Toxicity of Heavy Metals and Hydroperoxides by Antioxidants." *Free Radical Res* 41:5 (2007): 580–590.

13. Saul, A.W. "Vitamins and Food Supplements: Safe and Effective." Testimony before the Government of Canada, 38th Parliament, 1st Session, Standing Committee on Health. Ottawa, Canada, May 12, 2005.Available online at: www.doctoryourself.com/testimony.htm.

14. Harrell, R.F., R.H. Capp, D.R. Davis, et al. "Can Nutritional Supplements Help Mentally Retarded Children? An Exploratory Study." *Proc Natl Acad Sci USA* 78 (1981): 574–578.

15. Harrell, R.F. *Effect of Added Thiamine on Learning.* NewYork: Bureau of Publications,Teachers College, Columbia University, 1943. Harrell,R.F. *Further Effects of Added Thiamine on Learning and Other Processes.* New York: Bureau of Publications, Teachers College, Columbia University, 1947.

16. Harrell, R.F. "Mental Response to Added Thiamine." *J Nutr* 31 (1946): 283.

17. Harrell, R.F., E.Woodyard, and A.I. Gates. *The Effect of Mothers' Diets on the Intelligence of Offspring.* New York: Bureau of Publications, Teachers College, Columbia University, 1956. (Also known as *Relation of Maternal Prenatal Diet to Intelligence of the Offspring.*)

18. Garrison, R.H., and E. Somer. *Nutrition Desk Reference.* New Canaan, CT: Keats, 1990, pp. 43–51.

19. The analysis of NHANES III data was conducted by Block Dietary Data Systems of Berkeley, California, and was sponsored by Dole Food Company, Inc. NHANES III was conducted by the National Center for Health Statistics (NCHS) at the U.S. Centers for Disease Control and Prevention (CDC) from 1988 to 1994. Available online at: www.eurekalert.org/pub_ releases/2002-05/pn-akp051602.php. Accessed August 2003.

20. Horwitz, N. "Vitamins, Minerals Boost IQ in Retarded." *Medical Tribune* 22:3 (January,

21, 1981): 1, 19.

21. Bennett, F.C., S. McClelland, E.A. Kriegsmann, et al. "Vitamin and Mineral Supplementation in Down's Syndrome." *Pediatrics* 72:5 (November 1983): 707–713. Bidder, R.T., P. Gray, R.G. Newcombe, et al. "The Effects of Multivitamins and Minerals on Children with Down Syndrome." *Dev Med Child Neurol* 31:4 (August 1989): 532–537. Menolascino, F.J., J.Y. Donaldson, T.F. Gallagher, et al. "Vitamin Supplements and Purported Learning Enhancement in Mentally Retarded Children." *J Nutr Sci Vitaminol* (*Tokyo*) 35:3 (June 1989): 181–192. Smith, G.F., D. Spiker, C.P. Peterson, et al. "Failure of Vitamin/mineral Supplementation in Down Syndrome." *Lancet* 2 (1983): 41. Weathers, C. "Effects of Nutritional Supplementation on IQ and Certain Other Variables Associated with Down Syndrome." *Am J Mental Defic* 88:2 (September 1983): 214–217.

22. National Down Syndrome Society. www.ndss.org.

23. Pincheira, J., M.H. Navarrete, C. de la Torre, et al. "Effect of Vitamin E on Chromosomal Aberrations in Lymphocytes from Patients with Down Syndrome." *Clin Genet* 55:3 (March 1999): 192–197.

24. Craft, D. "Can Nutritional Supplements Help Mentally Retarded Children?" Available online at: www.diannecraft.com/nut-sup1.html. Accessed August 2003.

25. Schauss, A.G., and C.E. Simonsen. "A Critical Analysis of the Diets of Chronic Juvenile Offenders." *J Ortho Molecular Psych* 8 (1979): 149–157. Schauss, A. *Diet, Crime and Deliquency.* Berkeley, CA: Parker House, 1980.

26. "Healthy Eating 'Can Cut Crime'." From the BBC News (June, 25, 2002). Available online at: http://news.bbc.co.uk/go/em/fr/-/hi/english/health/newsid_2063000/2063117.stm.

27. Schauss, A.G., and C.E. Simonsen. "A Critical Analysis of the Diets of Chronic Juvenile Offenders." *J Ortho Molecular Psych* 8 (1979): 149–157.

28. Feingold, B. *Why Your Child is Hyperactive.* New York: Random House, 1975.

29. Rippere, V. *The Allergy Problem.* Wellingborough, England: Thorsons, 1983. Rippere, V. "Food Additives and Hyperactive Children: A Critique of Connors." *Br J Clin Psych* 22 (1983): 19–32. Rippere, V. "Nutritional Approaches to Behavior Modification." *Prog Behav Modif* 14 (1983): 299–354.

30. Ibid.

31. Mednick, S.A., W.F. Gabrielli, Jr., and B. Hutchings. "Genetic Influences in Criminal Convictions: Evidence from an Adoption Cohort." *Science* 224 (1984): 891–894.

32. Hoffer, A. "Quantification of Malvaria." *Intl J Neuropsych* 2 (1966): 559–561. Hoffer, A. "Malvaria and the Law." *Psychosomatics* 7 (1966): 303–310.

Chapter 16: Epilepsy and Huntington's Disease

1. Hoffer, A. *Niacin Therapy in Psychiatry.* Springfield, IL: Charles C. Thomas, 1962.

2. Bourgeois, B.F., W.E. Dodson, and J.A. Ferrendelli. "Potentiation of the Antiepileptic Activity of Phenobarbital by Nicotinamide." *Epilepsia* 24:2 (April 1983): 238–244.

3. Barnett, L.B. "Clinical Studies of Magnesium Deficiency in Epilepsy." *Clin Physiol* 1:2 (Fall 1959).

4. Ogunmekan, A.O., and P.A. Hwang. "A Randomized, Double-blind, Placebo-controlled Clinical Trial of D-Alpha-tocopheryl Acetate (Vitamin E) as Add-on Therapy for

Epilepsy in Children." *Epilepsia* 30:1 (1989): 84–89.

5. Roach, E.S., and L. Carlin. "N,N-Dimethylglycine for Epilepsy." *N Engl J Med* 307:17 (October 1982): 1081–1082.

6. Bruyn,G.W."Huntington's Chorea: Historical, Clinical and Laboratory Synopsis." *Handbook Clin Neurol* 6 (1978): 298–378.

7. Perry,T.H., S. Hansen, and M. Kloster. "Huntington's Chorea." *N Engl J Med* 288 (1973): 337–342.

8. Bird, E.D.,A.V.P. Mackay,C.N. Rayner, et al."Reduced Glutamic Acid Decarboxylase Activity of Post-mortem Brain of Huntington's Chorea." *Lancet* 1 (1973): 1090–1092.

9. Hoffer,A., and H. Osmond. *The Hallucinogens.* New York: Academic Press, 1967.

10. Hoffer,A. "Latent Huntington's Disease Response to Orthomolecular Treatment." *J Ortho Molecular Psych* 12 (1983): 44–47.

11. Ibid.

12. Still, C.N."Nutritional Therapy in Huntington's Chorea Concepts Based on the Model of Pellagra." *Psych Forum* 9 (1979): 74–78. Still,C.N."Sex Differences Affecting Nutritional Therapy in Huntington's Disease—An Inherited Essential Fatty Acid Metabolic Disorder?" *Psych Forum* 9 (1981): 47–51.

13. Zucker, M. "Looking for the Nutritional Link to Defuse the Time Bomb." New York: Committee to Combat Huntington's Disease, 1980.

14. Vaddadi, K.S., E. Soosai, E. Chiu, et al. "A Randomised, Placebo-controlled, Double-blind Study of Treatment of Huntington's Disease with Unsaturated Fatty Acids." *Neuroreport* 13:1 (January 2002): 29–33. Murck, H., and M. Manku."Ethyl-EPA in Huntington Disease: Potentially Relevant Mechanism of Action." *Brain Res Bull* 72:2-3 (April 2007): 159–164. Puri, B.K., B.R. Leavitt, M.R. Hayden, et al. "Ethyl-EPA in Huntington Disease: A Double-blind, Randomized, Placebo-controlled Trial." *Neurology* 65:2 (July 2005): 286–292. Puri, B.K.,G.M. Bydder, S.J. Counsell, et al. "MRI and Neuropsychological Improvement in Huntington Disease Following Ethyl-EPA Treatment." *Neuroreport* 13:1 (January 2002): 123–126.

Chapter 17: Allergies, Infections, Toxic Reactions, Trauma, Lupus, and Multiple Sclerosis

1. Truss, C.O. "Tissue Injury Induced by *Candida albicans:* Mental and Neurologic Manifestations. *J Ortho Molecular Psych* 7 (1978): 17–37. Truss, C.O. "The Role of *Candida albicans* in Human Illness. *J Ortho Molecular Psych* 10 (1981): 228–238.Truss, C.O. *The Missing Diagnosis.* Birmingham, AL: C.O.Truss, 1983.

2. Shute, E., and W. Shute. *Your Heart and Vitamin E.* Detroit: Cardiac Society, 1956.

3. Hoffer,A., and S. Parsons. "Histamine Therapy for Schizophrenia:A Follow-up Study." *Can Med Assoc J* 72 (1955): 352–355.

4. Jaques, L.B. "Heparin: An Old Drug with a New Paradigm." *Science* 206 (1979): 528–533.

5. Philpott,W.H. "Ecologic, Orthomolecular and Behavioral Contributors to Psychiatry." *J Ortho Molecular Psych* 3 (1974): 356–370.

6. Reich, C.J. "The Vitamin Therapy of Chronic Asthma." *J Asthma Res* 9 (1971): 99–102.

7. Philpott. "Ecologic, Orthomolecular and Behavioral Contributors to Psychiatry."

8. Russell-Manning, Betsy. *How Safe are Silver (Mercury) Fillings?* Los Angeles: Cancer Control Society, 1983.

9. Huggins, H.A. "Mercury: A Factor in Mental Disease." *J Ortho Molecular Psych* 11 (1982): 3–16.

10. Klenner, F.R."Response of Peripheral and Central Nerve Pathology to Mega-Doses of the Vitamin B-Complex and Other Metabolites." *J Appl Nutr* 25 (1973): 16–40. Available online at: www.tldp.com/issue/11_00/klenner.htm.

11. Aladjem, H. *The Sun is My Enemy.* Englewood Cliffs, NJ: Prentice-Hall, 1972.

12. Blaylock, Russell L. *Excitotoxins:The Taste That Kills.* Albuquerque: Health Press, 1996.

13. Horrobin, D.F. "Schizophrenia as a Prostaglandin Deficiency Disease." *Lancet* 1 (1977): 936–937. Horrobin,D.F., M. Oka, and M.S. Manku."The Regulation of Prostaglandin E1 Formation: A Candidate for One of the Fundamental Mechanisms Involved in the Actions of Vitamin C." *Med Hypotheses* 5 (1979): 849–858. Rudin,D.O."The Major Psychoses and Neuroses as Omega-3 Essential Fatty Acid Deficiency Syndrome: Substrate Pellagra." *Biol Psych* 16 (1981): 837–850.

14. Swank, R. *Multiple Sclerosis Diet Book.* Garden City, NY: Doubleday, 1972.

15. Rudin, D.O., and C. Felix. *The Omega-3 Phenomenon.* New York: Rawson Associates, 1987.

16. Klenner, F.R."Response of Peripheral and Central Nerve Pathology to Mega-Doses of the Vitamin B-Complex and Other Metabolites." *J Appl Nutr* 25 (1973): 16–40. Available online at: www.tldp.com/issue/11_00/klenner.htm.

17. Kaneko, S., J.Wang, M. Kaneko, et al. "Protecting Axonal Degeneration by Increasing Nicotinamide Adenine Dinucleotide Levels in Experimental Autoimmune Encephalomyelitis Models." *J Neurosci* 26:38 (September 2006): 9794–9804.

18. Mount, H.T. "Multiple Sclerosis and Other Demyelinating Diseases." *Can Med Assoc J* 108:11 (June 1973): 1356–1358.

19. Klenner, F.R."Response of Peripheral and Central Nerve Pathology to Mega-Doses of the Vitamin B-Complex and Other Metabolites." *J Appl Nutr* 25 (1973): 16–40. Available online at: www.tldp.com/issue/11_00/klenner.htm. This is Dr. Klenner's complete treatment program, originally published as "Treating Multiple Sclerosis Nutritionally" in *Cancer Control Journal.* Dr. Klenner's "Clinical Guide to the Use of Vitamin C," which discusses orthomolecular therapy with all vitamins (not just vitamin C), is available online at: www.seanet.com/~alexs/ascorbate/198x/smith-lh-clinical_guide_1988.htm. It includes his MS protocol. See also: Klenner, F.R. "Observations on the Dose and Administration of Ascorbic Acid When Employed Beyond the Range of a Vitamin in Human Pathology." Available online at: www.doctoryourself.com/klennerpaper.html.

20. Smolders, J., J. Damoiseaux, P. Menheere, et al. "Vitamin D as an Immune Modulator in Multiple Sclerosis, a Review." *J Neuroimmunol* 194:1-2 (February 2008): 7-17.

21. Holick, M.F. "The Vitamin D Epidemic and Its Health Consequences." *J Nutr* 135:11 (November 2005): 2739S-2748S.

22. Kimball, S.M., M.R. Ursell, P. O'Connor, et al. "Safety of Vitamin D_3 in Adults with Multiple Sclerosis." *Am J Clin Nutr* 86:3 (September 2007): 645-651.

23. Munger, K.L., L.I. Levin, B.W. Hollis, et al."Serum 25-Hydroxyvitamin D Levels and Risk of Multiple Sclerosis." *JAMA* 296:23 (December 2006): 2832-2838.

24. "Group of Five Beat Multiple Sclerosis." *The Victorian* (January 26, 1976). See note 19 for references to Dr. Klenner's papers mentioned in the story.

Chapter 18: Skin Problems

1. Pfeiffer, Carl C. *Mental and Elemental Nutrients*. New Canaan, CT: Keats, 1975.

Appendix: Finding Reliable Information on Orthomolecular Medicine

1. U.S. Food and Drug Administration (FDA), Center for Food Safety and Applied Nutrition (CFSAN). Dietary Supplements: Adverse Event Reporting. www.cfsan.fda. gov/~dms/dsrept. html. Accessed November 2007.

2. HealthWeb. www.healthweb.org/aboutus.cfm. Accessed November 2007.

3. International Food Information Council (IFIC). www.ific.org./about/index.cfm. Accessed November 2007.

4. International Food Information Council (IFIC). www.ific.org./newsroom/index.cfm. Accessed November 2007.

5. Lazarou, J., et al."Incidence of Adverse Drug Reactions in Hospital Patients." *JAMA* 279:15 (April 1998): 1200–1205. See also: Leape, L.L. "Institute of Medicine Medical Error Figures are Not Exaggerated." *JAMA* 284:1 (July 2000): 95–97. Leape, L.L."Error in Medicine." *JAMA* 272:23 (December 1994): 1851–1857.

6. "Vitamin Deficiency, Dependency, and Toxicity." *Merck Manual Online,* Section 1, Chapter 3. www.merck.com/mrkshared/mmanual/section1/chapter3/3a.jsp.

7. Tarpey v. Crescent Ridge Dairy, Inc., 47 Mass. App. Ct. 380.

8. Levine, M., S.C. Rumsey, R. Daruwala, et al. "Criteria and Recommendations for Vitamin C Intake." *JAMA* 281:15 (April 1999): 1415–1423.

國家圖書館出版品預行編目資料

細胞分子矯正醫學聖經 / 亞伯罕・賀弗醫學博士與
安德魯・索爾博士著；謝柏曜譯.
-- 初版 . -- 臺中市：晨星，2015.05
面；　公分 . --（健康與飲食；88）

ISBN 978-986-177-979-9（平裝）

1. 維生素 2. 營養

418.32　　　　　　　　　　　　　104001102

健康與飲食 88

細胞分子矯正醫學聖經

作者	亞伯罕・賀弗醫學博士、安德魯・索爾博士
譯者	謝柏曜
編審	謝嚴谷講師
主編	莊雅琦
編輯助理	吳怡蓁
美術排版	曾麗香

線上回函
填寫加入會員

健康資訊不漏接
加入晨星健康 LINE

創辦人	陳銘民
發行所	晨星出版有限公司
	407 台中市西屯區工業 30 路 1 號 1 樓
	TEL：04-23595820　FAX：04-23550581
	行政院新聞局局版台業字第 2500 號
法律顧問	陳思成律師
初版	西元 2015 年 5 月 15 日
再版	西元 2021 年 12 月 01 日（六刷）
讀者服務專線	TEL：02-23672044 / 04-23595819#230
	FAX：02-23635741 / 04-23595493
	E-mail：service@morningstar.com.tw
晨星網路書店	http://www.morningstar.com.tw
郵政劃撥	15060393（知己圖書股份有限公司）
印刷	上好印刷股份有限公司

定價 350 元
ISBN 978-986-177-979-9

Orthomolecular Medicine for Everyone by
Hoffer, Abram/ Saul, Andrew W., Ph.D.
Copyright: © This edition arranged with Athena Productions, Inc. on
behalf of Turner Publishing Company, LLc.
TRADITIONAL Chinese edition copyright:
2018 MORNING STAR PUBLISHING INC.
All rights reserved.